上海市医疗服务需求方服务利用年度分析报告（2019）

ANNUAL ANALYSIS REPORT ON DEMANDERS' UTILIZATION
OF SHANGHAI MEDICAL SERVICE (2019)

上海市卫生健康信息中心　组编

科 学 出 版 社
北 京

内 容 简 介

本报告是我国首部基于区域诊疗大数据,从医疗服务需求方(即就诊人口)切入的年度分析系列报告。本报告通过系统梳理 2019 年度上海市医疗服务需求方的全部就诊数据,全方位还原了上海市医疗服务需求与利用全貌。报告从多个角度切入,描述其人口学特征,以及在公立医疗机构内利用医疗服务的频次、就诊费用、就诊原因等,对利用门急诊和住院服务的人群特征及各类人群卫生服务需求和利用的特征深度剖析,全面展现了上海市医疗服务需求方医疗服务的需求。

本报告可供医疗卫生行业各类相关人员,具体包括行政管理者、医务工作者、科研工作者等参考使用。其中,行政管理者可将本报告作为区域卫生发展规划等相关政策制定的参考书,科研工作者可将本报告作为研究行业现状的工具书。

图书在版编目(CIP)数据

上海市医疗服务需求方服务利用年度分析报告.2019/
上海市卫生健康信息中心组编.—北京:科学出版社,
2020.8
　ISBN 978-7-03-060307-4

　Ⅰ.①上… Ⅱ.①上… Ⅲ.①医疗卫生服务—研究报
告—上海—2019　Ⅳ.①R199.2

中国版本图书馆 CIP 数据核字(2020)第 138452 号

责任编辑:闵　捷/责任校对:谭宏宇
责任印制:黄晓鸣/封面设计:殷　靓

科 学 出 版 社 出版
北京东黄城根北街 16 号
邮政编码:100717
http://www.sciencep.com

南京展望文化发展有限公司排版
苏州市越洋印刷有限公司印刷
科学出版社发行　各地新华书店经销

*

2020 年 8 月第　一　版　开本:787×1092　1/16
2020 年 8 月第一次印刷　印张:15 3/4
字数:366 000
定价:160.00 元
(如有印装质量问题,我社负责调换)

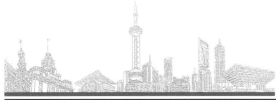

ANNUAL ANALYSIS REPORT ON DEMANDERS' UTILIZATION
OF SHANGHAI MEDICAL SERVICE (2019)

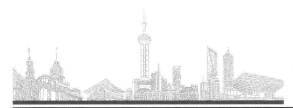

前　言

　　本报告是上海市卫生健康信息中心探索健康大数据开发应用的阶段性产物,旨在从上海市区域医疗服务需求方(即就诊人口)角度,呈现门急诊和住院服务利用的人口学特征、疾病构成、机构分布等诸多维度的年度现状。

　　《上海市医疗服务需求方服务利用年度分析报告(2018)》出版之后,受到上海市乃至全国卫生领域专家、学者的广泛关注,得到上海市卫生管理工作者的一致好评,成为上海市制定卫生发展规划相关政策的重要参考用书之一。这同时也给了我们很大的信心,因此我们在《上海市医疗服务需求方服务利用年度分析报告(2018)》的基础上,总结完善,形成了《上海市医疗服务需求方服务利用年度分析报告(2019)》,旨在呈现 2019 年度现状。

　　《上海市医疗服务需求方服务利用年度分析报告(2019)》主要分为三个部分。第一部分以第二章为主体,主要描述上海市就诊人口的人口学特征和就诊主要原因,以构建上海市就诊人口的疾病谱。第二部分以第三章为主体,主要描述就诊人口对门急诊服务的利用程度、就诊费用和处方数量,并在每个维度上展示了资源利用最多的疾病分类。第三部分以第四章为主体,主要描述就诊人口对住院服务的利用程度和住院费用,并在每个维度上展示了资源利用最多的疾病分类。

　　《上海市医疗服务需求方服务利用年度分析报告(2019)》图文并茂,深入浅出,繁简得当,希望医疗卫生工作者将其作为制定卫生发展规划相关政策的参考书,科研工作者则可将本报告作为研究行业现状的工具书。

　　我们希望将《上海市医疗服务需求方服务利用年度分析报告》持续做下去,努力呈现上海市卫生服务需求利用的年度变化趋势。

　　在此特别感谢上海市卫生健康信息中心成员们对《上海市医疗服务需求方服务利用年度分析报告》无私的付出和奉献。对上海市卫生行业相关专家对本报告提出的宝贵意见一并表示诚挚的谢意。

上海市卫生健康信息中心

2020 年 4 月

ANNUAL ANALYSIS REPORT ON DEMANDERS' UTILIZATION
OF SHANGHAI MEDICAL SERVICE (2019)

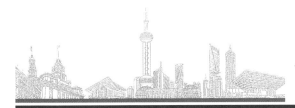

目 录

前 言

第一章　**报告概况**

第一节　基本情况　003
第二节　年度变化　004

第二章　**上海市就诊人口基本情况**

第一节　人口学特征　007
第二节　就诊原因　011

第三章　**门急诊 360°视图**

第一节　门急诊服务利用 360°视图　029
第二节　门急诊就诊人次流向 360°视图　057
第三节　门急诊费用 360°视图　078
第四节　门急诊处方 360°视图　135

第四章　**住院 360°视图**

第一节　住院服务利用 360°视图　149
第二节　住院费用 360°视图　185

ANNUAL ANALYSIS REPORT ON DEMANDERS' UTILIZATION
OF SHANGHAI MEDICAL SERVICE (2019)

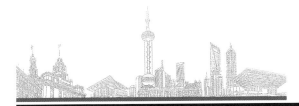

第一章

报告概况

第一节 基本情况

一、目的

随着人群健康需求的日益增长、疾病谱的变化和医疗技术的发展,利用门急诊和住院服务人口的构成特征、就医流向和行为模型等也随之发生转变。本报告旨在深度剖析在上海市公立医疗机构①中利用门急诊和住院服务人群的特征,以及各类人群卫生服务需求和利用的特征,为制定卫生发展规划相关政策提供客观依据。

二、方法和内容

本报告数据广度大、覆盖面全。本报告基于上海市现有"健康网"平台系统收集的2019年全市公立医疗机构的门急诊和住院服务诊疗个案大数据的数据,采用360°视图的评价方法,从上海市医疗服务利用需求方(即就诊人口,下文均称"就诊人口")的多个角度切入,描述其人口学特征,以及在公立医疗机构内利用医疗服务的频次、就诊费用、就诊原因等,以全面展现上海市就诊人口健康医疗的需要与需求。

本报告中,以就诊人口身份证号为数据来源,对人口分别按性别、年龄组、支付方式进行了分类。按支付方式分为医保(特指上海市城镇职工基本医疗保险、城镇居民基本医疗保险和新型农村合作医疗)支付人口和非医保支付人口;按世界卫生组织(World Health Organization, WHO)对年龄段的划分,将就诊人口分为不同年龄组,分别为儿童 0~14 岁,青年 15~44 岁,中年 45~59 岁,年轻老年人 60~74 岁,老年人 75~89 岁,长寿老人 90 岁及以上。

三、数据分析

本报告使用描述性分析对 2019 年上海市公立医疗机构的门急诊和住院服务诊疗个案的大数据进行展示,用以比较不同类型人口对门急诊及住院服务利用特征。

---

① 本报告中公立医疗机构计算口径为市级三级医院、区属三级医院、区属二级医院和社区卫生服务中心(站)。市级三级医院:6 家国家卫生健康委委属医院,3 家海军军医大学附属医院,1 家中国福利会附属医院,1 家同济大学附属医院,10 家上海交通大学医学院附属医院(上海交通大学医学院附属第九人民医院和上海交通大学医学院附属第九人民医院北院计为 2 家医院),以及 16 家上海申康医院发展中心直属医院;区属三级医院:除市级三级医院外的三级公立医院;区属二级医院:所有等级为二级的公立医院;社区卫生服务中心(站):所有的社区卫生服务中心(站)。

第二节　年度变化

相较于 2018 年，2019 年上海市医疗服务需求方服务利用特征的变化主要集中在以下几个方面。

（1）就诊人口年龄段构成变化较大，特别是儿童占全市就诊人口占比下降幅度较多（2019 年 10.7%，2018 年 18.8%）；青年、中年、年轻老年人和老年人的占比均有 1%～2% 的上升。

（2）从对门急诊服务利用程度来看，门急诊就诊人口的年人均就诊次数较 2018 年增加 2.1 次/年（2018 年 7.5 次/年，2019 年 9.6 次/年）。其中，因肿瘤前往门急诊就诊的年人均就诊次数较 2018 年上升幅度较大，为 3.3 次/年（2018 年 4.0 次/年，2019 年 7.3 次/年）。

（3）从门急诊费用来看，次均费用较 2018 年上升 6.5%（2019 年 297 元，2018 年 279 元），其中自费人次次均费用上升幅度较大，为 18.0%（2019 年 427 元，2018 年 362 元）。年人均费用较 2018 年上升 36.0%（2019 年 2 752 元，2018 年 2 024 元），其中自费支付人次年人均费用上升幅度较大，为 53.0%（2019 年 1 293 元，2018 年 845 元）。

（4）从对住院服务利用程度来看，2019 年平均住院天数较 2018 年下降了 0.2 天（2019 年 6.9 天，2018 年 7.1 天）。

（5）从住院费用来看，次均费用较 2018 年上升 6.2%（2019 年 18 521 元，2018 年 17 439 元）；其中，因先天性畸形、变形和染色体异常住院儿童的次均费用上升幅度较大，为 50.9%（2019 年 36 101 元，2018 年 23 916 元）。年人均费用较 2018 年上升 8.3%（2019 年 28 452 元，2018 年 26 268 元），其中因精神和行为障碍住院人口的年人均住院费用上升幅度较大，为 32.1%（2019 年 157 185 元，2018 年 118 962 元）。

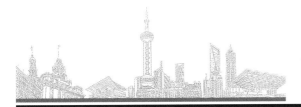

上海市就诊人口基本情况

第一节 人口学特征

一、性别

如表 2-1,2019 年上海市就诊人口中,男性占比 46.8%,女性占比 53.2%,男女性别比为 0.88[①]。门急诊就诊人口中,男性占比 46.7%,女性占比 53.3%,男女性别比为 0.88;住院人口中,男性占比 46.0%,女性占比 54.0%,男女性别比为 0.85。

表 2-1 就诊人口性别构成

性 别	服 务 类 型		合 计
	门急诊	住院	
男性(%)	46.7	46.0	46.8
女性(%)	53.3	54.0	53.2
男女性别比	0.88	0.85	0.88

二、年龄

如图 2-1,从就诊人口占比随年龄变化角度来看,呈现多波峰变化,分别在 0~4 岁(4.4%)、30~34 岁(9.9%)和 60~64 岁(8.1%)出现 3 个波峰。

如表 2-2,从年龄组角度来看,青年在总就诊人口中占比最高,为 41.3%;其在门急诊就诊人口中的占比和住院人口中的占比均为最高,占比分别为 41.7% 和 27.8%。

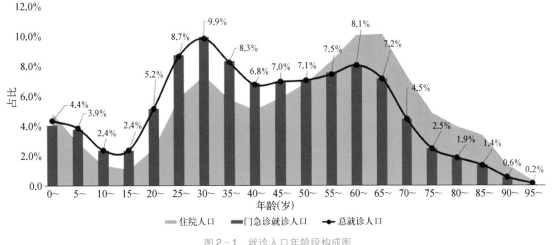

图 2-1 就诊人口年龄段构成图

---

① 性别比:以女性为 1,下同。

表2-2　就诊人口年龄组构成(%)

年龄组	服务类型		合计
	门急诊	住院	
儿童	10.3	9.2	10.7
青年	41.7	27.8	41.3
中年	21.7	21.2	21.6
年轻老年人	19.8	27.7	19.8
老年人	5.8	12.3	5.8
长寿老人	0.7	1.8	0.8

三、支付方式

如表2-3,在总就诊人口中,医保支付人口占比58.4%,非医保支付人口占比41.6%。门急诊就诊人口中,医保支付人口占比59.0%,非医保支付人口占比41.0%;住院人口中,医保支付人口占比61.3%,非医保支付人口占比38.7%。

表2-3　就诊人口支付方式占比(%)

服务类型	支付方式	
	医保支付	非医保支付
门急诊	59.0	41.0
住院	61.3	38.7
合计	58.4	41.6

四、各医疗机构就诊人口占比

如图2-2,在总就诊人口中,市级三级医院就诊人口占比58.1%[①],区属三级医院占比

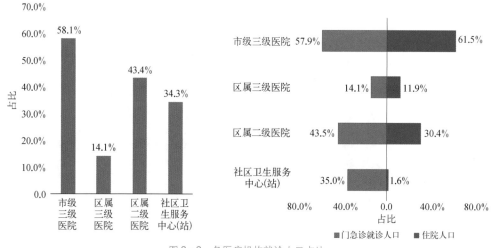

图2-2　各医疗机构就诊人口占比

---

① 计算方式:市级三级医院就诊人口数/总就诊人口数,下同。

14.1%,区属二级医院占比43.4%,社区卫生服务中心(站)占比34.3%。门急诊就诊人口和住院人口在医疗机构选择上,偏好差异较大:门急诊就诊人口中选择前往社区卫生服务中心(站)就诊的占比(35.0%)远高于住院人口(1.6%);住院人口中选择前往市级三级医院就诊的占比(61.5%)略高于门急诊就诊人口(57.9%)。

五、婚姻状况

如图2-3,在总就诊人口(已知婚姻状况)中,已婚者(包括初婚、再婚和复婚)占比62.2%,未婚者占比31.9%,丧偶者占比1.4%,离异者占比4.5%。相较于住院人口,门急诊就诊人口中未婚者占比较高(门急诊32.1%,住院18.5%);相较于门急诊就诊人口,住院人口中已婚者占比较高(门急诊61.8%,住院75.3%)。

六、地区来源构成

如图2-4,总就诊人口中,常住人口占比65.9%,非常住人口占比34.1%。相较于门急诊就诊人口,住院人口中常住人口的占比较高(住院人口76.0%,门急诊就诊人口66.0%)。

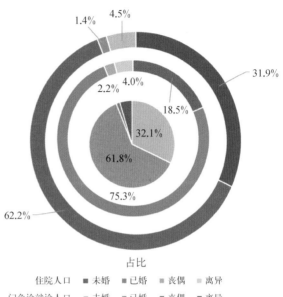

占比

住院人口	■未婚	■已婚	■丧偶	■离异
门急诊就诊人口	■未婚	■已婚	■丧偶	■离异
总就诊人口	■未婚	■已婚	■丧偶	■离异

图2-3 就诊人口婚姻状况构成图

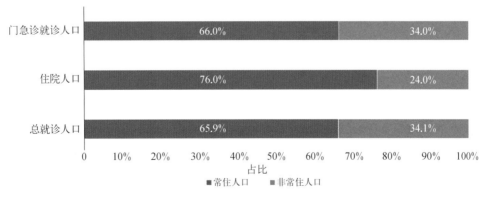

占比

■常住人口　■非常住人口

图2-4 就诊人口地区来源构成

如图2-5,常住就诊人口来源最多的地区是浦东新区、闵行区和宝山区,占比分别为21.2%、8.6%和7.7%。

如表2-4,非常住就诊人口主要来源地区是江苏省、安徽省、浙江省、河南省和江西省,占比分别为22.7%、20.6%、13.2%、7.2%和6.3%,总计达70.0%。

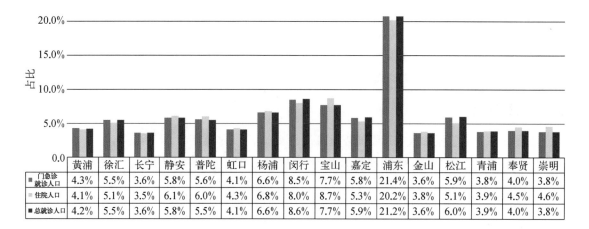

	黄浦	徐汇	长宁	静安	普陀	虹口	杨浦	闵行	宝山	嘉定	浦东	金山	松江	青浦	奉贤	崇明
门急诊就诊人口	4.3%	5.5%	3.6%	5.8%	5.6%	4.1%	6.6%	8.5%	7.7%	5.8%	21.4%	3.6%	5.9%	3.8%	4.0%	3.8%
住院人口	4.1%	5.1%	3.5%	6.1%	6.0%	4.3%	6.8%	8.0%	8.7%	5.3%	20.2%	3.8%	5.1%	3.9%	4.5%	4.6%
总就诊人口	4.2%	5.5%	3.6%	5.8%	5.5%	4.1%	6.6%	8.6%	7.7%	5.9%	21.2%	3.6%	6.0%	3.9%	4.0%	3.8%

图 2-5 常住就诊人口地区来源

表 2-4 非常住就诊人口的主要来源地区及占比（排名前五）

顺 位	门 急 诊		住 院		合 计	
	地 区	占比（%）	地 区	占比（%）	地 区	占比（%）
1	江苏	22.7	江苏	31.5	江苏	22.7
2	安徽	20.6	浙江	20.7	安徽	20.6
3	浙江	13.1	安徽	16.5	浙江	13.2
4	河南	7.3	江西	7.3	河南	7.2
5	江西	6.3	河南	3.5	江西	6.3

第二节 就诊原因

一、门急诊就诊人口就诊原因

如表 2-5,2019 年,门急诊就诊人口就诊的主要原因是呼吸系统疾病(37.3%[①])、消化系统疾病(31.3%),以及循环系统疾病[②](25.9%)。因呼吸系统疾病就诊人口的就诊主要病种是急性上呼吸道感染(17.7%)、急性支气管炎(6.8%),以及呼吸性疾患(6.1%)。因消化系统疾病就诊人口的就诊主要病种是胃炎和十二指肠炎(9.4%)、龈炎和牙周疾病(5.8%),以及功能性肠疾患(3.7%)。因循环系统疾病就诊人口的就诊主要病种是特发性高血压(18.6%)、慢性缺血性心脏病(9.8%),以及脑血管病(4.0%)。

表 2-5　门急诊就诊人口就诊的主要原因

顺　位	疾病分类	病　种	占比(%)
1	呼吸系统疾病		37.3
		急性上呼吸道感染	17.7
		急性支气管炎	6.8
		呼吸性疾患	6.1
2	消化系统疾病		31.3
		胃炎和十二指肠炎	9.4
		龈炎和牙周疾病	5.8
		功能性肠疾患	3.7
3	循环系统疾病		25.9
		特发性高血压	18.6
		慢性缺血性心脏病	9.8
		脑血管病	4.0

(一) 不同支付方式人口门急诊就诊原因

如表 2-6,医保支付就诊人口门急诊就诊主要原因是呼吸系统疾病(45.3%)、消化系统疾病(37.6%),以及循环系统疾病(34.0%)。因呼吸系统疾病就诊人口的就诊主要病种是急性上呼吸道感染(22.9%)、急性支气管炎(8.9%),以及支气管炎(7.9%)。因消化系统疾病就诊人口的就诊主要病种是胃炎和十二指肠炎(8.2%)、龈炎和牙周疾病(5.3%),以及功能

---

① 计算方式:因呼吸系统疾病就诊人口数/门诊就诊总人口数,下同。
② 本报告对所有有效病例的疾病分类依据国际通用的国际疾病分类(International Classification of Disease, ICD)的第10次修订本——《疾病和有关健康问题的国际统计疾病分类》(ICD-10)进行编码归类,具体病种对应 ICD-10 亚码(前三位编码),下同。

性肠疾患(3.4%)。因循环系统疾病就诊人口的就诊主要病种是特发性高血压(17.7%)、慢性缺血性心脏病(9.5%),以及脑血管病(3.8%)。

表2-6 不同支付方式人口门急诊就诊主要原因

顺位	医 保 支 付			非 医 保 支 付		
	疾病分类	病 种	占比(%)	疾病分类	病 种	占比(%)
1	呼吸系统疾病		45.3	实验室异常		17.3
		急性上呼吸道感染	22.9		腹部和盆腔痛	2.9
		急性支气管炎	8.9		肺诊断性影像检查的异常所见	1.9
		支气管炎	7.9		头晕和眩晕	1.4
2	消化系统疾病		37.6	呼吸系统疾病		17.2
		胃炎和十二指肠炎	8.2		急性上呼吸道感染	5.1
		龈炎和牙周疾病	5.3		呼吸性疾患	2.8
		功能性肠疾患	3.4		急性支气管炎	1.9
3	循环系统疾病		34.0	消化系统疾病		16.0
		特发性高血压	17.7		胃炎和十二指肠炎	3.6
		慢性缺血性心脏病	9.5		牙面畸形(包括错颌)	2.0
		脑血管病	3.8		龈炎和牙周疾病	1.5

非医保支付就诊人口门急诊就诊的主要原因是实验室异常(17.3%)、呼吸系统疾病(17.2%),以及消化系统疾病(16.0%)。因实验室异常就诊人口的就诊主要病种是腹部和盆腔痛(2.9%)、肺诊断性影像检查的异常所见(1.9%),以及头晕和眩晕(1.4%)。因呼吸系统疾病就诊人口的就诊主要病种是急性上呼吸道感染(5.1%)、呼吸性疾患(2.8%),以及急性支气管炎(1.9%)。因消化系统疾病就诊人口的就诊主要病种是胃炎和十二指肠炎(3.6%)、牙面畸形(包括错颌)(2.0%),以及龈炎和牙周疾病(1.5%)。

(二)不同性别人口门急诊就诊原因

如表2-7,不同性别人口门急诊就诊主要原因较类似,第一、第二顺位均为呼吸系统疾病和消化系统疾病。因呼吸系统疾病就诊人口的就诊主要病种集中于急性上呼吸道感染、急性支气管炎等。因消化系统疾病就诊人口的就诊主要病种集中于胃炎和十二指肠炎、龈炎和牙周疾病等。

表2-7 不同性别人口门急诊就诊主要原因

顺位	男 性			女 性		
	疾病分类	病 种	占比(%)	疾病分类	病 种	占比(%)
1	呼吸系统疾病		37.3	呼吸系统疾病		37.2
		急性上呼吸道感染	16.9		急性上呼吸道感染	18.3
		急性支气管炎	6.6		急性支气管炎	7.0
		呼吸性疾患	6.1		支气管炎	6.3
2	消化系统疾病		30.9	消化系统疾病		31.6
		胃炎和十二指肠炎	8.8		胃炎和十二指肠炎	10.0

顺位	男　　　性			女　　　性		
	疾病分类	病　　种	占比（%）	疾病分类	病　　种	占比（%）
		龈炎和牙周疾病	6.0		龈炎和牙周疾病	5.6
		非感染性胃肠炎和结肠炎	3.5		功能性肠疾患	4.0
3	循环系统疾病		26.9	实验室异常		26.4
		特发性高血压	19.8		腹部和盆腔痛	4.4
		慢性缺血性心脏病	9.1		头晕和眩晕	3.7
		脑血管病	3.3		咳嗽	3.1

　　位于男性门急诊就诊原因的第三顺位是循环系统疾病（26.9%），主要就诊病种是特发性高血压（19.8%）、慢性缺血性心脏病（9.1%），以及脑血管病（3.3%）；位于女性门急诊就诊原因第三顺位是实验室异常（26.4%），主要就诊病种是腹部和盆腔痛（4.4%）、头晕和眩晕（3.7%），以及咳嗽（3.1%）。

（三）不同年龄组人口门急诊就诊原因

　　如表2-8，儿童门急诊就诊主要原因是呼吸系统疾病（57.0%）、眼和附器疾病（22.6%），以及消化系统疾病（21.9%）。因呼吸系统疾病就诊人口的就诊主要病种是急性上呼吸道感染（24.5%）、呼吸性疾患（13.0%），以及急性支气管炎（11.7%）。因眼和附器疾病就诊人口的就诊主要病种是屈光和调节疾患（13.9%）、结膜炎（6.8%），以及睑腺炎和睑板腺囊肿（1.1%）。因消化系统疾病就诊人口的就诊主要病种是非感染性胃肠炎和结肠炎（4.2%）、牙发育和出牙疾患（4.2%），以及龋（牙）（3.6%）。

表2-8　儿童门急诊就诊主要原因

顺　位	疾病分类	病　　种	占比（%）
1	呼吸系统疾病		57.0
		急性上呼吸道感染	24.5
		呼吸性疾患	13.0
		急性支气管炎	11.7
2	眼和附器疾病		22.6
		屈光和调节疾患	13.9
		结膜炎	6.8
		睑腺炎和睑板腺囊肿	1.1
3	消化系统疾病		21.9
		非感染性胃肠炎和结肠炎	4.2
		牙发育和出牙疾患	4.2
		龋（牙）	3.6

　　如表2-9，青年门急诊就诊主要原因是呼吸系统疾病（29.2%）、消化系统疾病（25.2%），以及实验室异常（21.9%）。因呼吸系统疾病就诊人口的就诊主要病种是急性上呼吸道感染

（13.0%）、呼吸性疾患（5.3%），以及急性支气管炎（3.8%）。因消化系统疾病就诊人口的就诊主要病种是胃炎和十二指肠炎（5.4%）、龈炎和牙周疾病（4.1%），以及非感染性胃肠炎和结肠炎（3.2%）。因实验室异常就诊人口的就诊主要病种是腹部和盆腔痛（4.2%）、其他和原因不明的发热（2.8%），以及咳嗽（2.5%）。

表 2－9　青年门急诊就诊主要原因

顺　位	疾病分类	病　种	占比（%）
1	呼吸系统疾病		29.2
		急性上呼吸道感染	13.0
		呼吸性疾患	5.3
		急性支气管炎	3.8
2	消化系统疾病		25.2
		胃炎和十二指肠炎	5.4
		龈炎和牙周疾病	4.1
		非感染性胃肠炎和结肠炎	3.2
3	实验室异常		21.9
		腹部和盆腔痛	4.2
		其他和原因不明的发热	2.8
		咳嗽	2.5

如表 2－10，中年门急诊就诊主要原因是呼吸系统疾病（30.6%）、消化系统疾病（30.0%），以及循环系统疾病（26.7%）。因呼吸系统疾病就诊人口的就诊主要病种是急性上呼吸道感染（13.6%）、急性支气管炎（5.4%），以及呼吸性疾患（4.4%）。因消化系统疾病就诊人口的就诊主要病种是胃炎和十二指肠炎（9.8%）、龈炎和牙周疾病（5.8%），以及牙髓和根尖周组织疾病（3.9%）。因循环系统疾病就诊人口的就诊主要病种是特发性高血压（19.2%）、慢性缺血性心脏病（5.8%），以及脑血管病（2.6%）。

表 2－10　中年门急诊就诊主要原因

顺　位	疾病分类	病　种	占比（%）
1	呼吸系统疾病		30.6
		急性上呼吸道感染	13.6
		急性支气管炎	5.4
		呼吸性疾患	4.4
2	消化系统疾病		30.0
		胃炎和十二指肠炎	9.8
		龈炎和牙周疾病	5.8
		牙髓和根尖周组织疾病	3.9
3	循环系统疾病		26.7
		特发性高血压	19.2
		慢性缺血性心脏病	5.8
		脑血管病	2.6

如表 2 - 11，年轻老年人门急诊就诊主要原因是循环系统疾病(55.7%)、呼吸系统疾病(45.3%)，以及消化系统疾病(42.4%)。因循环系统疾病就诊人口的就诊主要病种是特发性高血压(42.0%)、慢性缺血性心脏病(23.9%)，以及脑血管病(9.4%)。因呼吸系统疾病就诊人口的就诊主要病种是急性上呼吸道感染(24.1%)、急性支气管炎(9.9%)，以及支气管炎(8.9%)。因消化系统疾病就诊人口的就诊主要病种是胃炎和十二指肠炎(15.9%)、龈炎和牙周疾病(9.9%)，以及功能性肠疾患(7.0%)。

表 2 - 11　年轻老年人门急诊就诊主要原因

顺　位	疾病分类	病　种	占比(%)
1	循环系统疾病		55.7
		特发性高血压	42.0
		慢性缺血性心脏病	23.9
		脑血管病	9.4
2	呼吸系统疾病		45.3
		急性上呼吸道感染	24.1
		急性支气管炎	9.9
		支气管炎	8.9
3	消化系统疾病		42.4
		胃炎和十二指肠炎	15.9
		龈炎和牙周疾病	9.9
		功能性肠疾患	7.0

如表 2 - 12，老年人门急诊就诊主要原因是循环系统疾病(76.0%)、呼吸系统疾病(54.2%)，以及消化系统疾病(49.0%)。因循环系统疾病就诊人口的就诊主要病种是特发性高血压(59.4%)、慢性缺血性心脏病(44.7%)，以及脑血管病(17.7%)。因呼吸系统疾病就诊人口的就诊主要病种是急性上呼吸道感染(29.2%)、支气管炎(13.1%)，以及急性支气管炎(12.9%)。因消化系统疾病就诊人口的就诊主要病种是胃炎和十二指肠炎(20.7%)、功能性肠疾患(15.8%)，以及龈炎和牙周疾病(9.8%)。

表 2 - 12　老年人门急诊就诊主要原因

顺　位	疾病分类	病　种	占比(%)
1	循环系统疾病		76.0
		特发性高血压	59.4
		慢性缺血性心脏病	44.7
		脑血管病	17.7
2	呼吸系统疾病		54.2
		急性上呼吸道感染	29.2
		支气管炎	13.1
		急性支气管炎	12.9
3	消化系统疾病		49.0
		胃炎和十二指肠炎	20.7
		功能性肠疾患	15.8
		龈炎和牙周疾病	9.8

如表 2 - 13，长寿老人门急诊就诊主要原因是循环系统疾病（78.6%）、呼吸系统疾病（59.1%），以及消化系统疾病（49.8%）。因循环系统疾病就诊人口的就诊主要病种是特发性高血压（58.9%）、慢性缺血性心脏病（50.1%），以及脑血管病（17.1%）。因呼吸系统疾病就诊人口的就诊主要病种是急性上呼吸道感染（30.5%）、支气管炎（15.4%），以及慢性支气管炎（14.5%）。因消化系统疾病就诊人口的就诊主要病种是功能性肠疾患（22.1%）、胃炎和十二指肠炎（21.5%），以及龈炎和牙周疾病（6.9%）。

表 2 - 13　长寿老人门急诊就诊主要原因

顺　　位	疾病分类	病　　种	占比（%）
1	循环系统疾病		78.6
		特发性高血压	58.9
		慢性缺血性心脏病	50.1
		脑血管病	17.1
2	呼吸系统疾病		59.1
		急性上呼吸道感染	30.5
		支气管炎	15.4
		慢性支气管炎	14.5
3	消化系统疾病		49.8
		功能性肠疾患	22.1
		胃炎和十二指肠炎	21.5
		龈炎和牙周疾病	6.9

（四）各医疗机构就诊人口门急诊就诊原因

如表 2 - 14，市级三级医院门急诊就诊人口的就诊主要原因是实验室异常（24.8%）、消化系统疾病（20.3%），以及呼吸系统疾病（20.1%）。因实验室异常就诊人口的就诊主要病种是肺诊断性影像检查的异常所见（3.4%）、腹部和盆腔痛（3.4%），以及咳嗽（3.1%）。因消化系统疾病就诊人口的就诊主要病种是胃炎和十二指肠炎（4.9%）、龈炎和牙周疾病（2.2%），以及牙面畸形（包括错颌）（2.0%）。因呼吸系统疾病就诊人口的就诊主要病种是急性上呼吸道感染（6.0%）、呼吸性疾患（4.4%），以及慢性鼻炎、鼻咽炎和咽炎（2.3%）。

表 2 - 14　市级三级医院门急诊就诊人口的就诊主要原因

顺　　位	疾病分类	病　　种	占比（%）
1	实验室异常		24.8
		肺诊断性影像检查的异常所见	3.4
		腹部和盆腔痛	3.4
		咳嗽	3.1
2	消化系统疾病		20.3
		胃炎和十二指肠炎	4.9
		龈炎和牙周疾病	2.2
		牙面畸形（包括错颌）	2.0

顺　位	疾病分类	病　种	占比(%)
3	呼吸系统疾病		20.1
		急性上呼吸道感染	6.0
		呼吸性疾患	4.4
		慢性鼻炎、鼻咽炎和咽炎	2.3

如表 2 - 15,区属三级医院门急诊就诊人口的就诊主要原因是呼吸系统疾病(27.1%)、消化系统疾病(20.4%),以及实验室异常(17.8%)。因呼吸系统疾病就诊人口的就诊主要病种是急性上呼吸道感染(10.3%)、呼吸性疾患(5.2%),以及急性支气管炎(4.5%)。因消化系统疾病就诊人口的就诊主要病种是胃炎和十二指肠炎(6.9%)、非感染性胃肠炎和结肠炎(3.2%),以及牙髓和根尖周组织疾病(2.1%)。因实验室异常就诊人口的就诊主要病种是头晕和眩晕(3.3%)、腹部和盆腔痛(3.1%),以及咳嗽(1.9%)。

表 2 - 15　区属三级医院门急诊就诊人口的就诊主要原因

顺　位	疾病分类	病　种	占比(%)
1	呼吸系统疾病		27.1
		急性上呼吸道感染	10.3
		呼吸性疾患	5.2
		急性支气管炎	4.5
2	消化系统疾病		20.4
		胃炎和十二指肠炎	6.9
		非感染性胃肠炎和结肠炎	3.2
		牙髓和根尖周组织疾病	2.1
3	实验室异常		17.8
		头晕和眩晕	3.3
		腹部和盆腔痛	3.1
		咳嗽	1.9

如表 2 - 16,区属二级医院门急诊就诊人口的就诊主要原因是呼吸系统疾病(28.7%)、消化系统疾病(26.4%),以及实验室异常(19.1%)。因呼吸系统疾病就诊人口的就诊主要病种是急性上呼吸道感染(9.7%)、呼吸性疾患(6.0%),以及急性支气管炎(4.8%)。因消化系统疾病就诊人口的就诊主要病种是胃炎和十二指肠炎(6.2%)、龈炎和牙周疾病(4.0%),以及牙髓和根尖周组织疾病(3.5%)。因实验室异常就诊人口的就诊主要病种是腹部和盆腔痛(4.0%)、头晕和眩晕(2.8%),以及其他和原因不明的发热(1.6%)。

如表 2 - 17,社区卫生服务中心(站)门急诊就诊人口的就诊主要原因是循环系统疾病(51.0%)、呼吸系统疾病(46.9%),以及消化系统疾病(33.1%)。因循环系统疾病就诊人口的就诊主要病种是特发性高血压(39.7%)、慢性缺血性心脏病(22.5%),以及脑血管病(8.1%)。因呼吸系统疾病就诊人口的就诊主要病种是急性上呼吸道感染(27.0%)、急性支气管炎(10.2%),以及支气管炎(8.0%)。因消化系统疾病就诊人口的就诊主要病种是胃炎和十二指肠炎(11.9%)、龈炎和牙周疾病(7.8%),以及功能性肠疾患(7.3%)。

表2-16　区属二级医院门急诊就诊人口的就诊主要原因

顺 位	疾病分类	病 种	占比(%)
1	呼吸系统疾病		28.7
		急性上呼吸道感染	9.7
		呼吸性疾患	6.0
		急性支气管炎	4.8
2	消化系统疾病		26.4
		胃炎和十二指肠炎	6.2
		龈炎和牙周疾病	4.0
		牙髓和根尖周组织疾病	3.5
3	实验室异常		19.1
		腹部和盆腔痛	4.0
		头晕和眩晕	2.8
		其他和原因不明的发热	1.6

表2-17　社区卫生服务中心(站)门急诊就诊人口的就诊主要原因

顺 位	疾病分类	病 种	占比(%)
1	循环系统疾病		51.0
		特发性高血压	39.7
		慢性缺血性心脏病	22.5
		脑血管病	8.1
2	呼吸系统疾病		46.9
		急性上呼吸道感染	27.0
		急性支气管炎	10.2
		支气管炎	8.0
3	消化系统疾病		33.1
		胃炎和十二指肠炎	11.9
		龈炎和牙周疾病	7.8
		功能性肠疾患	7.3

二、住院人口住院原因

如表2-18,2019年,住院人口的主要住院原因是循环系统疾病(17.4%)、肿瘤(17.2%),以及消化系统疾病(11.8%)。因循环系统疾病住院人口的主要住院病种是慢性缺血性心脏病(4.0%)、脑梗死(3.2%),以及特发性高血压(2.7%)。因肿瘤住院人口的主要住院病种是支气管和肺恶性肿瘤(2.6%)、甲状腺恶性肿瘤(1.1%),以及肝和肝内胆管恶性肿瘤(1.0%)。因消化系统疾病住院人口的主要住院病种是胆石症(1.8%)、肠的其他疾病(1.4%),以及胃炎和十二指肠炎(0.9%)。

表 2-18 住院人口的主要住院原因

顺　位	疾病分类	病　种	占比（%）
1	循环系统疾病		17.4
		慢性缺血性心脏病	4.0
		脑梗死	3.2
		特发性高血压	2.7
2	肿瘤		17.2
		支气管和肺恶性肿瘤	2.6
		甲状腺恶性肿瘤	1.1
		肝和肝内胆管恶性肿瘤	1.0
3	消化系统疾病		11.8
		胆石症	1.8
		肠的其他疾病	1.4
		胃炎和十二指肠炎	0.9

（一）不同支付方式人口住院原因

如表 2-19，医保支付人口的主要住院原因是循环系统疾病（21.9%）、肿瘤（14.8%），以及消化系统疾病（13.4%）。因循环系统疾病住院人口的主要住院病种是慢性缺血性心脏病（3.2%）、脑梗死（2.8%），以及特发性高血压（2.4%）。因肿瘤住院人口的主要住院病种是支气管和肺恶性肿瘤（2.1%）、子宫平滑肌瘤（1.0%），以及乳房良性肿瘤（0.9%）。因消化系统疾病住院人口的主要住院病种是胆石症（1.4%）、肠的其他疾病（1.1%），以及胃炎和十二指肠炎（0.6%）。

表 2-19 不同支付方式人口的主要住院原因

顺位	医　保　支　付			非　医　保　支　付		
	疾病分类	病　种	占比（%）	疾病分类	病　种	占比（%）
1	循环系统疾病		21.9	肿瘤		20.8
		慢性缺血性心脏病	3.2		支气管和肺恶性肿瘤	3.5
		脑梗死	2.8		肝和肝内胆管恶性肿瘤	1.6
		特发性高血压	2.4		甲状腺恶性肿瘤	1.3
2	肿瘤		14.8	妊娠、分娩和产褥期		10.1
		支气管和肺恶性肿瘤	2.1		医疗性流产	2.4
		子宫平滑肌瘤	1.0		单胎顺产	1.0
		乳房良性肿瘤	0.9		为盆腔器官异常给予的孕产妇医疗	0.9
3	消化系统疾病		13.4	循环系统疾病		9.9
		胆石症	1.4		慢性缺血性心脏病	2.1
		肠的其他疾病	1.1		脑梗死	1.1
		胃炎和十二指肠炎	0.6		特发性高血压	1.1

非医保支付人口的主要住院原因是肿瘤(20.8%),妊娠、分娩和产褥期(10.1%),以及循环系统疾病(9.9%)。因肿瘤住院人口的主要住院病种是支气管和肺恶性肿瘤(3.5%)、肝和肝内胆管恶性肿瘤(1.6%),以及甲状腺恶性肿瘤(1.3%)。因妊娠、分娩和产褥期住院人口的主要住院病种是医疗性流产(2.4%)、单胎顺产(1.0%),以及为盆腔器官异常给予的孕产妇医疗(0.9%)。因循环系统疾病住院人口的主要住院病种是慢性缺血性心脏病(2.1%)、脑梗死(1.1%),以及特发性高血压(1.1%)。

(二)不同性别人口住院原因

如表2-20,男性主要住院原因是循环系统疾病(20.8%)、肿瘤(16.7%),以及消化系统疾病(14.5%)。因循环系统疾病住院人口的主要住院病种是慢性缺血性心脏病(4.8%)、脑梗死(3.8%),以及特发性高血压(2.9%)。因肿瘤住院人口的主要住院病种是支气管和肺恶性肿瘤(3.0%)、肝和肝内胆管恶性肿瘤(1.8%),以及胃恶性肿瘤(1.1%)。因消化系统疾病住院人口的主要住院病种是肠的其他疾病(1.9%)、胆石症(1.7%),以及腹股沟疝(1.6%)。

表2-20 不同性别人口的主要住院原因

顺位	男 性			女 性		
	疾病分类	病 种	占比(%)	疾病分类	病 种	占比(%)
1	循环系统疾病		20.8	肿瘤		17.5
		慢性缺血性心脏病	4.8		支气管和肺恶性肿瘤	2.3
		脑梗死	3.8		乳房良性肿瘤	1.8
		特发性高血压	2.9		子宫平滑肌瘤	1.7
2	肿瘤		16.7	妊娠、分娩和产褥期		16.7
		支气管和肺恶性肿瘤	3.0		医疗性流产	2.8
		肝和肝内胆管恶性肿瘤	1.8		单胎顺产	1.9
		胃恶性肿瘤	1.1		为盆腔器官异常给予的孕产妇医疗	1.6
3	消化系统疾病		14.5	循环系统疾病		14.6
		肠的其他疾病	1.9		慢性缺血性心脏病	3.3
		胆石症	1.7		脑梗死	2.7
		腹股沟疝	1.6		特发性高血压	2.6

女性主要住院原因是肿瘤(17.5%),妊娠、分娩和产褥期(16.7%),以及循环系统疾病(14.6%)。因肿瘤住院人口的主要住院病种是支气管和肺恶性肿瘤(2.3%)、乳房良性肿瘤(1.8%),以及子宫平滑肌瘤(1.7%)。因妊娠、分娩和产褥期住院人口的主要住院病种是医疗性流产(2.8%)、单胎顺产(1.9%),以及为盆腔器官异常给予的孕产妇医疗(1.6%)。因循环系统疾病住院人口的主要住院病种是慢性缺血性心脏病(3.3%)、脑梗死(2.7%),以及特发性高血压(2.6%)。

（三）不同年龄组人口住院原因

如表2-21，儿童主要住院原因是呼吸系统疾病（26.3%）、起源于围生期的某些情况（13.7%），以及先天性畸形、变形和染色体异常（11.6%）。因呼吸系统疾病住院人口的主要住院病种是肺炎（13.1%）、细菌性肺炎（3.8%），以及急性支气管炎（2.3%）。因起源于围生期的某些情况住院人口的主要住院病种是新生儿黄疸（4.7%）、与孕期短和低出生体重有关的疾患（1.8%），以及特发于围生期的感染（1.3%）。因先天性畸形、变形和染色体异常住院人口的主要住院病种是心间隔先天性畸形（1.9%）、男性生殖器官的先天性畸形（1.2%），以及循环系统的先天性畸形（0.6%）。

表2-21 儿童主要住院原因

顺 位	疾病分类	病 种	占比（%）
1	呼吸系统疾病		26.3
		肺炎	13.1
		细菌性肺炎	3.8
		急性支气管炎	2.3
2	起源于围生期的某些情况		13.7
		新生儿黄疸	4.7
		与孕期短和低出生体重有关的疾患	1.8
		特发于围生期的感染	1.3
3	先天性畸形、变形和染色体异常		11.6
		心间隔先天性畸形	1.9
		男性生殖器官的先天性畸形	1.2
		循环系统的先天性畸形	0.6

如表2-22，青年主要住院原因是妊娠、分娩和产褥期（32.7%），肿瘤（14.0%），以及泌尿生殖系统疾病（12.7%）。因妊娠、分娩和产褥期住院人口的主要住院病种是医疗性流产（5.4%）、单胎顺产（3.8%），以及为盆腔器官异常给予的孕产妇医疗（3.2%）。因肿瘤住院人口的主要住院病种是乳房良性肿瘤（2.3%）、甲状腺恶性肿瘤（1.9%），以及子宫平滑肌瘤（1.6%）。因泌尿生殖系统疾病住院人口的主要住院病种是女性生殖道息肉（1.5%）、子宫其他非炎性疾患（宫颈除外）（1.4%），以及卵巢、输卵管和阔韧带的非炎性疾患（1.2%）。

表2-22 青年主要住院原因

顺 位	疾病分类	病 种	占比（%）
1	妊娠、分娩和产褥期		32.7
		医疗性流产	5.4
		单胎顺产	3.8
		为盆腔器官异常给予的孕产妇医疗	3.2

顺 位	疾病分类	病 种	占比(%)
2	肿瘤		14.0
		乳房良性肿瘤	2.3
		甲状腺恶性肿瘤	1.9
		子宫平滑肌瘤	1.6
3	泌尿生殖系统疾病		12.7
		女性生殖道息肉	1.5
		子宫其他非炎性疾患(宫颈除外)	1.4
		卵巢、输卵管和阔韧带的非炎性疾患	1.2

如表 2-23,中年主要住院原因是肿瘤(26.0%)、循环系统疾病(14.3%),以及消化系统疾病(14.2%)。因肿瘤住院人口的主要住院病种是支气管和肺恶性肿瘤(3.9%)、子宫平滑肌瘤(2.1%),以及肝和肝内胆管恶性肿瘤(1.9%)。因循环系统疾病住院人口的主要住院病种是慢性缺血性心脏病(2.7%)、特发性高血压(2.3%),以及脑梗死(1.8%)。因消化系统疾病住院人口的主要住院病种是胆石症(2.3%)、肠的其他疾病(2.0%),以及胃炎和十二指肠炎(1.3%)。

表 2-23 中年主要住院原因

顺 位	疾病分类	病 种	占比(%)
1	肿瘤		26.0
		支气管和肺恶性肿瘤	3.9
		子宫平滑肌瘤	2.1
		肝和肝内胆管恶性肿瘤	1.9
2	循环系统疾病		14.3
		慢性缺血性心脏病	2.7
		特发性高血压	2.3
		脑梗死	1.8
3	消化系统疾病		14.2
		胆石症	2.3
		肠的其他疾病	2.0
		胃炎和十二指肠炎	1.3

如表 2-24,年轻老年人主要住院原因是循环系统疾病(25.6%)、肿瘤(21.5%),以及消化系统疾病(14.2%)。因循环系统疾病住院人口的主要住院病种是慢性缺血性心脏病(6.1%)、脑梗死(4.7%),以及特发性高血压(4.2%)。因肿瘤住院人口的主要住院病种是支气管和肺恶性肿瘤(4.7%)、肝和肝内胆管恶性肿瘤(1.5%),以及胃恶性肿瘤(1.4%)。因消化系统疾病住院人口的主要住院病种是肠的其他疾病(2.5%)、胆石症(2.3%),以及腹股沟疝(1.1%)。

如表 2-25,老年人主要住院原因是循环系统疾病(39.8%)、呼吸系统疾病(16.8%),以及肿瘤(12.1%)。因循环系统疾病住院人口的主要住院病种是慢性缺血性心脏病

（10.7%）、脑梗死（9.5%），以及特发性高血压（6.4%）。因呼吸系统疾病住院人口的主要住院病种是慢性阻塞性肺病（5.4%）、呼吸性疾患（3.7%），以及肺炎（3.0%）。因肿瘤住院人口的主要住院病种是支气管和肺恶性肿瘤（2.2%）、胃恶性肿瘤（1.1%），以及结肠恶性肿瘤（1.0%）。

表2-24 年轻老年人主要住院原因

顺 位	疾病分类	病 种	占比（%）
1	循环系统疾病		25.6
		慢性缺血性心脏病	6.1
		脑梗死	4.7
		特发性高血压	4.2
2	肿瘤		21.5
		支气管和肺恶性肿瘤	4.7
		肝和肝内胆管恶性肿瘤	1.5
		胃恶性肿瘤	1.4
3	消化系统疾病		14.2
		肠的其他疾病	2.5
		胆石症	2.3
		腹股沟疝	1.1

表2-25 老年人主要住院原因

顺 位	疾病分类	病 种	占比（%）
1	循环系统疾病		39.8
		慢性缺血性心脏病	10.7
		脑梗死	9.5
		特发性高血压	6.4
2	呼吸系统疾病		16.8
		慢性阻塞性肺病	5.4
		呼吸性疾患	3.7
		肺炎	3.0
3	肿瘤		12.1
		支气管和肺恶性肿瘤	2.2
		胃恶性肿瘤	2.1
		结肠恶性肿瘤	1.0

如表2-26，长寿老人主要住院原因是循环系统疾病（47.8%）、呼吸系统疾病（29.6%），以及消化系统疾病（10.3%）。因循环系统疾病住院人口的主要住院病种是慢性缺血性心脏病（15.9%）、脑梗死（10.6%），以及特发性高血压（7.6%）。因呼吸系统疾病住院人口的主要住院病种是慢性阻塞性肺病（8.7%）、呼吸性疾患（8.2%），以及肺炎（6.9%）。因消化系统疾病住院人口的主要住院病种是胆石症（2.4%）、消化系统疾病的其他疾病（1.6%），以及胃炎和十二指肠炎（1.0%）。

表2-26　长寿老人主要住院原因

顺　位	疾病分类	病　　种	占比(%)
1	循环系统疾病		47.8
		慢性缺血性心脏病	15.9
		脑梗死	10.6
		特发性高血压	7.6
2	呼吸系统疾病		29.6
		慢性阻塞性肺病	8.7
		呼吸性疾患	8.2
		肺炎	6.9
3	消化系统疾病		10.3
		胆石症	2.4
		消化系统疾病的其他疾病	1.6
		胃炎和十二指肠炎	1.0

（四）各医疗机构住院人口住院原因

如表2-27,市级三级医院住院人口主要住院原因是肿瘤(22.9%)、循环系统疾病(13.7%),以及消化系统疾病(10.6%)。因肿瘤住院人口的主要住院病种是支气管和肺恶性肿瘤(3.9%)、肝和肝内胆管恶性肿瘤(1.5%),以及甲状腺恶性肿瘤(1.4%)。因循环系统疾病住院人口的主要住院病种是慢性缺血性心脏病(3.3%)、特发性高血压(1.7%),以及脑梗死(1.4%)。因消化系统疾病住院人口的主要住院病种是胆石症(1.6%)、肠的其他疾病(1.2%),以及腹股沟疝(0.8%)。

表2-27　市级三级医院住院人口的主要住院原因

顺　位	疾病分类	病　　种	占比(%)
1	肿瘤		22.9
		支气管和肺恶性肿瘤	3.9
		肝和肝内胆管恶性肿瘤	1.5
		甲状腺恶性肿瘤	1.4
2	循环系统疾病		13.7
		慢性缺血性心脏病	3.3
		特发性高血压	1.7
		脑梗死	1.4
3	消化系统疾病		10.6
		胆石症	1.6
		肠的其他疾病	1.2
		腹股沟疝	0.8

如表2-28,区属三级医院住院人口的主要住院原因是循环系统疾病(23.6%)、消化系统疾病(13.9%),以及呼吸系统疾病(11.8%)。因循环系统疾病住院人口的主要住院病种是特

发性高血压(5.9%)、脑梗死(4.6%),以及慢性缺血性心脏病(4.6%)。因消化系统疾病住院人口的主要住院病种是胆石症(2.1%)、肠的其他疾病(1.4%),以及急性阑尾炎(1.1%)。因呼吸系统疾病住院人口的主要住院病种是肺炎(3.1%)、慢性阻塞性肺病(1.6%),以及细菌性肺炎(1.6%)。

表2-28 区属三级医院住院人口的主要住院原因

顺　　位	疾 病 分 类	病　　种	占比(%)
1	循环系统疾病		23.6
		特发性高血压	5.9
		脑梗死	4.6
		慢性缺血性心脏病	4.6
2	消化系统疾病		13.9
		胆石症	2.1
		肠的其他疾病	1.4
		急性阑尾炎	1.1
3	呼吸系统疾病		11.8
		肺炎	3.1
		慢性阻塞性肺病	1.6
		细菌性肺炎	1.6

如表2-29,区属二级医院住院人口的主要住院原因是循环系统疾病(20.8%)、呼吸系统疾病(13.4%),以及妊娠、分娩和产褥期(12.7%)。因循环系统疾病住院人口的主要住院病种是脑梗死(5.6%)、慢性缺血性心脏病(4.5%),以及特发性高血压(3.3%)。因呼吸系统疾病住院人口的主要住院病种是肺炎(3.6%)、慢性阻塞性肺病(2.4%),以及细菌性肺炎(2.3%)。因妊娠、分娩和产褥期住院人口的主要住院病种是医疗性流产(2.5%)、单胎顺产(2.1%),以及为盆腔器官异常给予的孕产妇医疗(1.1%)。

表2-29 区属二级医院住院人口的主要住院原因

顺　　位	疾 病 分 类	病　　种	占比(%)
1	循环系统疾病		20.8
		脑梗死	5.6
		慢性缺血性心脏病	4.5
		特发性高血压	3.3
2	呼吸系统疾病		13.4
		肺炎	3.6
		慢性阻塞性肺病	2.4
		细菌性肺炎	2.3
3	妊娠、分娩和产褥期		12.7
		医疗性流产	2.5
		单胎顺产	2.1
		为盆腔器官异常给予的孕产妇医疗	1.1

  如表 2 - 30,社区卫生服务中心(站)住院人口的主要住院原因是循环系统疾病(48.2%)、呼吸系统疾病(33.7%),以及肿瘤(6.7%)。因循环系统疾病住院人口的主要住院病种是脑血管病后遗症(21.0%)、脑梗死(11.8%),以及慢性缺血性心脏病(10.0%)。因呼吸系统疾病住院人口的主要住院病种是慢性阻塞性肺病(11.7%)、急性支气管炎(6.9%),以及呼吸性疾患(5.4%)。因肿瘤住院人口的主要住院病种是口腔和消化器官动态未定或动态未知的肿瘤(0.9%)、支气管和肺恶性肿瘤(0.9%),以及中耳、呼吸和胸腔内器官动态未定或动态未知的肿瘤(0.8%)。

表 2 - 30　社区卫生服务中心(站)住院人口的主要住院原因

顺　位	疾病分类	病　　种	占比(%)
1	循环系统疾病		48.2
		脑血管病后遗症	21.0
		脑梗死	11.8
		慢性缺血性心脏病	10.0
2	呼吸系统疾病		33.7
		慢性阻塞性肺病	11.7
		急性支气管炎	6.9
		呼吸性疾患	5.4
3	肿瘤		6.7
		口腔和消化器官动态未定或动态未知的肿瘤	0.9
		支气管和肺恶性肿瘤	0.9
		中耳、呼吸和胸腔内器官动态未定或动态未知的肿瘤	0.8

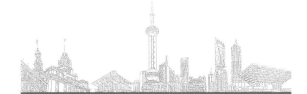

门急诊 360° 视图

一、门急诊就诊人次占比及占比最高的就诊原因

(一)总体概述

如表3-1,2019年,门急诊就诊人次中,因循环系统疾病(23.4%[①])、呼吸系统疾病(12.8%),以及消化系统疾病(10.6%)就诊人次占比最高。因循环系统疾病就诊人次中,占比最高的就诊病种是特发性高血压(12.5%)、慢性缺血性心脏病(5.5%),以及脑血管病(1.2%)。因呼吸系统疾病就诊人次中,占比最高的就诊病种是急性上呼吸道感染(3.5%)、急性支气管炎(1.4%),以及呼吸性疾患(1.3%)。因消化系统疾病就诊人次中,占比最高的就诊病种是胃炎和十二指肠炎(2.6%)、龈炎和牙周疾病(1.0%),以及功能性肠疾患(0.9%)。

表3-1　门急诊就诊人次占比最高的就诊原因

顺　　位	疾病分类	病　　种	占比(%)
1	循环系统疾病		23.4
		特发性高血压	12.5
		慢性缺血性心脏病	5.5
		脑血管病	1.2
2	呼吸系统疾病		12.8
		急性上呼吸道感染	3.5
		急性支气管炎	1.4
		呼吸性疾患	1.3
3	消化系统疾病		10.6
		胃炎和十二指肠炎	2.6
		龈炎和牙周疾病	1.0
		功能性肠疾患	0.9

(二)不同支付方式人口门急诊就诊人次占比及占比最高的就诊原因

在门急诊就诊人次中,医保支付人口占比85.2%,非医保支付人口占比14.8%。

如表3-2,医保支付人口门急诊就诊人次中,因循环系统疾病(25.6%)、呼吸系统疾病(13.0%),以及消化系统疾病(10.5%)就诊人次占比最高。因循环系统疾病就诊人次中,占比最高的就诊病种是特发性高血压(13.7%)、慢性缺血性心脏病(6.1%),以及脑血管病

---

① 计算方式:因循环系统疾病就诊门急诊人次/门急诊就诊总人次,下同。

（1.3%）。因呼吸系统疾病就诊人次中,占比最高的就诊病种是急性上呼吸道感染（3.7%）、急性支气管炎（1.4%）,以及支气管炎（1.3%）。因消化系统疾病就诊人次中,占比最高的就诊病种是胃炎和十二指肠炎（2.6%）、龈炎和牙周疾病（1.0%）,以及功能性肠疾患（1.0%）。

表3-2 不同支付方式人口门急诊就诊人次占比最高的就诊原因

顺位	医保支付			非医保支付		
	疾病分类	病 种	占比（%）	疾病分类	病 种	占比（%）
1	循环系统疾病		25.6	消化系统疾病		11.6
		特发性高血压	13.7		胃炎和十二指肠炎	2.2
		慢性缺血性心脏病	6.1		牙面畸形（包括错颌）	1.7
		脑血管病	1.3		牙髓和根尖周组织疾病	0.7
2	呼吸系统疾病		13.0	呼吸系统疾病		11.2
		急性上呼吸道感染	3.7		急性上呼吸道感染	2.5
		急性支气管炎	1.4		呼吸性疾患	1.6
		支气管炎	1.3		急性支气管炎	1.0
3	消化系统疾病		10.5	泌尿生殖系统疾病		11.1
		胃炎和十二指肠炎	2.6		女性不孕症	2.0
		龈炎和牙周疾病	1.0		月经过多、频繁和不规则	1.4
		功能性肠疾患	1.0		泌尿系统的其他疾患	1.1

非医保支付人口门急诊就诊人次中,因消化系统疾病（11.6%）、呼吸系统疾病（11.2%）,以及泌尿生殖系统疾病（11.1%）就诊人次占比最高。因消化系统疾病就诊人次中,占比最高的就诊病种是胃炎和十二指肠炎（2.2%）、牙面畸形（包括错颌）（1.7%）,以及牙髓和根尖周组织疾病（0.7%）。因呼吸系统疾病就诊人次中,占比最高的就诊病种是急性上呼吸道感染（2.5%）、呼吸性疾患（1.6%）,以及急性支气管炎（1.0%）。因泌尿生殖系统疾病就诊人次中,占比最高的就诊病种是女性不孕症（2.0%）,月经过多、频繁和不规则（1.4%）,以及泌尿系统的其他疾患（1.1%）。

（三）不同性别人口门急诊就诊人次占比及占比最高的就诊原因

如表3-3,门急诊就诊人次中,男性占比42.2%,女性占比57.8%,性别比为0.73。医保支付门急诊就诊人次中,男性占比42.6%,女性占比57.4%,性别比是0.74;非医保支付门急诊就诊人次中,男性占比39.9%,女性占比60.1%,性别比为0.66。

表3-3 不同性别人口门急诊就诊人次占比

性 别	支 付 方 式		合 计
	医保支付	非医保支付	
男性（%）	42.6	39.9	42.2
女性（%）	57.4	60.1	57.8
男女性别比	0.74	0.66	0.73

如表3-4,不同性别人口门急诊就诊人次中,占比排名靠前的就诊原因较类似,主要集中在循环系统疾病、呼吸系统疾病,以及消化系统疾病。因循环系统疾病就诊人次中,占比最高

的就诊病种是特发性高血压、慢性缺血性心脏病，以及脑血管病。因呼吸系统疾病就诊人次中，占比最高的就诊病种是急性上呼吸道感染、呼吸性疾患，以及急性支气管炎。因消化系统疾病就诊人次中，占比最高的就诊病种是胃炎和十二指肠炎、龈炎和牙周疾病，以及功能性肠疾患。

表 3-4　不同性别人口门急诊就诊人次占比最高的就诊原因

顺位	男　性			女　性		
	疾病分类	病　种	占比（%）	疾病分类	病　种	占比（%）
1	循环系统疾病		24.8	循环系统疾病		22.4
		特发性高血压	14.0		特发性高血压	11.3
		慢性缺血性心脏病	5.4		慢性缺血性心脏病	5.6
		脑血管病	1.0		脑血管病	1.3
2	呼吸系统疾病		13.8	呼吸系统疾病		12.1
		急性上呼吸道感染	3.6		急性上呼吸道感染	3.5
		呼吸性疾患	1.4		急性支气管炎	1.3
		急性支气管炎	1.4		呼吸性疾患	1.2
3	消化系统疾病		10.9	消化系统疾病		10.5
		胃炎和十二指肠炎	2.5		胃炎和十二指肠炎	2.6
		龈炎和牙周疾病	1.1		功能性肠疾患	0.9
		功能性肠疾患	0.9		龈炎和牙周疾病	0.9

（四）不同年龄人口门急诊就诊人次占比及占比最高的就诊原因

如图 3-1，从门急诊就诊人次占比随年龄段变化来看，分别在 5~9 岁（2.3%）、30~34 岁（5.9%）和 65~69 岁（13.3%）出现 3 个波峰。

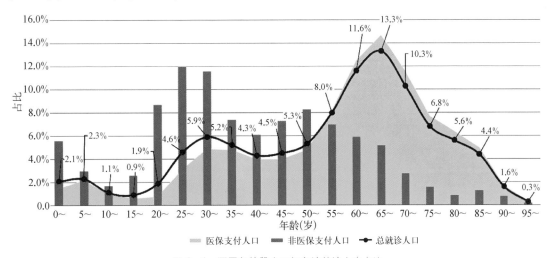

图 3-1　不同年龄段人口门急诊就诊人次占比

如表 3-5，在门急诊就诊人次中，年轻老年人就诊人次占比最高，为 35.1%。医保支付人口门急诊就诊人次中，年轻老年人就诊人次占比最高，为 38.8%；非医保支付人口门急诊就诊人次中，青年就诊人次占比最高，为 48.4%。

表3-5 不同年龄组人口门急诊就诊人次占比(%)

年龄组	支付方式		合 计
	医保支付	非医保支付	
儿童	4.7	10.3	5.5
青年	18.3	48.4	22.8
中年	17.0	22.6	17.9
年轻老年人	38.8	13.9	35.1
老年人	19.1	3.8	16.8
长寿老人	2.1	1.0	1.9

如表3-6,儿童门急诊就诊人次中,因呼吸系统疾病(46.5%)、消化系统疾病(9.4%),以及眼和附器疾病(8.7%)就诊人次占比最高。因呼吸系统疾病就诊人次中,占比最高的就诊病种是急性上呼吸道感染(10.4%)、呼吸性疾患(5.8%),以及支气管炎(5.6%)。因消化系统疾病就诊人次中,占比最高的就诊病种是牙发育和出牙疾患(1.3%)、牙面畸形(包括错颌)(1.3%),以及龋(牙)(1.3%)。因眼和附器疾病就诊人次中,占比最高的就诊病种是屈光和调节疾患(5.3%)、结膜炎(2.1%),以及斜视(0.3%)。

表3-6 儿童门急诊就诊人次占比最高的就诊原因

顺 位	疾病分类	病 种	占比(%)
1	呼吸系统疾病		46.5
		急性上呼吸道感染	10.4
		呼吸性疾患	5.8
		支气管炎	5.6
2	消化系统疾病		9.4
		牙发育和出牙疾患	1.3
		牙面畸形(包括错颌)	1.3
		龋(牙)	1.3
3	眼和附器疾病		8.7
		屈光和调节疾患	5.3
		结膜炎	2.1
		斜视	0.3

如表3-7,青年门急诊就诊人次中,因呼吸系统疾病(14.4%)、消化系统疾病(13.7%),以及泌尿生殖系统疾病(11.9%)就诊人次占比最高。因呼吸系统疾病就诊人次中,占比最高的就诊病种是急性上呼吸道感染(4.6%)、呼吸性疾患(2.0%),以及急性支气管炎(1.3%)。因消化系统疾病就诊人次中,占比最高的就诊病种是胃炎和十二指肠炎(2.3%)、龈炎和牙周疾病(1.4%),以及牙髓和根尖周组织疾病(1.2%)。因泌尿生殖系统疾病就诊人次中,占比最高的就诊病种是月经过多、频繁和不规则(2.2%),女性不孕症(1.4%),以及泌尿系统的其他疾患(1.2%)。

表 3-7　青年门急诊就诊人次占比最高的就诊原因

顺　位	疾病分类	病　种	占比(%)
1	呼吸系统疾病		14.4
		急性上呼吸道感染	4.6
		呼吸性疾患	2.0
		急性支气管炎	1.3
2	消化系统疾病		13.7
		胃炎和十二指肠炎	2.3
		龈炎和牙周疾病	1.4
		牙髓和根尖周组织疾病	1.2
3	泌尿生殖系统疾病		11.9
		月经过多、频繁和不规则	2.2
		女性不孕症	1.4
		泌尿系统的其他疾患	1.2

如表 3-8,中年门急诊就诊人次中,因循环系统疾病(20.0%)、消化系统疾病(11.8%),以及呼吸系统疾病(11.0%)就诊人次占比最高。因循环系统疾病就诊人次中,占比最高的就诊病种是特发性高血压(14.0%)、慢性缺血性心脏病(2.6%),以及脑血管病(0.7%)。因消化系统疾病就诊人次中,占比最高的就诊病种是胃炎和十二指肠炎(3.1%)、龈炎和牙周疾病(1.2%),以及牙髓和根尖周组织疾病(1.1%)。因呼吸系统疾病就诊人次中,占比最高的就诊病种是急性上呼吸道感染(3.2%)、急性支气管炎(1.2%),以及呼吸性疾患(1.1%)。

表 3-8　中年门急诊就诊人次占比最高的就诊原因

顺　位	疾病分类	病　种	占比(%)
1	循环系统疾病		20.0
		特发性高血压	14.0
		慢性缺血性心脏病	2.6
		脑血管病	0.7
2	消化系统疾病		11.8
		胃炎和十二指肠炎	3.1
		龈炎和牙周疾病	1.2
		牙髓和根尖周组织疾病	1.1
3	呼吸系统疾病		11.0
		急性上呼吸道感染	3.2
		急性支气管炎	1.2
		呼吸性疾患	1.1

如表 3-9,年轻老年人门急诊就诊人次中,因循环系统疾病(30.3%),内分泌、营养和代谢疾病(12.0%),以及呼吸系统疾病(10.4%)就诊人次占比最高。因循环系统疾病就诊人次中,占比最高的就诊病种是特发性高血压(16.4%)、慢性缺血性心脏病(7.2%),以及脑血管病(1.6%)。因内分泌、营养和代谢疾病就诊人次中,占比最高的就诊病种是糖尿病(4.5%)、

非胰岛素依赖型糖尿病(3.2%),以及脂蛋白代谢紊乱和其他脂血症(2.8%)。因呼吸系统疾病就诊人次中,占比最高的就诊病种是急性上呼吸道感染(3.0%)、急性支气管炎(1.2%),以及支气管炎(1.0%)。

表3-9 年轻老年人门急诊就诊人次占比最高的就诊原因

顺 位	疾病分类	病 种	占比(%)
1	循环系统疾病		30.3
		特发性高血压	16.4
		慢性缺血性心脏病	7.2
		脑血管病	1.6
2	内分泌、营养和代谢疾病		12.0
		糖尿病	4.5
		非胰岛素依赖型糖尿病	3.2
		脂蛋白代谢紊乱和其他脂血症	2.8
3	呼吸系统疾病		10.4
		急性上呼吸道感染	3.0
		急性支气管炎	1.2
		支气管炎	1.0

如表3-10,老年人门急诊就诊人次中,因循环系统疾病(36.4%),内分泌、营养和代谢疾病(10.1%),以及呼吸系统疾病(9.7%)就诊人次占比最高。因循环系统疾病就诊人次中,占比最高的就诊病种是特发性高血压(15.7%)、慢性缺血性心脏病(10.7%),以及脑血管病后遗症(2.4%)。因内分泌、营养和代谢疾病就诊人次中,占比最高的就诊病种是糖尿病(3.8%)、非胰岛素依赖型糖尿病(2.9%),以及脂蛋白代谢紊乱和其他脂血症(2.3%)。因呼吸系统疾病就诊人次中,占比最高的就诊病种是急性上呼吸道感染(2.4%)、慢性支气管炎(1.1%),以及支气管炎(1.1%)。

表3-10 老年人门急诊就诊人次占比最高的就诊原因

顺 位	疾病分类	病 种	占比(%)
1	循环系统疾病		36.4
		特发性高血压	15.7
		慢性缺血性心脏病	10.7
		脑血管病后遗症	2.4
2	内分泌、营养和代谢疾病		10.1
		糖尿病	3.8
		非胰岛素依赖型糖尿病	2.9
		脂蛋白代谢紊乱和其他脂血症	2.3
3	呼吸系统疾病		9.7
		急性上呼吸道感染	2.4
		慢性支气管炎	1.1
		支气管炎	1.1

如表3-11,长寿老人门急诊就诊人次中,因循环系统疾病(36.6%)、呼吸系统疾病(11.7%),以及消化系统疾病(8.6%)就诊人次占比最高。因循环系统疾病就诊人次中,占比最高的就诊病种是特发性高血压(14.7%)、慢性缺血性心脏病(12.5%),以及脑血管病后遗症(2.2%)。因呼吸系统疾病就诊人次中,占比最高的就诊病种是急性上呼吸道感染(2.6%)、慢性支气管炎(1.6%),以及呼吸性疾患(1.4%)。因消化系统疾病就诊人次中,占比最高的就诊病种是功能性肠疾患(2.5%)、胃炎和十二指肠炎(2.4%),以及胆囊炎(0.6%)。

表3-11 长寿老人门急诊就诊人次占比最高的就诊原因

顺　　位	疾病分类	病　　种	占比(%)
1	循环系统疾病		36.6
		特发性高血压	14.7
		慢性缺血性心脏病	12.5
		脑血管病后遗症	2.2
2	呼吸系统疾病		11.7
		急性上呼吸道感染	2.6
		慢性支气管炎	1.6
		呼吸性疾患	1.4
3	消化系统疾病		8.6
		功能性肠疾患	2.5
		胃炎和十二指肠炎	2.4
		胆囊炎	0.6

二、门急诊就诊人口年人均就诊次数及次数最高的就诊原因

(一) 总体概述

2019年,门急诊就诊人口年人均就诊次数是9.6次[1]。

如表3-12,因循环系统疾病(7.8次[2])、肿瘤(7.3次),以及内分泌、营养和代谢疾病(5.4次)就诊人口年人均就诊次数最高。因循环系统疾病就诊人口年人均就诊次数最高的病种是特发性高血压(5.8次)、慢性缺血性心脏病(4.8次),以及心房纤颤和扑动(4.1次)。因肿瘤就诊人口年人均就诊次数最高的病种是乳房恶性肿瘤(8.1次),以及支气管和肺恶性肿瘤(6.9次)。因内分泌、营养和代谢疾病就诊人口年人均就诊次数最高的病种是糖尿病(5.7次)、非胰岛素依赖型糖尿病(5.6次),以及其他特指的糖尿病(3.0次)。

表3-12 门急诊就诊人口年人均就诊次数最高的就诊原因

顺　　位	疾病分类	病　　种	年人均就诊次数(次)
1	循环系统疾病		7.8
		特发性高血压	5.8

[1]　说明:该部分仅展示按就诊人次占比排序,累计前80%的病种。
[2]　计算方式:因循环系统疾病就诊人次数/因循环系统疾病就诊人口数,下同。

顺　位	疾病分类	病　种	年人均就诊次数(次)
		慢性缺血性心脏病	4.8
		心房纤颤和扑动	4.1
2	肿瘤		7.3
		乳房恶性肿瘤	8.1
		支气管和肺恶性肿瘤	6.9
3	内分泌、营养和代谢疾病		5.4
		糖尿病	5.7
		非胰岛素依赖型糖尿病	5.6
		其他特指的糖尿病	3.0

(二) 不同支付方式人口门急诊年人均就诊次数及次数最高的就诊原因

医保支付人口(12.7 次)的门急诊年人均就诊次数高于非医保支付人口(3.2 次)。

如表 3-13,医保支付人口因肿瘤(8.8 次)、循环系统疾病(8.2 次),以及内分泌、营养和代谢疾病(5.7 次)就诊的年人均就诊次数最高。因肿瘤就诊人口年人均就诊次数最高的病种是乳房恶性肿瘤(9.0 次),以及支气管和肺恶性肿瘤(8.7 次)。因循环系统疾病就诊人口年人均就诊次数最高的病种是特发性高血压(5.9 次)、慢性缺血性心脏病(4.9 次),以及心房纤颤和扑动(4.4 次)。因内分泌、营养和代谢疾病就诊人口年人均就诊次数最高的病种是糖尿病(6.0 次)、非胰岛素依赖型糖尿病(5.8 次),以及其他特指的糖尿病(3.1 次)。

表 3-13　医保支付人口门急诊年人均就诊次数最高的就诊原因

顺　位	疾病分类	病　种	年人均就诊次数(次)
1	肿瘤		8.8
		乳房恶性肿瘤	9.0
		支气管和肺恶性肿瘤	8.7
2	循环系统疾病		8.2
		特发性高血压	5.9
		慢性缺血性心脏病	4.9
		心房纤颤和扑动	4.4
3	内分泌、营养和代谢疾病		5.7
		糖尿病	6.0
		非胰岛素依赖型糖尿病	5.8
		其他特指的糖尿病	3.1

如表 3-14,非医保支付人口因肿瘤(4.4 次),妊娠、分娩和产褥期(3.4 次),以及循环系统疾病(2.4 次)就诊的年人均就诊次数最高。因肿瘤就诊人口年人均就诊次数最高的病种

是乳房恶性肿瘤（4.6 次），以及支气管和肺恶性肿瘤（4.4 次）。因妊娠、分娩和产褥期就诊人口年人均就诊次数最高的病种是为主要与妊娠有关情况给予的孕产妇医疗（4.7 次），以及医疗性流产（1.9 次）。因循环系统疾病就诊人口年人均就诊次数最高的病种是慢性缺血性心脏病（2.4 次）、特发性高血压（2.3 次），以及脑血管病后遗症（2.1 次）。

表 3-14　非医保支付人口门急诊年人均就诊次数最高的就诊原因

顺　位	疾病分类	病　种	年人均就诊次数（次）
1	肿瘤		4.4
		乳房恶性肿瘤	4.6
		支气管和肺恶性肿瘤	4.4
2	妊娠、分娩和产褥期		3.4
		为主要与妊娠有关情况给予的孕产妇医疗	4.7
		医疗性流产	1.9
3	循环系统疾病		2.4
		慢性缺血性心脏病	2.4
		特发性高血压	2.3
		脑血管病后遗症	2.1

（三）不同性别人口门急诊年人均就诊次数及次数最高的就诊原因

如图 3-2，女性（10.4 次）门急诊年人均就诊次数高于男性（8.6 次）。医保支付人口中，男性门急诊年人均就诊次数为 11.5 次，女性为 13.8 次；非医保支付人口中，男性门急诊年人均就诊次数为 2.8 次，女性为 3.4 次。

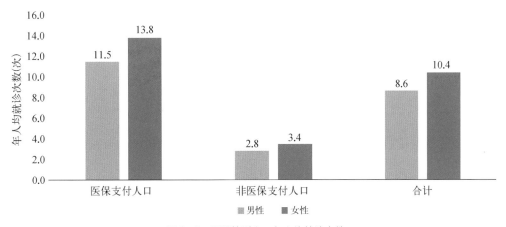

图 3-2　不同性别人口年人均就诊次数

如表 3-15，男性因循环系统疾病（7.4 次）、肿瘤（7.1 次），以及内分泌、营养和代谢疾病（5.6 次）就诊的年人均就诊次数最高。因循环系统疾病就诊人口年人均就诊次数最高的病种是特发性高血压（5.6 次）、慢性缺血性心脏病（4.7 次），以及心房纤颤和扑动（4.0 次）。因肿瘤就诊人口年人均就诊次数最高的病种为支气管和肺恶性肿瘤（7.1 次）。因内分泌、营养和代谢疾病就诊人口年人均就诊次数最高的病种是糖尿病(5.6次)、非胰岛素依赖型糖尿病(5.5次),以及其他特指的糖尿病(3.0次)。

表3-15 男性门急诊年人均就诊次数最高的就诊原因

顺 位	疾病分类	病 种	年人均就诊次数(次)
1	循环系统疾病		7.4
		特发性高血压	5.6
		慢性缺血性心脏病	4.7
		心房纤颤和扑动	4.0
2	肿瘤		7.1
		支气管和肺恶性肿瘤	7.1
3	内分泌、营养和代谢疾病		5.6
		糖尿病	5.6
		非胰岛素依赖型糖尿病	5.5
		其他特指的糖尿病	3.0

如表3-16,女性因循环系统疾病(8.3次)、肿瘤(7.5次),以及内分泌、营养和代谢疾病(5.3次)就诊的年人均就诊次数最高。因循环系统疾病就诊人口年人均就诊次数最高的病种是特发性高血压(5.9次)、慢性缺血性心脏病(4.9次),以及心房纤颤和扑动(4.2次)。因肿瘤就诊人口年人均就诊次数最高的病种是乳房恶性肿瘤(8.1次),以及支气管和肺恶性肿瘤(6.7次)。因内分泌、营养和代谢疾病就诊人口年人均就诊次数最高的病种是糖尿病(5.9次)、非胰岛素依赖型糖尿病(5.8次),以及脂蛋白代谢紊乱和其他脂血症(3.0次)。

表3-16 女性门急诊年人均就诊次数最高的就诊原因

顺 位	疾病分类	病 种	年人均就诊次数(次)
1	循环系统疾病		8.3
		特发性高血压	5.9
		慢性缺血性心脏病	4.9
		心房纤颤和扑动	4.2
2	肿瘤		7.5
		乳房恶性肿瘤	8.1
		支气管和肺恶性肿瘤	6.7
3	内分泌、营养和代谢疾病		5.3
		糖尿病	5.9
		非胰岛素依赖型糖尿病	5.8
		脂蛋白代谢紊乱和其他脂血症	3.0

(四) 不同年龄人口门急诊年人均就诊次数及次数最高的就诊原因

如图3-3,门急诊年人均就诊次数随就诊人口年龄增高而增多,在85~89岁年龄段人口到达波峰（30.1次），随后略有下降。

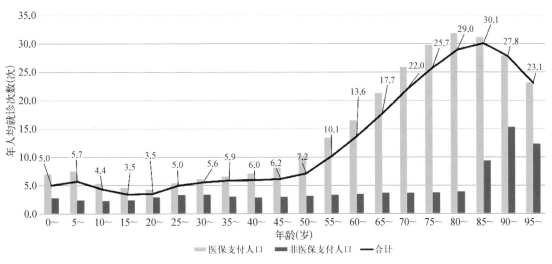

图3-3 不同年龄段人口门急诊年人均就诊次数

医保支付人口中，门急诊年人均就诊次数变化趋势和总就诊人口较相似；非医保支付人口中，0~80岁的各年龄段人口门急诊年人均就诊次数较稳定，为2.0~3.0次，随后有所上升，90~94岁年龄段人口门急诊年人均就诊次数最高，为15.3次。

如表3-17，老年人门急诊年人均就诊次数最高，为27.8次。在各年龄组人口中，医保支付人口的门急诊年人均就诊次数均高于非医保支付人口。

表3-17 不同年龄组人口门急诊年人均就诊次数（次）

年龄组	支 付 方 式		合 计
	医保支付	非医保支付	
儿童	6.8	2.6	5.1
青年	6.1	3.1	5.2
中年	10.8	3.1	7.9
年轻老年人	20.4	3.6	17.0
老年人	30.8	4.8	27.8
长寿老人	26.9	14.7	26.8

如表3-18，儿童因呼吸系统疾病（3.5次）、精神和行为障碍（2.6次），以及内科病（2.3次）就诊的年人均就诊次数最高。因呼吸系统疾病就诊人口年人均就诊次数最高的病种是肺炎（3.3次）、哮喘（2.6次），以及支气管炎（2.2次）。因精神和行为障碍就诊人口年人均就诊次数最高的病种是神经症性障碍（3.6次）、抑郁发作（2.5次），以及精神分裂症（2.1次）。因内科病就诊人口年人均就诊次数最高的病种是不寐病（2.4次）、咳嗽病（2.3次），以及虚病（2.2次）。

表3-18 儿童门急诊年人均就诊次数最高的就诊原因

顺位	疾病分类	病种	年人均就诊次数(次)
1	呼吸系统疾病		3.5
		肺炎	3.3
		哮喘	2.6
		支气管炎	2.2
2	精神和行为障碍		2.6
		神经症性障碍	3.6
		抑郁发作	2.5
		精神分裂症	2.1
3	内科病		2.3
		不寐病	2.4
		咳嗽病	2.3
		虚病	2.2

如表3-19,青年因肿瘤(6.3次)、精神和行为障碍(3.4次),以及妊娠、分娩和产褥期(3.2次)就诊的年人均就诊次数最高。因肿瘤就诊人口年人均就诊次数最高的病种分别为乳房恶性肿瘤(7.8次),以及支气管和肺恶性肿瘤(4.8次)。因精神和行为障碍就诊人口年人均就诊次数最高的病种分别为精神分裂症(7.7次)、抑郁发作(2.7次),以及焦虑障碍(2.6次)。因妊娠、分娩和产褥期就诊人口年人均就诊次数最高的病种分别为为主要与妊娠有关情况给予的孕产妇医疗(4.2次),以及医疗性流产(2.2次)。

表3-19 青年门急诊年人均就诊次数最高的就诊原因

顺位	疾病分类	病种	年人均就诊次数(次)
1	肿瘤		6.3
		乳房恶性肿瘤	7.8
		支气管和肺恶性肿瘤	4.8
2	精神和行为障碍		3.4
		精神分裂症	7.7
		抑郁发作	2.7
		焦虑障碍	2.6
3	妊娠、分娩和产褥期		3.2
		为主要与妊娠有关情况给予的孕产妇医疗	4.2
		医疗性流产	2.2

如表3-20,中年因肿瘤(6.9次)、循环系统疾病(5.2次),以及内分泌、营养和代谢疾病(4.4次)就诊的年人均就诊次数最高。因肿瘤就诊人口年人均就诊次数最高的病种是乳房恶性肿瘤(7.7次),以及支气管和肺恶性肿瘤(6.3次)。因循环系统疾病就诊人口年人均就诊次数最高的病种是特发性高血压(5.0次)、慢性缺血性心脏病(3.1次),以及心房纤颤和扑动(3.1次)。因内分泌、营养和代谢疾病就诊人口年人均就诊次数最高的病种是糖尿病(5.1次)、非胰岛素依赖型糖尿病(4.8次),以及其他特指的糖尿病(2.9次)。

表 3-20　中年门急诊年人均就诊次数最高的就诊原因

顺　位	疾病分类	病　种	年人均就诊次数(次)
1	肿瘤		6.9
		乳房恶性肿瘤	7.7
		支气管和肺恶性肿瘤	6.3
2	循环系统疾病		5.2
		特发性高血压	5.0
		慢性缺血性心脏病	3.1
		心房纤颤和扑动	3.1
3	内分泌、营养和代谢疾病		4.4
		糖尿病	5.1
		非胰岛素依赖型糖尿病	4.8
		其他特指的糖尿病	2.9

如表 3-21，年轻老年人因循环系统疾病(8.2 次)、肿瘤(7.9 次)，以及内分泌、营养和代谢疾病(6.2 次)就诊的年人均就诊次数最高。因循环系统疾病就诊人口年人均就诊次数最高的病种是特发性高血压(6.0 次)、慢性缺血性心脏病(4.6 次)，以及心房纤颤和扑动(4.1 次)。因肿瘤就诊人口年人均就诊次数最高的病种是乳房恶性肿瘤(8.6 次)，以及支气管和肺恶性肿瘤(7.6 次)。因内分泌、营养和代谢疾病就诊人口年人均就诊次数最高的病种是糖尿病(6.1 次)、非胰岛素依赖型糖尿病(5.9 次)，以及脂蛋白代谢紊乱和其他脂血症(3.1 次)。

表 3-21　年轻老年人门急诊年人均就诊次数最高的就诊原因

顺　位	疾病分类	病　种	年人均就诊次数(次)
1	循环系统疾病		8.2
		特发性高血压	6.0
		慢性缺血性心脏病	4.6
		心房纤颤和扑动	4.1
2	肿瘤		7.9
		乳房恶性肿瘤	8.6
		支气管和肺恶性肿瘤	7.6
3	内分泌、营养和代谢疾病		6.2
		糖尿病	6.1
		非胰岛素依赖型糖尿病	5.9
		脂蛋白代谢紊乱和其他脂血症	3.1

如表 3-22，老年人因循环系统疾病(11.8 次)、肿瘤(7.0 次)，以及内分泌、营养和代谢疾病(6.9 次)就诊的年人均就诊次数最高。因循环系统疾病就诊人口年人均就诊次数最高的病种是特发性高血压(6.7 次)、慢性缺血性心脏病(6.0 次)，以及心房纤颤和扑动(4.6

次)。因肿瘤就诊人口年人均就诊次数最高的病种是乳房恶性肿瘤(7.6次),以及支气管和肺恶性肿瘤(6.8次)。因内分泌、营养和代谢疾病就诊人口年人均就诊次数最高的病种是非胰岛素依赖型糖尿病(6.3次)、糖尿病(6.1次),以及脂蛋白代谢紊乱和其他脂血症(3.1次)。

表3-22　老年人门急诊年人均就诊次数最高的就诊原因

顺　位	疾病分类	病　种	年人均就诊次数(次)
1	循环系统疾病		11.8
		特发性高血压	6.7
		慢性缺血性心脏病	6.0
		心房纤颤和扑动	4.6
2	肿瘤		7.0
		乳房恶性肿瘤	7.6
		支气管和肺恶性肿瘤	6.8
3	内分泌、营养和代谢疾病		6.9
		非胰岛素依赖型糖尿病	6.3
		糖尿病	6.1
		脂蛋白代谢紊乱和其他脂血症	3.1

如表3-23,长寿老人因循环系统疾病(11.1次),内分泌、营养和代谢疾病(5.8次),以及泌尿生殖系统疾病(5.6次)就诊的年人均就诊次数最高。因循环系统疾病就诊人口年人均就诊次数最高的病种是特发性高血压(6.1次)、慢性缺血性心脏病(6.1次),以及脑血管病后遗症(4.0次)。因内分泌、营养和代谢疾病就诊人口年人均就诊次数最高的病种是非胰岛素依赖型糖尿病(5.4次)、糖尿病(5.2次),以及脂蛋白代谢紊乱和其他脂血症(2.9次)。因泌尿生殖系统疾病就诊人口年人均就诊次数最高的病种是前列腺增生(6.3次)、慢性肾病(5.2次),以及肾衰竭(3.4次)。

表3-23　长寿老人门急诊年人均就诊次数最高的就诊原因

顺　位	疾病分类	病　种	年人均就诊次数(次)
1	循环系统疾病		11.1
		特发性高血压	6.1
		慢性缺血性心脏病	6.1
		脑血管病后遗症	4.0
2	内分泌、营养和代谢疾病		5.8
		非胰岛素依赖型糖尿病	5.4
		糖尿病	5.2
		脂蛋白代谢紊乱和其他脂血症	2.9
3	泌尿生殖系统疾病		5.6
		前列腺增生	6.3
		慢性肾病	5.2
		肾衰竭	3.4

三、就诊人口对门急诊各业务类型服务利用情况及原因

(一) 总体概述

上海市门急诊服务业务类型种类较繁多,包括普通门诊、急诊、专家门诊、专科门诊、特需门诊、专病门诊,以及其他门诊服务。2019 年上海市就诊人口利用门急诊各业务类型服务的占比分别是普通门诊(78.8%)、急诊(6.8%)、专家门诊(8.8%)、专科门诊(1.8%)、特需门诊(1.4%)、专病门诊(1.9%),以及其他门诊服务(0.5%)。由于普通门诊、急诊和专家门诊合计占比为 94.4%,本部分将重点分析就诊人口对上述三种门急诊业务类型服务利用情况及主要就诊原因。

2019 年,门急诊就诊人口在普通门诊年人均就诊次数为 8.8 次[①],急诊年人均就诊次数为 2.3 次,专家门诊年人均就诊次数为 3.1 次。

如表 3-24,普通门诊就诊人次中,因循环系统疾病(26.6%)、呼吸系统疾病(11.8%),以及消化系统疾病(10.8%)就诊人次占比最高。因循环系统疾病就诊人次中,占比最高的就诊病种是特发性高血压(14.6%)、慢性缺血性心脏病(6.5%),以及脑血管病(1.4%)。因呼吸系统疾病就诊人次中,占比最高的就诊病种是急性上呼吸道感染(3.5%)、急性支气管炎(1.4%),以及支气管炎(1.2%)。因消化系统疾病就诊人次中,占比最高的就诊病种是胃炎和十二指肠炎(2.7%)、龈炎和牙周疾病(1.1%),以及功能性肠疾患(1.1%)。

表 3-24　普通门诊就诊人次占比最高的就诊原因

顺　位	疾病分类	病　种	占比(%)
1	循环系统疾病		26.6
		特发性高血压	14.6
		慢性缺血性心脏病	6.5
		脑血管病	1.4
2	呼吸系统疾病		11.8
		急性上呼吸道感染	3.5
		急性支气管炎	1.4
		支气管炎	1.2
3	消化系统疾病		10.8
		胃炎和十二指肠炎	2.7
		龈炎和牙周疾病	1.1
		功能性肠疾患	1.1

如表 3-25,急诊就诊人次中,因呼吸系统疾病(34.9%)、实验室异常(19.6%),以及损伤、中毒和外因的某些其他后果(8.3%)就诊人次占比最高。因呼吸系统疾病就诊人次中,占比最高的就诊病种是呼吸性疾患(8.8%)、急性上呼吸道感染(8.6%),以及肺炎(3.6%)。因实验室异常就诊人次中,占比最高的就诊病种为其他和原因不明的发热(4.1%)、腹部和盆腔

① 计算方式:普通门诊年人均就诊次数=普通门诊就诊总人次数/利用普通门诊人口数,下同。

痛(3.9%),以及头晕和眩晕(3.1%)。因损伤、中毒和外因的某些其他后果就诊人次中,占比最高的就诊病种是身体损伤(2.1%)、头部损伤(1.0%),以及呼吸道内异物(0.6%)。

表 3-25 急诊就诊人次占比最高的就诊原因

顺　　位	疾病分类	病　　种	占比(%)
1	呼吸系统疾病		34.9
		呼吸性疾患	8.8
		急性上呼吸道感染	8.6
		肺炎	3.6
2	实验室异常		19.6
		其他和原因不明的发热	4.1
		腹部和盆腔痛	3.9
		头晕和眩晕	3.1
3	损伤、中毒和外因的某些其他后果		8.3
		身体损伤	2.1
		头部损伤	1.0
		呼吸道内异物	0.6

如表 3-26,专家门诊就诊人次中,因消化系统疾病(12.0%)、泌尿生殖系统疾病(11.0%),以及循环系统疾病(9.2%)就诊人次占比最高。因消化系统疾病就诊人次中,占比最高的就诊病种是胃炎和十二指肠炎(3.1%)、肝的其他疾病(1.1%),以及牙面畸形(包括错颌)(1.0%)。因泌尿生殖系统疾病就诊人次中,占比最高的就诊病种是月经过多、频繁和不规则(1.4%),女性不孕症(1.1%),以及泌尿系统的其他疾患(1.0%)。因循环系统疾病就诊人次中,占比最高的就诊病种是特发性高血压(3.1%)、慢性缺血性心脏病(1.6%),以及心律失常(0.7%)。

表 3-26 专家门诊就诊人次占比最高的就诊原因

顺　　位	疾病分类	病　　种	占比(%)
1	消化系统疾病		12.0
		胃炎和十二指肠炎	3.1
		肝的其他疾病	1.1
		牙面畸形(包括错颌)	1.0
2	泌尿生殖系统疾病		11.0
		月经过多、频繁和不规则	1.4
		女性不孕症	1.1
		泌尿系统的其他疾患	1.0
3	循环系统疾病		9.2
		特发性高血压	3.1
		慢性缺血性心脏病	1.6
		心律失常	0.7

(二) 不同支付方式人口各业务类型服务利用情况及原因

如图 3-4,医保支付人口就诊人次中,普通门诊占比 81.8%,急诊 6.4%,专家门诊 7.4%;非医保支付人口就诊人次中,普通门诊占比 61.8%,急诊 9.2%,专家门诊 16.8%。

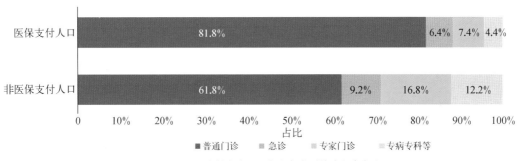

图 3-4 不同支付方式人口各业务类型就诊人次占比

如图 3-5,医保支付人口普通门诊年人均就诊次数是 11.1 次,急诊是 2.5 次,专家门诊是 3.5 次;非医保支付人口普通门诊年人均就诊次数是 2.7 次,急诊是 1.6 次,专家门诊是 2.2 次。

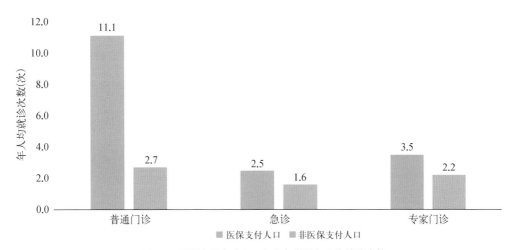

图 3-5 不同支付方式人口各业务类型年人均就诊次数

如表 3-27,医保支付人口普通门诊就诊人次中,因循环系统疾病(28.6%)就诊人次占比最高,其中占比最高的就诊病种是特发性高血压(15.6%)、慢性缺血性心脏病(7.0%),以及脑血管病(1.5%);非医保支付人口普通门诊就诊人次中,因消化系统疾病(13.0%)就诊人次占比最高,其中占比最高的就诊病种是胃炎和十二指肠炎(2.5%)、牙面畸形(包括错颌)(2.1%),以及牙髓和根尖周组织疾病(1.0%)。

表 3-27 不同支付方式人口普通门诊就诊人次占比最高的就诊原因

顺位	医保支付			非医保支付		
	疾病分类	病 种	占比(%)	疾病分类	病 种	占比(%)
1	循环系统疾病		28.6	消化系统疾病		13.0
		特发性高血压	15.6		胃炎和十二指肠炎	2.5
		慢性缺血性心脏病	7.0		牙面畸形(包括错颌)	2.1
		脑血管病	1.5		牙髓和根尖周组织疾病	1.0
2	呼吸系统疾病		11.9	呼吸系统疾病		11.0
		急性上呼吸道感染	3.6		急性上呼吸道感染	2.5
		急性支气管炎	1.4		呼吸性疾患	1.2
		支气管炎	1.3		急性支气管炎	1.1
3	内分泌、营养和代谢疾病		10.7	泌尿生殖系统疾病		10.5
		糖尿病	4.0		女性不孕症	1.7
		非胰岛素依赖型糖尿病	2.7		月经过多、频繁和不规则	1.5
		脂蛋白代谢紊乱和其他脂血症	2.4		泌尿系统的其他疾患	1.1

如表 3-28,医保支付人口急诊就诊人次中,因呼吸系统疾病(37.0%)就诊人次占比最高,其中占比最高的就诊病种是呼吸性疾患(9.5%)、急性上呼吸道感染(8.9%),以及肺炎(3.9%);非医保支付人口急诊就诊人次中,因呼吸系统疾病(24.7%)就诊人次占比最高,其中占比最高的就诊病种是急性上呼吸道感染(7.0%)、呼吸性疾患(5.8%),以及急性扁桃体炎(2.5%)。

表 3-28 不同支付方式人口急诊就诊人次占比最高的就诊原因

顺位	医保支付			非医保支付		
	疾病分类	病 种	占比(%)	疾病分类	病 种	占比(%)
1	呼吸系统疾病		37.0	呼吸系统疾病		24.7
		呼吸性疾患	9.5		急性上呼吸道感染	7.0
		急性上呼吸道感染	8.9		呼吸性疾患	5.8
		肺炎	3.9		急性扁桃体炎	2.5
2	实验室异常		19.9	实验室异常		18.4
		其他和原因不明的发热	4.2		腹部和盆腔痛	4.9
		腹部和盆腔痛	3.7		其他和原因不明的发热	3.3
		头晕和眩晕	3.4		头晕和眩晕	1.9
3	消化系统疾病		8.3	损伤、中毒和外因的某些其他后果		17.8
		非感染性胃肠炎和结肠炎	2.8		身体损伤	4.5
		胃炎和十二指肠炎	1.0		头部损伤	2.9
		消化系统病的其他疾病	0.9		下肢损伤	1.2

如表 3-29,医保支付人口专家门诊就诊人次中,因消化系统疾病(12.2%)就诊人次占比最高,其中就诊人次占比最高的就诊病种是胃炎和十二指肠炎(3.4%)、肝的其他疾病(1.2%),以及牙髓和根尖周组织疾病(0.8%);非医保支付人口专家门诊就诊人次中,因泌尿生殖系统疾病(14.1%)就诊人次占比最高,其中就诊人次占比最高的就诊病种是女性不孕症(3.2%),月经过多、频繁和不规则(1.6%),以及泌尿系统的其他疾患(0.9%)。

表 3-29 不同支付方式人口专家门诊就诊人次占比最高的就诊原因

顺位	医 保 支 付			非医保支付		
	疾病分类	病 种	占比(%)	疾病分类	病 种	占比(%)
1	消化系统疾病		12.2	泌尿生殖系统疾病		14.1
		胃炎和十二指肠炎	3.4		女性不孕症	3.2
		肝的其他疾病	1.2		月经过多、频繁和不规则	1.6
		牙髓和根尖周组织疾病	0.8		泌尿系统的其他疾患	0.9
2	循环系统疾病		10.6	消化系统疾病		11.2
		特发性高血压	3.8		牙面畸形(包括错颌)	2.4
		慢性缺血性心脏病	2.0		胃炎和十二指肠炎	2.2
		心律失常	0.8		唇及口腔黏膜的其他疾病	0.7
3	泌尿生殖系统疾病		10.0	肿瘤		8.2
		月经过多、频繁和不规则	1.3		支气管和肺恶性肿瘤	1.2
		泌尿系统的其他疾患	1.1		乳房恶性肿瘤	0.6
		慢性肾病	0.7		肝和肝内胆管恶性肿瘤	0.4

(三)不同性别人口各业务类型服务利用情况及原因

如图 3-6,男性普通门诊就诊人次占比 78.9%,急诊 7.6%,专家门诊 8.2%;女性普通门诊就诊人次占比 78.8%,急诊 6.2%,专家门诊 9.2%。

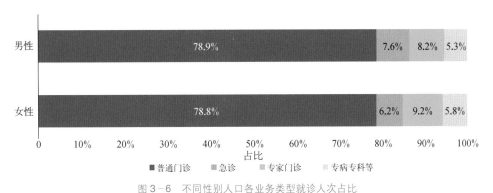

图 3-6 不同性别人口各业务类型就诊人次占比

如图 3-7,男性普通门诊年人均就诊次数是 8.1 次,急诊是 2.3 次,专家门诊是 2.9 次;女性普通门诊年人均就诊次数是 9.4 次,急诊是 2.3 次,专家门诊是 3.2 次。

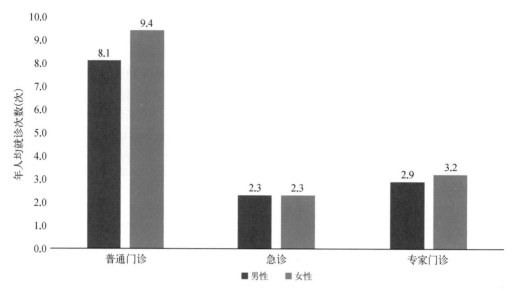

图3-7 不同性别人口各业务类型年人均就诊次数

如表3-30,男性普通门诊就诊人次中,因循环系统疾病(28.2%)就诊人次占比最高,其中占比最高的就诊病种是特发性高血压(16.3%)、慢性缺血性心脏病(6.3%),以及脑血管病后遗症(1.2%);女性普通门诊就诊人次中,因循环系统疾病(25.7%)就诊人次占比最高,其中占比最高的就诊病种是特发性高血压(13.2%)、慢性缺血性心脏病(6.6%),以及脑血管病(1.5%)。

表3-30 不同性别人口普通门诊就诊人次占比最高的就诊原因

顺位	男　　性			女　　性		
	疾病分类	病　　种	占比(%)	疾病分类	病　　种	占比(%)
1	循环系统疾病		28.2	循环系统疾病		25.7
		特发性高血压	16.3		特发性高血压	13.2
		慢性缺血性心脏病	6.3		慢性缺血性心脏病	6.6
		脑血管病后遗症	1.2		脑血管病	1.5
2	呼吸系统疾病		12.5	呼吸系统疾病		11.3
		急性上呼吸道感染	3.5		急性上呼吸道感染	3.5
		急性支气管炎	1.4		急性支气管炎	1.3
		支气管炎	1.3		支气管炎	1.2
3	消化系统疾病		11.0	消化系统疾病		10.7
		胃炎和十二指肠炎	2.6		胃炎和十二指肠炎	2.7
		龈炎和牙周疾病	1.3		功能性肠疾患	1.1
		功能性肠疾患	1.1		龈炎和牙周疾病	1.0

如表3-31,男性急诊就诊人次中,因呼吸系统疾病(35.4%)就诊人次占比最高,其中占比最高的就诊病种是呼吸性疾患(8.8%)、急性上呼吸道感染(8.3%),以及肺炎(3.5%);女性急诊就诊人次中,因呼吸系统疾病(34.4%)就诊人次占比最高,其中占比最高的就诊病种是呼吸性疾患(8.9%)、急性上呼吸道感染(8.8%),以及肺炎(3.7%)。

表 3 - 31　不同性别人口急诊就诊人次占比最高的就诊原因

顺位	男　性			女　性		
	疾病分类	病　种	占比(%)	疾病分类	病　种	占比(%)
1	呼吸系统疾病		35.4	呼吸系统疾病		34.4
		呼吸性疾患	8.8		呼吸性疾患	8.9
		急性上呼吸道感染	8.3		急性上呼吸道感染	8.8
		肺炎	3.5		肺炎	3.7
2	实验室异常		18.3	实验室异常		20.8
		其他和原因不明的发热	3.8		其他和原因不明的发热	4.3
		腹部和盆腔痛	3.7		腹部和盆腔痛	4.2
		头晕和眩晕	2.4		头晕和眩晕	3.8
3	损伤、中毒和外因的某些其他后果		9.4	消化系统疾病		7.9
		身体损伤	2.4		非感染性胃肠炎和结肠炎	2.8
		头部损伤	1.2		胃炎和十二指肠炎	1.1
		下肢损伤	0.6		消化系统疾病的其他疾病	0.7

　　如表 3 - 32,男性专家门诊就诊人次中,因消化系统疾病(13.1%)就诊人次占比最高,其中占比最高的就诊病种是胃炎和十二指肠炎(3.1%)、肝的其他疾病(1.4%),以及牙面畸形(包括错颌)(0.9%);女性专家门诊就诊人次中,因泌尿生殖系统疾病(13.3%)就诊人次占比最高,其中占比最高的就诊病种是月经过多、频繁和不规则(2.3%),女性不孕症(1.7%),以及泌尿系统的其他疾患(1.1%)。

表 3 - 32　不同性别人口专家门诊就诊人次占比最高的就诊原因

顺位	男　性			女　性		
	疾病分类	病　种	占比(%)	疾病分类	病　种	占比(%)
1	消化系统疾病		13.1	泌尿生殖系统疾病		13.3
		胃炎和十二指肠炎	3.1		月经过多、频繁和不规则	2.3
		肝的其他疾病	1.4		女性不孕症	1.7
		牙面畸形(包括错颌)	0.9		泌尿系统的其他疾患	1.1
2	循环系统疾病		11.5	消化系统疾病		11.2
		特发性高血压	3.8		胃炎和十二指肠炎	3.2
		慢性缺血性心脏病	2.3		牙面畸形(包括错颌)	1.1
		脑梗死	0.8		肝的其他疾病	0.9
3	呼吸系统疾病		8.9	肌肉骨骼系统和结缔组织疾病		8.3
		呼吸性疾患	0.8		关节疾患	0.9
		慢性鼻炎、鼻咽炎和咽炎	0.8		背痛	0.8
		慢性阻塞性肺病	0.7		椎间盘疾患	0.8

（四）不同年龄组人口各业务类型服务利用情况及原因

如图 3-8，儿童普通门诊就诊人次占比 60.5%，急诊 19.9%，专家门诊 11.4%；青年普通门诊就诊人次占比 68.0%，急诊 10.5%，专家门诊 12.8%；中年普通门诊就诊人次占比 76.5%，急诊 5.9%，专家门诊 11.1%；年轻老年人普通门诊就诊人次占比 85.0%，急诊 3.9%，专家门诊 7.1%；老年人普通门诊就诊人次占比 88.3%，急诊 4.3%，专家门诊 4.4%；长寿老人普通门诊就诊人次占比 88.4%，急诊 6.8%，专家门诊 2.1%。

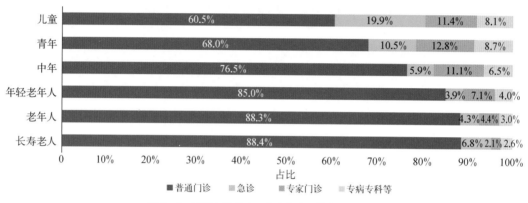

图 3-8　不同年龄组人口各业务类型就诊人次占比

如图 3-9，儿童普通门诊年人均就诊次数是 3.9 次，急诊是 2.6 次，专家门诊是 2.4 次；青年普通门诊年人均就诊次数是 4.3 次，急诊是 1.9 次，专家门诊是 2.6 次；中年普通门诊年人均就诊次数是 7.0 次，急诊是 2.1 次，专家门诊是 3.0 次；年轻老年人普通门诊年人均就诊次数是 15.6 次，急诊是 2.7 次，专家门诊是 3.9 次；老年人普通门诊年人均就诊次数是 25.9 次，急诊是 3.6 次，专家门诊是 4.2 次；长寿老人普通门诊年人均就诊次数是 24.7 次，急诊是 4.3 次，专家门诊是 3.5 次。

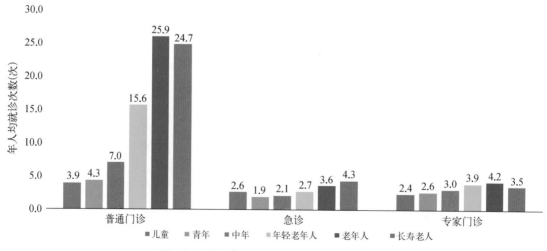

图 3-9　不同年龄组人口各业务类型年人均就诊次数

如表 3-33,儿童普通门诊就诊人次中,因呼吸系统疾病(43.8%)就诊人次占比最高,其中占比最高的就诊病种是急性上呼吸道感染(9.8%)、急性支气管炎(5.5%),以及支气管炎(5.4%);青年普通门诊就诊人次中,因消化系统疾病(15.3%)就诊人次占比最高,其中占比最高的就诊病种是胃炎和十二指肠炎(2.5%)、龈炎和牙周疾病(1.9%),以及牙髓和根尖周组织疾病(1.6%)。

表 3-33 儿童和青年普通就诊人次占比最高的就诊原因

顺位	儿 童			青 年		
	疾病分类	病 种	占比(%)	疾病分类	病 种	占比(%)
1	呼吸系统疾病		43.8	消化系统疾病		15.3
		急性上呼吸道感染	9.8		胃炎和十二指肠炎	2.5
		急性支气管炎	5.5		龈炎和牙周疾病	1.9
		支气管炎	5.4		牙髓和根尖周组织疾病	1.6
2	消化系统疾病		11.6	呼吸系统疾病		13.4
		牙发育和出牙疾患	2.1		急性上呼吸道感染	4.4
		龋(牙)	1.9		急性支气管炎	1.3
		牙面畸形(包括错颌)	1.7		急性咽炎	1.2
3	眼和附器疾病		9.8	泌尿生殖系统疾病		11.1
		屈光和调节疾患	5.8		月经过多、频繁和不规则	2.3
		结膜炎	2.7		泌尿系统的其他疾患	1.1
		睑腺炎和睑板腺囊肿	0.4		女性不孕症	1.1

如表 3-34,中年普通门诊就诊人次中,因循环系统疾病(23.0%)就诊人次占比最高,其中占比最高的就诊病种是特发性高血压(16.5%)、慢性缺血性心脏病(3.1%),以及脑血管病(0.8%);年轻老年人普通门诊就诊人次中,因循环系统疾病(32.5%)就诊人次占比最高,其中占比最高的就诊病种是特发性高血压(18.1%)、慢性缺血性心脏病(7.9%),以及脑血管病(1.7%)。

表 3-34 中年和年轻老年人普通门诊就诊人次占比最高的就诊原因

顺位	中 年			年 轻 老 年 人		
	疾病分类	病 种	占比(%)	疾病分类	病 种	占比(%)
1	循环系统疾病		23.0	循环系统疾病		32.5
		特发性高血压	16.5		特发性高血压	18.1
		慢性缺血性心脏病	3.1		慢性缺血性心脏病	7.9
		脑血管病	0.8		脑血管病	1.7
2	消化系统疾病		12.0	内分泌、营养和代谢疾病		12.8
		胃炎和十二指肠炎	3.2		糖尿病	4.9
		龈炎和牙周疾病	1.5		非胰岛素依赖型糖尿病	3.4
		牙髓和根尖周组织疾病	1.2		脂蛋白代谢紊乱和其他脂血症	3.1

顺位	中　年			年轻老年人		
	疾病分类	病　种	占比(%)	疾病分类	病　种	占比(%)
3	呼吸系统疾病		10.8	呼吸系统疾病		10.2
		急性上呼吸道感染	3.4		急性上呼吸道感染	3.2
		急性慢性支气管炎	1.3		急性支气管炎	1.2
		支气管炎	1.0		支气管炎	1.1

如表 3－35,老年人普通门诊就诊人次中,因循环系统疾病(38.0%)就诊人次占比最高,其中占比最高的就诊病种是特发性高血压(16.8%)、慢性缺血性心脏病(11.4%),以及脑血管病后遗症(2.6%);长寿老人普通门诊就诊人次中,因循环系统疾病(38.4%)就诊人次占比最高,其中占比最高的就诊病种是特发性高血压(15.8%)、慢性缺血性心脏病(13.3%),以及脑血管病后遗症(2.4%)。

表 3－35　老年人和长寿老人普通门诊就诊人次占比最高的就诊原因

顺位	老　年　人			长　寿　老　人		
	疾病分类	病　种	占比(%)	疾病分类	病　种	占比(%)
1	循环系统疾病		38.0	循环系统疾病		38.4
		特发性高血压	16.8		特发性高血压	15.8
		慢性缺血性心脏病	11.4		慢性缺血性心脏病	13.3
		脑血管病后遗症	2.6		脑血管病后遗症	2.4
2	内分泌、营养和代谢疾病		10.6	呼吸系统疾病		10.7
		糖尿病	4.0		急性上呼吸道感染	2.8
		非胰岛素依赖型糖尿病	3.1		慢性支气管炎	1.7
		脂蛋白代谢紊乱和其他脂血症	2.5		支气管炎	1.4
3	呼吸系统疾病		9.3	消化系统疾病		8.6
		急性上呼吸道感染	2.5		功能性肠疾患	2.7
		慢性支气管炎	1.2		胃炎和十二指肠炎	2.6
		支气管炎	1.1		胆囊炎	0.6

如表 3－36,儿童急诊就诊人次中,因呼吸系统疾病(67.1%)就诊人次占比最高,其中占比最高的就诊病种是急性上呼吸道感染(16.1%)、呼吸性疾患(11.0%),以及急性扁桃体炎(9.0%);青年急诊就诊人次中,因呼吸系统疾病(34.5%)就诊人次占比最高,其中占比最高的就诊病种是急性上呼吸道感染(11.9%)、呼吸性疾患(8.7%),以及急性扁桃体炎(3.3%)。

如表 3－37,中年急诊就诊人次中,因呼吸系统疾病(25.8%)就诊人次占比最高,其中占比最高的就诊病种是呼吸性疾患(6.9%)、急性上呼吸道感染(6.3%),以及肺炎(3.2%);年轻老年人急诊就诊人次中,因呼吸系统疾病(25.5%)就诊人次占比最高,其中占比最高的就诊病种是呼吸性疾患(7.9%)、肺炎(4.2%),以及急性上呼吸道感染(3.9%)。

表 3-36 儿童和青年急诊就诊人次占比最高的就诊原因

顺位	儿 童			青 年		
	疾病分类	病 种	占比(%)	疾病分类	病 种	占比(%)
1	呼吸系统疾病		67.1	呼吸系统疾病		34.5
		急性上呼吸道感染	16.1		急性上呼吸道感染	11.9
		呼吸性疾患	11.0		呼吸性疾患	8.7
		急性扁桃体炎	9.0		急性扁桃体炎	3.3
2	传染病和寄生虫病		6.6	实验室异常		20.0
		其他和未特指的传染病	4.3		其他和原因不明的发热	6.1
		以皮肤和黏膜损害为特征的病毒性感染	0.8		腹部和盆腔痛	5.0
		细菌性感染	0.5		咳嗽	2.0
3	实验室异常		6.4	损伤、中毒和外因的某些其他后果		10.3
		腹部和盆腔痛	1.9		身体损伤	2.7
		恶心和呕吐	1.3		头部损伤	1.1
		其他和原因不明的发热	0.9		下肢损伤	0.8

表 3-37 中年和年轻老年人急诊就诊人次占比最高的就诊原因

顺位	中 年			年 轻 老 年 人		
	疾病分类	病 种	占比(%)	疾病分类	病 种	占比(%)
1	呼吸系统疾病		25.8	呼吸系统疾病		25.5
		呼吸性疾患	6.9		呼吸性疾患	7.9
		急性上呼吸道感染	6.3		肺炎	4.2
		肺炎	3.2		急性上呼吸道感染	3.9
2	实验室异常		21.8	实验室异常		24.0
		腹部和盆腔痛	4.8		头晕和眩晕	6.2
		其他和原因不明的发热	3.8		其他和原因不明的发热	3.7
		头晕和眩晕	3.8		腹部和盆腔痛	3.7
3	损伤、中毒和外因的某些其他后果		11.7	循环系统疾病		13.1
		身体损伤	2.9		脑梗死	4.2
		头部损伤	1.4		特发性高血压	2.7
		呼吸道内异物	0.9		脑血管病	1.9

如表 3-38,老年人急诊就诊人次中,因实验室异常(24.3%)就诊人次占比最高,其中占比最高的就诊病种是头晕和眩晕(6.4%)、腹部和盆腔痛(3.1%),以及其他和原因不明的发热(3.1%);长寿老人急诊就诊人次中,因呼吸系统疾病(28.8%)就诊人次占比最高,其中占比最高的就诊病种是呼吸性疾患(14.7%)、肺炎(5.4%),以及慢性阻塞性肺病(2.6%)。

表3-38　老年人和长寿老人急诊就诊人次占比最高的就诊原因

顺位	老年人			长寿老人		
	疾病分类	病　种	占比(%)	疾病分类	病　种	占比(%)
1	实验室异常		24.3	呼吸系统疾病		28.8
		头晕和眩晕	6.4		呼吸性疾患	14.7
		腹部和盆腔痛	3.1		肺炎	5.4
		其他和原因不明的发热	3.1		慢性阻塞性肺病	2.6
2	呼吸系统疾病		24.2	实验室异常		22.1
		呼吸性疾患	9.7		其他和原因不明的发热	3.4
		肺炎	4.1		头晕和眩晕	3.1
		慢性阻塞性肺病	3.0		腹部和盆腔痛	2.8
3	循环系统疾病		19.4	循环系统疾病		17.8
		脑梗死	5.9		脑梗死	4.3
		慢性缺血性心脏病	2.9		慢性缺血性心脏病	3.2
		特发性高血压	2.9		心力衰竭	2.4

　　如表3-39,儿童专家门诊就诊人次中,因呼吸系统疾病(28.7%)就诊人次占比最高,其中占比最高的就诊病种是急性上呼吸道感染(3.9%)、支气管炎(3.7%),以及呼吸性疾患(2.9%);青年专家门诊就诊人次中,因泌尿生殖系统疾病(19.1%)就诊人次占比最高,其中占比最高的就诊病种是月经过多、频繁和不规则(3.7%),女性不孕症(3.2%),以及良性乳腺发育不良(1.2%)。

表3-39　儿童和青年专家门诊就诊人次占比最高的就诊原因

顺位	儿童			青年		
	疾病分类	病　种	占比(%)	疾病分类	病　种	占比(%)
1	呼吸系统疾病		28.7	泌尿生殖系统疾病		19.1
		急性上呼吸道感染	3.9		月经过多、频繁和不规则	3.7
		支气管炎	3.7		女性不孕症	3.2
		呼吸性疾患	2.9		良性乳腺发育不良	1.2
2	眼和附器疾病		16.4	消化系统疾病系统		12.4
		屈光和调节疾患	11.6		胃炎和十二指肠炎	2.3
		结膜炎	1.7		牙面畸形(包括错颌)	1.8
		斜视	1.2		埋伏牙和阻生牙	1.1
3	消化系统疾病		7.3	皮肤和皮下组织疾病		6.9
		牙面畸形(包括错颌)	1.9		痤疮	1.4
		牙髓和根尖周组织疾病	0.9		皮炎	1.4
		龋(牙)	0.7		皮肤萎缩性疾患	0.5

　　如表3-40,中年专家门诊就诊人次中,因消化系统疾病(13.5%)就诊人次占比最高,其

中占比最高的就诊病种是胃炎和十二指肠炎(4.3%)、肝的其他疾病(1.4%),以及牙髓和根尖周组织疾病(0.7%);年轻老年人专家门诊就诊人次中,因循环系统疾病(14.3%)就诊人次占比最高,其中占比最高的就诊病种是特发性高血压(4.7%)、慢性缺血性心脏病(2.9%),以及脑梗死(1.1%)。

表 3-40　中年和年轻老年人专家门诊就诊人次占比最高的就诊原因

顺位	中　年			年 轻 老 年 人		
	疾病分类	病　种	占比(%)	疾病分类	病　种	占比(%)
1	消化系统疾病		13.5	循环系统疾病		14.3
		胃炎和十二指肠炎	4.3		特发性高血压	4.7
		肝的其他疾病	1.4		慢性缺血性心脏病	2.9
		牙髓和根尖周组织疾病	0.7		脑梗死	1.1
2	泌尿生殖系统疾病		9.8	消化系统疾病		12.6
		泌尿系统的其他疾患	1.0		胃炎和十二指肠炎	4.1
		良性乳腺发育不良	0.8		肝的其他疾病	1.2
		月经过多、频繁和不规则	0.7		牙髓和根尖周组织疾病	0.6
3	肌肉骨骼系统和结缔组织疾病		9.3	肿瘤		11.6
		关节疾患	1.2		支气管和肺恶性肿瘤	2.5
		椎间盘疾患	1.0		乳房恶性肿瘤	1.3
		背痛	1.0		结肠恶性肿瘤	0.8

　　如表 3-41,老年人专家门诊就诊人次中,因循环系统疾病(22.1%)就诊人次占比最高,其中占比最高的就诊病种是特发性高血压(6.6%)、慢性缺血性心脏病(5.1%),以及脑梗死(1.8%);长寿老人专家门诊就诊人次中,因循环系统疾病(23.2%)就诊人次占比最高,其中占比最高的就诊病种是慢性缺血性心脏病(6.4%)、特发性高血压(6.3%),以及脑梗死(1.9%)。

表 3-41　老年人和长寿老人专家门诊就诊人次占比最高的就诊原因

顺位	老 年 人			长 寿 老 人		
	疾病分类	病　种	占比(%)	疾病分类	病　种	占比(%)
1	循环系统疾病		22.1	循环系统疾病		23.2
		特发性高血压	6.6		慢性缺血性心脏病	6.4
		慢性缺血性心脏病	5.1		特发性高血压	6.3
		脑梗死	1.8		脑梗死	1.9
2	肿瘤		10.1	泌尿生殖系统疾病		9.3
		前列腺恶性肿瘤	1.8		前列腺增生	2.3
		支气管和肺恶性肿瘤	1.7		慢性肾病	2.3
		结肠恶性肿瘤	0.9		泌尿系统的其他疾患	1.8

续 表

顺位	老 年 人			长 寿 老 人		
	疾病分类	病 种	占比（%）	疾病分类	病 种	占比（%）
3	消化系统疾病		8.8	消化系统疾病		7.8
		胃炎和十二指肠炎	2.2		胃炎和十二指肠炎	1.6
		肝的其他疾病	0.7		肝的其他疾病	1.1
		功能性肠疾患	0.7		功能性肠疾患	0.9

第二节　门急诊就诊人次流向360°视图

一、门急诊就诊人次流向及人次占比最高的就诊原因

(一) 总体概述

如图3-10,2019年,34.3%的门急诊就诊人次流向市级三级医院,6.8%流向区属三级医院,21.6%流向区属二级医院,37.3%流向社区卫生服务中心(站)。

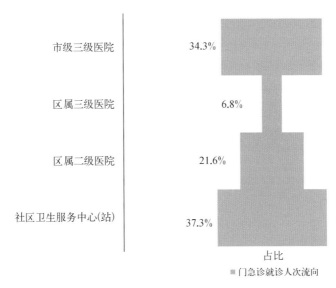

图3-10　门急诊就诊人次流向

如表3-42,流向市级三级医院门急诊就诊人次中,因消化系统疾病(11.6%)、实验室异常(10.7%),以及呼吸系统疾病(10.6%)就诊人次占比最高。因消化系统疾病就诊人次中,占比最高的就诊病种是胃炎和十二指肠炎(2.3%)、牙面畸形(包括错颌)(1.0%),以及肝的其他疾病(0.9%)。因实验室异常就诊的人次中,占比最高的就诊病种是肺诊断性影像检查的异常所见(1.5%)、咳嗽(1.1%),以及腹部和盆腔痛(1.1%)。因呼吸系统疾病就诊的人次中,占比最高的就诊病种是急性上呼吸道感染(2.0%)、呼吸性疾患(1.9%),以及支气管炎(0.8%)。

如表3-43,流向区属三级医院门急诊就诊人次中,因呼吸系统疾病(15.2%)、循环系统疾病(15.1%),以及消化系统疾病(10.6%)就诊人次占比最高。因呼吸系统疾病就诊人次中,占比最高的就诊病种是急性上呼吸道感染(3.4%)、呼吸性疾患(2.2%),以及急性支气管炎(1.6%)。因循环系统疾病就诊人次中,占比最高的就诊病种是特发性高血压(7.3%)、慢

性缺血性心脏病(3.0%),以及脑梗死(1.3%)。因消化系统疾病就诊人次中,占比最高的就诊病种是胃炎和十二指肠炎(3.2%)、非感染性胃肠炎和结肠炎(1.0%),以及牙髓和根尖周组织疾病(0.8%)。

表3-42 流向市级三级医院门急诊就诊人次占比最高的就诊原因

顺 位	疾 病 分 类	病 种	占比(%)
1	消化系统疾病		11.6
		胃炎和十二指肠炎	2.3
		牙面畸形(包括错颌)	1.0
		肝的其他疾病	0.9
2	实验室异常		10.7
		肺诊断性影像检查的异常所见	1.5
		咳嗽	1.1
		腹部和盆腔痛	1.1
3	呼吸系统疾病		10.6
		急性上呼吸道感染	2.0
		呼吸性疾患	1.9
		支气管炎	0.8

表3-43 流向区属三级医院门急诊就诊人次占比最高的就诊原因

顺 位	疾 病 分 类	病 种	占比(%)
1	呼吸系统疾病		15.2
		急性上呼吸道感染	3.4
		呼吸性疾患	2.2
		急性支气管炎	1.6
2	循环系统疾病		15.1
		特发性高血压	7.3
		慢性缺血性心脏病	3.0
		脑梗死	1.3
3	消化系统疾病		10.6
		胃炎和十二指肠炎	3.2
		非感染性胃肠炎和结肠炎	1.0
		牙髓和根尖周组织疾病	0.8

如表3-44,流向区属二级医院门急诊就诊人次中,因呼吸系统疾病(15.7%)、循环系统疾病(14.1%),以及消化系统疾病(13.3%)就诊人次占比最高。因呼吸系统疾病就诊人次中,占比最高的就诊病种是急性上呼吸道感染(3.2%)、呼吸性疾患(2.3%),以及急性支气管炎(1.8%)。因循环系统疾病就诊人次中,占比最高的就诊病种是特发性高血压(7.2%)、慢性缺血性心脏病(2.5%),以及脑梗死(1.1%)。因消化系统疾病就诊人次中,占比最高的就诊病种是胃炎和十二指肠炎(2.8%)、牙髓和根尖周组织疾病(1.6%),以及龈炎和牙周疾病(1.2%)。

表3-44 流向区属二级医院门急诊就诊人次占比最高的就诊原因

顺　位	疾病分类	病　　种	占比(%)
1	呼吸系统疾病		15.7
		急性上呼吸道感染	3.2
		呼吸性疾患	2.3
		急性支气管炎	1.8
2	循环系统疾病		14.1
		特发性高血压	7.2
		慢性缺血性心脏病	2.5
		脑梗死	1.1
3	消化系统疾病		13.3
		胃炎和十二指肠炎	2.8
		牙髓和根尖周组织疾病	1.6
		龈炎和牙周疾病	1.2

　　如表3-45,流向社区卫生服务中心(站)门急诊就诊人次中,因循环系统疾病(38.2%)、呼吸系统疾病(12.3%),以及内分泌、营养和代谢疾病(11.8%)就诊人次占比最高。因循环系统疾病就诊人次中,占比最高的就诊病种是特发性高血压(21.2%)、慢性缺血性心脏病(9.9%),以及脑血管病(2.0%)。因呼吸系统疾病就诊人次中,占比最高的就诊病种是急性上呼吸道感染(4.6%)、急性支气管炎(1.7%),以及支气管炎(1.3%)。因内分泌、营养和代谢疾病就诊人次中,占比最高的就诊病种是糖尿病(4.2%)、脂蛋白代谢紊乱和其他脂血症(3.3%),以及非胰岛素依赖型糖尿病(3.2%)。

表3-45 流向社区卫生服务中心(站)门急诊就诊人次占比最高的就诊原因

顺　位	疾病分类	病　　种	占比(%)
1	循环系统疾病		38.2
		特发性高血压	21.2
		慢性缺血性心脏病	9.9
		脑血管病	2.0
2	呼吸系统疾病		12.3
		急性上呼吸道感染	4.6
		急性支气管炎	1.7
		支气管炎	1.3
3	内分泌、营养和代谢疾病		11.8
		糖尿病	4.2
		脂蛋白代谢紊乱和其他脂血症	3.3
		非胰岛素依赖型糖尿病	3.2

(二) 不同支付方式人口门急诊就诊人次流向及人次占比最高的就诊原因

　　如图3-11,医保支付人口门急诊就诊人次流向市级三级医院就诊的占比29.9%,流向区属三级医院6.6%,流向区属二级医院21.1%,流向社区卫生服务中心(站)42.4%;非医保支付人口门急诊就诊人次流向市级三级医院就诊的占比59.6%,流向区属三级医院8.1%,流向区属二级医院24.4%,流向社区卫生服务中心(站)7.9%。

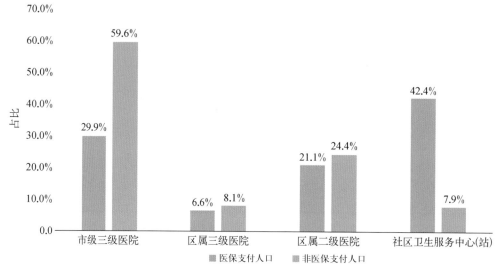

图3-11　不同支付方式门急诊就诊人次流向

如表3-46,医保支付人口流向市级三级医院门急诊就诊人次中,因消化系统疾病(11.5%)就诊人次占比最高,其中占比最高的就诊病种是胃炎和十二指肠炎(2.5%)、肝的其他疾病(0.9%),以及龈炎和牙周疾病(0.9%);流向区属三级医院和社区卫生服务中心(站)门急诊就诊人次中,均因循环系统疾病就诊人次占比最高,其中占比最高的就诊病种集中于特发性高血压、慢性缺血性心脏病等;流向区属二级医院门急诊就诊人次中,因呼吸系统疾病(16.0%)就诊人次占比最高,其中占比最高的就诊病种是急性上呼吸道感染(3.3%)、呼吸性疾患(2.2%),以及急性支气管炎(1.8%)。

非医保支付人口流向市级三级医院门急诊就诊人次中,因泌尿生殖系统疾病(13.5%)就诊人次占比最高,其中占比最高的就诊病种是女性不孕症(3.6%),月经过多、频繁和不规则(1.4%),以及泌尿系统的其他疾患(1.1%);流向区属三级医院门急诊、区属二级医院门急诊,以及社区卫生服务中心(站)门急诊就诊人次中,均因呼吸系统疾病就诊人次占比最高,其中占比最高的就诊病种集中于急性上呼吸道感染、呼吸性疾患,以及急性支气管炎等。

表3-46　不同支付方式人口流向各医疗机构门急诊就诊人次占比最高的就诊原因

机构流向	医 保 支 付			非 医 保 支 付		
	疾病分类	病　种	占比(%)	疾病分类	病　种	占比(%)
市级三级医院						
	消化系统疾病		11.5	泌尿生殖系统疾病		13.5
		胃炎和十二指肠炎	2.5		女性不孕症	3.6
		肝的其他疾病	0.9		月经过多、频繁和不规则	1.4
		龈炎和牙周疾病	0.9		泌尿系统的其他疾患	1.1

机构流向	医 保 支 付			非 医 保 支 付		
	疾病分类	病 种	占比(%)	疾病分类	病 种	占比(%)
区属三级医院						
	循环系统疾病		16.4	呼吸系统疾病		13.9
		特发性高血压	8.0		急性上呼吸道感染	4.4
		慢性缺血性心脏病	3.3		呼吸性疾患	1.8
		脑梗死	1.4		急性支气管炎	1.4
区属二级医院						
	呼吸系统疾病		16.0	呼吸系统疾病		14.0
		急性上呼吸道感染	3.3		急性上呼吸道感染	2.8
		呼吸性疾患	2.2		呼吸性疾患	2.4
		急性支气管炎	1.8		急性支气管炎	1.8
社区卫生服务中心(站)						
	循环系统疾病		38.6	呼吸系统疾病		19.4
		特发性高血压	21.4		急性上呼吸道感染	7.1
		慢性缺血性心脏病	10.0		急性支气管炎	2.9
		脑血管病	2.0		急性咽炎	2.3

(三)不同性别人口门急诊就诊人次流向及人次占比最高的就诊原因

如图 3-12,男性门急诊就诊人次流向市级三级医院占比 33.5%,流向区属三级医院 7.1%,流向区属二级医院 21.5%,流向社区卫生服务中心(站)37.9%;女性门急诊就诊人次流向市级三级医院 34.9%,流向区属三级医院 6.6%,流向区属二级医院 21.6%,流向社区卫

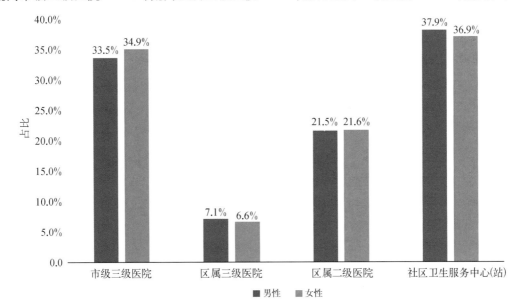

图 3-12 不同性别人口门急诊就诊人次流向

生服务中心(站)36.9%。

如表3-47,男性流向市级三级医院门急诊就诊人次中,因消化系统疾病(12.2%)就诊人次占比最高,其中占比最高的就诊病种是胃炎和十二指肠炎(2.2%)、肝的其他疾病(1.1%),以及牙面畸形(包括错颌)(0.8%);流向区属三级医院和社区卫生服务中心(站)门急诊就诊人次中,均因循环系统疾病就诊人次占比最高,其中占比最高的就诊病种集中于特发性高血压、慢性缺血性心脏病等;流向区属二级医院门急诊就诊人次中,因呼吸系统疾病(17.2%)就诊人次占比最高,其中占比最高的就诊病种是急性上呼吸道感染(3.3%)、呼吸性疾患(2.4%),以及急性支气管炎(1.9%)。

女性流向市级三级医院门急诊就诊人次中,因泌尿生殖系统疾病(11.6%)就诊人次占比最高,其中占比最高的就诊病种是月经过多、频繁和不规则(1.9%),女性不孕症(1.7%),以及泌尿系统的其他疾患(1.3%);流向区属三级医院和区属二级医院门急诊就诊人次中,均因呼吸系统疾病就诊人次占比最高,其中占比最高的就诊病种集中于急性上呼吸道感染、呼吸性疾患,以及急性支气管炎等;流向社区卫生服务中心(站)门急诊就诊人次中,因循环系统疾病(37.6%)就诊人次占比最高,其中占比最高的就诊病种是特发性高血压(19.6%)、慢性缺血性心脏病(10.5%),以及脑血管病(2.3%)。

表3-47 不同性别人口流向各医疗机构门急诊就诊人次占比最高的就诊原因

机构流向	男 性			女 性		
	疾病分类	病 种	占比(%)	疾病分类	病 种	占比(%)
市级三级医院						
	消化系统疾病		12.2	泌尿生殖系统疾病		11.6
		胃炎和十二指肠炎	2.2		月经过多、频繁和不规则	1.9
		肝的其他疾病	1.1		女性不孕症	1.7
		牙面畸形(包括错颌)	0.9		泌尿系统的其他疾患	1.3
区属三级医院						
	循环系统疾病		16.8	呼吸系统疾病		14.5
		特发性高血压	8.5		急性上呼吸道感染	3.4
		慢性缺血性心脏病	3.3		呼吸性疾患	2.2
		脑梗死	1.4		急性支气管炎	1.7
区属二级医院						
	呼吸系统疾病		17.2	呼吸系统疾病		14.5
		急性上呼吸道感染	3.3		急性上呼吸道感染	3.1
		呼吸性疾患	2.4		呼吸性疾患	2.1
		急性支气管炎	1.9		急性支气管炎	1.7
社区卫生服务中心(站)						
	循环系统疾病		38.9	循环系统疾病		37.6
		特发性高血压	23.4		特发性高血压	19.6
		慢性缺血性心脏病	9.1		慢性缺血性心脏病	10.5
		脑血管病后遗症	1.9		脑血管病	2.3

（四）不同年龄组人口门急诊就诊人次流向及人次占比最高的就诊原因

如图 3-13，儿童门急诊就诊人次中，流向市级三级医院占比 54.0%，流向区属三级医院 8.8%，流向区属二级医院 26.2%，流向社区卫生服务中心（站）11.0%；青年门急诊就诊人次中，流向市级三级医院 53.0%，流向区属三级医院 8.6%，流向区属二级医院 29.4%，流向社区卫生服务中心（站）人次 9.0%；中年门急诊就诊人次中，流向市级三级医院占比 38.9%，流向区属三级医院 8.3%，流向区属二级医院 24.2%，流向社区卫生服务中心（站）28.6%；年轻老年人门急诊就诊人次中，流向市级三级医院占比 25.7%，流向区属三级医院 5.5%，流向区属二级医院 17.2%，流向社区卫生服务中心（站）51.6%；老年人门急诊就诊人次中，流向市级三级医院占比 18.1%，流向区属三级医院 5.3%，流向区属二级医院 16.1%，流向社区卫生服务中心（站）60.5%；长寿老人门急诊就诊人次中，流向市级三级医院占比 15.1%，流向区属三级医院 5.2%，流向区属二级医院 17.9%，流向社区卫生服务中心（站）61.8%。

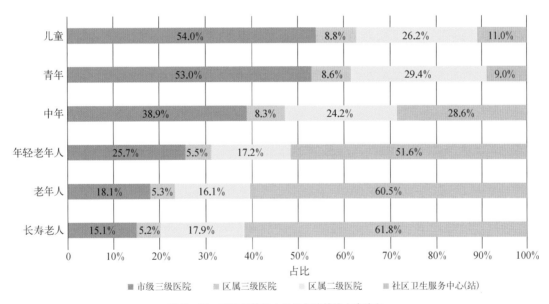

图 3-13　不同年龄组人口门急诊就诊人次流向

如表 3-48，儿童流向各医疗机构门急诊就诊人次中，均因呼吸系统疾病就诊人次占比最高，其中占比最高的就诊病种集中于急性上呼吸道感染等。

表 3-48　儿童流向各医疗机构门急诊就诊人次占比最高的就诊原因

医疗机构	疾病分类	病　种	占比(%)
市级三级医院	呼吸系统疾病		34.4
		急性上呼吸道感染	8.1
		呼吸性疾患	5.5
		肺炎	3.9

医疗机构	疾病分类	病　种	占比(%)
区属三级医院	呼吸系统疾病		56.5
		急性上呼吸道感染	17.1
		呼吸性疾患	7.0
		急性支气管炎	6.6
区属二级医院	呼吸系统疾病		60.9
		急性上呼吸道感染	11.2
		急性支气管炎	9.2
		支气管炎	8.2
社区卫生服务中心(站)	呼吸系统疾病		46.0
		急性上呼吸道感染	14.2
		急性支气管炎	8.4
		急性咽炎	4.8

如表3－49,青年流向市级三级医院门急诊就诊人次中,因泌尿生殖系统疾病(15.6%)就诊人次占比最高,其中占比最高的就诊病种是女性不孕症(2.9%),月经过多、频繁和不规则(2.8%),以及泌尿系统的其他疾患(1.3%);流向区属三级医院、区属二级医院和社区卫生服务中心(站)门急诊均因呼吸系统疾病就诊人次占比最高,其中占比最高的就诊病种集中于急性上呼吸道感染、急性支气管炎等。

表3－49　青年流向各医疗机构门急诊就诊人次占比最高的就诊原因

医疗机构	疾病分类	病　种	占比(%)
市级三级医院	泌尿生殖系统病		15.6
		女性不孕症	2.9
		月经过多、频繁和不规则	2.8
		泌尿系统的其他疾患	1.3
区属三级医院	呼吸系统疾病		16.1
		急性上呼吸道感染	4.9
		呼吸性疾患	2.7
		急性支气管炎	1.7
区属二级医院	呼吸系统疾病		16.3
		急性上呼吸道感染	4.8
		呼吸性疾患	2.8
		急性支气管炎	1.7
社区卫生服务中心(站)	呼吸系统疾病		26.5
		急性上呼吸道感染	11.8
		急性支气管炎	3.7
		急性咽炎	3.4

如表3－50,中年流向市级三级医院和区属二级医院门急诊就诊人次中,均因消化系统疾病就诊人次占比最高,其中占比最高的就诊病种集中于胃炎和十二指肠炎、龈炎和

牙周疾病等;流向区属三级医院和社区卫生服务中心(站)门急诊就诊人次中,均因循环系统疾病就诊人次占比最高,其中占比最高的病种集中于特发性高血压、慢性缺血性心脏病等。

表 3-50 中年流向各医疗机构门急诊就诊人次占比最高的就诊原因

医 疗 机 构	疾 病 分 类	病 种	占比(%)
市级三级医院	消化系统疾病		12.4
		胃炎和十二指肠炎	3.1
		肝的其他疾病	1.2
		龈炎和牙周疾病	0.9
区属三级医院	循环系统疾病		15.0
		特发性高血压	9.7
		慢性缺血性心脏病	2.0
		脑梗死	0.8
区属二级医院	消化系统疾病		14.3
		胃炎和十二指肠炎	3.5
		牙髓和根尖周组织疾病	1.8
		龈炎和牙周疾病	1.4
社区卫生服务中心(站)	循环系统疾病		35.2
		特发性高血压	26.4
		慢性缺血性心脏病	5.0
		脑血管病	1.3

如表 3-51,年轻老年人流向各医疗机构门急诊就诊人次中,均因循环系统疾病就诊人次占比最高,其中占比最高的就诊病种集中于特发性高血压、慢性缺血性心脏病,以及脑梗死等。

表 3-51 年轻老年人流向各医疗机构门急诊就诊人次占比最高的就诊原因

医 疗 机 构	疾 病 分 类	病 种	占比(%)
市级三级医院	循环系统疾病		15.7
		特发性高血压	6.4
		慢性缺血性心脏病	3.2
		脑梗死	1.3
区属三级医院	循环系统疾病		20.7
		特发性高血压	9.6
		慢性缺血性心脏病	4.4
		脑梗死	2.0
区属二级医院	循环系统疾病		20.4
		特发性高血压	10.1
		慢性缺血性心脏病	3.8
		脑梗死	1.7

续　表

医疗机构	疾病分类	病　种	占比（%）
社区卫生服务中心（站）	循环系统疾病		39.4
		特发性高血压	22.6
		慢性缺血性心脏病	10.0
		脑血管病	2.0

如表 3－52，老年人流向各医疗机构门急诊就诊人次中，均因循环系统疾病就诊人次占比最高，其中占比最高的就诊病种集中于特发性高血压、慢性缺血性心脏病，以及脑梗死等。

表3－52　老年人流向各医疗机构门急诊就诊人次占比最高的就诊原因

医疗机构	疾病分类	病　种	占比（%）
市级三级医院	循环系统疾病		23.1
		特发性高血压	7.8
		慢性缺血性心脏病	5.1
		脑梗死	2.2
区属三级医院	循环系统疾病		26.7
		特发性高血压	9.6
		慢性缺血性心脏病	6.9
		脑梗死	3.2
区属二级医院	循环系统疾病		27.7
		特发性高血压	10.6
		慢性缺血性心脏病	6.8
		脑梗死	2.9
社区卫生服务中心（站）	循环系统疾病		42.2
		特发性高血压	19.2
		慢性缺血性心脏病	13.2
		脑血管病后遗症	3.2

如表 3－53，长寿老人流向各医疗机构门急诊就诊人次中，均因循环系统疾病就诊人次占比最高，其中占比最高的就诊病种集中于特发性高血压、慢性缺血性心脏病等。

表3－53　长寿老人流向各医疗机构门急诊就诊人次占比最高的就诊原因

医疗机构	疾病分类	病　种	占比（%）
市级三级医院	循环系统疾病		24.1
		特发性高血压	7.6
		慢性缺血性心脏病	5.8
		脑梗死	2.5

医 疗 机 构	疾 病 分 类	病 种	占比（%）
区属三级医院	循环系统疾病		26.1
		特发性高血压	9.1
		慢性缺血性心脏病	7.8
		脑梗死	2.7
区属二级医院	循环系统疾病		29.3
		特发性高血压	10.2
		慢性缺血性心脏病	8.8
		脑梗死	2.9
社区卫生服务中心（站）	循环系统疾病		41.7
		特发性高血压	17.6
		慢性缺血性心脏病	15.1
		脑血管病后遗症	2.8

二、就诊人口在各医疗机构门急诊年人均就诊次数及次数最高的就诊原因

（一）总体概述

2019 年，就诊人口在市级三级医院门急诊年人均就诊次数是 5.7 次，区属三级医院是 4.6 次，区属三级医院是 4.7 次，社区卫生服务中心（站）是 10.2 次。

如表 3-54，市级三级医院门急诊就诊人口因肿瘤[①]（7.0 次）、循环系统疾病（3.8 次），以及内分泌、营养和代谢疾病（3.3 次）就诊的年人均就诊次数最高。因肿瘤就诊人口年人均就诊次数最高的病种是乳房恶性肿瘤（8.0 次），以及支气管和肺恶性肿瘤（6.6 次）。因循环系统疾病就诊人口年人均就诊次数最高的病种是心房纤颤和扑动（3.9 次）、特发性高血压（3.5 次），以及慢性缺血性心脏病（3.3 次）。因内分泌、营养和代谢疾病就诊人口年人均就诊次数最高的病种是糖尿病（4.1 次）、非胰岛素依赖型糖尿病（4.1 次），以及其他特指的糖尿病（2.6 次）。

表 3-54　就诊人口在市级三级医院门急诊年人均就诊次数最高的就诊原因

顺　位	疾 病 分 类	病 种	年人均就诊次数（次）
1	肿瘤		7.0
		乳房恶性肿瘤	8.0
		支气管和肺恶性肿瘤	6.6
2	循环系统疾病		3.8
		心房纤颤和扑动	3.9
		特发性高血压	3.5
		慢性缺血性心脏病	3.3

① 　说明：该部分仅展示按就诊人次占比排序，累计前 80% 的病种。

顺　位	疾病分类	病　种	年人均就诊次数（次）
3	内分泌、营养和代谢疾病		3.3
		糖尿病	4.1
		非胰岛素依赖型糖尿病	4.1
		其他特指的糖尿病	2.6

如表 3-55，区属三级医院门急诊就诊人口因肿瘤（4.7 次），内分泌、营养和代谢疾病（4.2 次），以及循环系统疾病（4.1 次）就诊的年人均就诊次数最高。因肿瘤就诊人口年人均就诊次数最高的病种是乳房恶性肿瘤（5.2 次），以及支气管和肺恶性肿瘤（4.5 次）。因内分泌、营养和代谢疾病就诊人口年人均就诊次数最高的病种是非胰岛素依赖型糖尿病（4.9 次）、糖尿病（4.4 次），以及其他特指的糖尿病（3.3 次）。因循环系统疾病就诊人口年人均就诊次数最高的病种是特发性高血压（3.8 次）、心房纤颤和扑动（3.6 次），以及慢性缺血性心脏病（3.2 次）。

表 3-55　区属三级医院门急诊就诊人口年人均就诊次数最高的就诊原因

顺　位	疾病分类	病　种	年人均就诊次数（次）
1	肿瘤		4.7
		乳房恶性肿瘤	5.2
		支气管和肺恶性肿瘤	4.5
2	内分泌、营养和代谢疾病		4.2
		非胰岛素依赖型糖尿病	4.9
		糖尿病	4.4
		其他特指的糖尿病	3.3
3	循环系统疾病		4.1
		特发性高血压	3.8
		心房纤颤和扑动	3.6
		慢性缺血性心脏病	3.2

如表 3-56，区属二级医院门急诊就诊人口因肿瘤（6.0 次）、精神和行为障碍（4.8 次），以及内分泌、营养和代谢疾病（4.3 次）就诊的年人均就诊次数最高。因肿瘤就诊人口年人均就诊次数最高的病种是乳房恶性肿瘤（6.8 次），以及支气管和肺恶性肿瘤（5.5 次）。因精神和行为障碍就诊人口年人均就诊次数最高的病种是精神分裂症（7.1 次）、抑郁发作（4.9 次），以及焦虑障碍（3.3 次）。因内分泌、营养和代谢疾病就诊人口年人均就诊次数最高的病种是糖尿病（5.4 次）、非胰岛素依赖型糖尿病（5.1 次），以及其他特指的糖尿病（3.1 次）。

如表 3-57，社区卫生服务中心（站）门急诊就诊人口因循环系统疾病（7.6 次），内分泌、营养和代谢疾病（5.1 次），以及神经系统疾病（3.5 次）就诊的年人均就诊次数最高。因循环系统疾病就诊人口年人均就诊次数最高的病种是特发性高血压（5.5 次）、慢性缺血性心脏病（4.5 次），以及脑血管病后遗症（3.9 次）。因内分泌、营养和代谢疾病就诊人口年人均就诊次数最高的病种是非胰岛素依赖型糖尿病(5.3次)、糖尿病(5.1次),以及脂蛋白代谢紊乱和其他脂血症(2.9次)。因神经系统疾病就诊人口年人均就诊次数最高的病种是帕金森病(6.3次),以及睡眠障碍(3.3次)。

表 3-56   区属二级医院门急诊就诊人口年人均就诊次数最高的就诊原因

顺　位	疾病分类	病　种	年人均就诊次数(次)
1	肿瘤		6.0
		乳房恶性肿瘤	6.8
		支气管和肺恶性肿瘤	5.5
2	精神和行为障碍		4.8
		精神分裂症	7.1
		抑郁发作	4.9
		焦虑障碍	3.3
3	内分泌、营养和代谢疾病		4.3
		糖尿病	5.4
		非胰岛素依赖型糖尿病	5.1
		其他特指的糖尿病	3.1

表 3-57   社区卫生服务中心(站)门急诊就诊人口年人均就诊次数最高的就诊原因

顺　位	疾病分类	病　种	年人均就诊次数(次)
1	循环系统疾病		7.6
		特发性高血压	5.5
		慢性缺血性心脏病	4.5
		脑血管病后遗症	3.9
2	内分泌、营养和代谢疾病		5.1
		非胰岛素依赖型糖尿病	5.3
		糖尿病	5.1
		脂蛋白代谢紊乱和其他脂血症	2.9
3	神经系统疾病		3.5
		帕金森病	6.3
		睡眠障碍	3.3

(二) 不同支付方式人口在各医疗机构门急诊年人均就诊次数及次数最高的就诊原因

如图 3-14,医保支付人口在市级三级医院门急诊年人均就诊次数是6.8次,区属三级医院是5.3次,区属二级医院是5.4次,社区卫生服务中心(站)是11.2次;非医保支付人口在市级三级医院门急诊年人均就诊次数是3.2次,区属三级医院是2.6次,区属二级医院是2.5次,社区卫生服务中心(站)是2.3次。

如表 3-58,医保支付人口在市级三级医院、区属三级医院和区属二级医院门急诊均因肿瘤就诊的年人均就诊次数最高,其中就诊次数最高的病种集中于乳房恶性肿瘤,以及支气管和肺恶性肿瘤;在社区卫生服务中心(站)门急诊因循环系统疾病(7.7次)就诊的年人均就诊

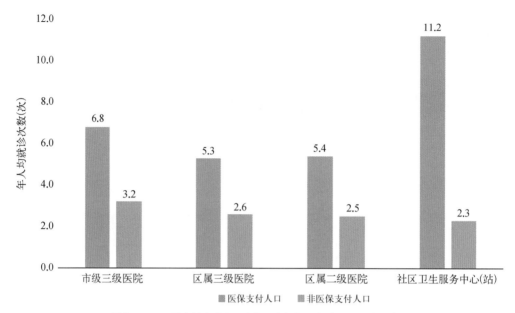

图 3 - 14　不同支付方式人口在各医疗机构门急诊年人均就诊次数

次数最高,其中就诊次数最高的病种是特发性高血压(5.5 次)、慢性缺血性心脏病(4.5 次),以及脑血管病后遗症(4.0 次)。

表 3 - 58　医保支付人口在各医疗机构门急诊年人均就诊次数最高的就诊原因

医 疗 机 构	疾 病 分 类	病 种	年人均就诊次数(次)
市级三级医院	肿瘤		8.6
		乳房恶性肿瘤	8.9
		支气管和肺恶性肿瘤	8.4
区属三级医院	肿瘤		4.9
		乳房恶性肿瘤	5.3
		支气管和肺恶性肿瘤	4.6
区属二级医院	肿瘤		6.5
		乳房恶性肿瘤	7.2
		支气管和肺恶性肿瘤	5.9
社区卫生服务中心(站)	循环系统疾病		7.7
		特发性高血压	5.5
		慢性缺血性心脏病	4.5
		脑血管病后遗症	4.0

　　如表 3 - 59,非医保支付人口在市级三级医院和区属三级医院门急诊均因肿瘤就诊的年人均就诊次数最高,其中就诊次数最高的病种集中于乳房恶性肿瘤,以及支气管和肺恶性肿瘤;在区属二级医院门急诊因妊娠、分娩和产褥期疾病(3.6 次)就诊的年人均就诊次数最高,其中就诊次数最高的病种是为主要与妊娠有关情况给予的孕产妇医疗(5.5 次),以及医疗性流产(1.9 次);在社区卫生服务中心(站)门急诊因精神和行为障碍(4.5 次)就诊的年人均就

诊次数最高,其中就诊次数最高的病种是精神分裂症(8.0 次)、抑郁发作(2.9 次),以及神经症性障碍(2.5 次)。

表 3-59　非医保支付人口在各医疗机构门急诊年人均就诊次数最高的就诊原因

医 疗 机 构	疾病分类	病　　种	年人均就诊次数(次)
市级三级医院	肿瘤		4.4
		乳房恶性肿瘤	4.6
		支气管和肺恶性肿瘤	4.4
区属三级医院	肿瘤		3.0
		乳房恶性肿瘤	3.1
		支气管和肺恶性肿瘤	2.9
区属二级医院	妊娠、分娩和产褥期		3.6
		为主要与妊娠有关情况给予的孕产妇医疗	5.5
		医疗性流产	1.9
社区卫生服务中心(站)	精神和行为障碍		4.5
		精神分裂症	8.0
		抑郁发作	2.9
		神经症性障碍	2.5

（三）不同性别人口在各医疗机构门急诊年人均就诊次数及次数最高的就诊原因

如图 3-15,男性在市级三级医院门急诊年人均就诊次数是 5.3 次,区属三级医院是 4.4 次,区属二级医院是 4.4 次,社区卫生服务中心(站)是 9.5 次;女性在市级三级医院门急诊年人均就诊次数是 6.0 次,区属三级医院是 4.8 次,区属二级医院是 5.0 次,社区卫生服务中心(站)是 10.8 次。

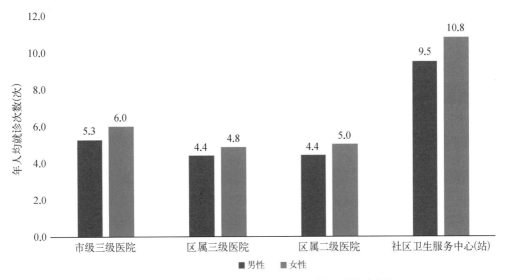

图 3-15　不同性别人口在各医疗机构门急诊年人均就诊次数

如表3-60,男性在市级三级医院和区属二级医院门急诊均因肿瘤就诊的年人均就诊次数最高,其中就诊次数最高的病种是支气管和肺恶性肿瘤;在区属三级医院门急诊因内分泌、营养和代谢疾病(4.5次)就诊的年人均就诊次数最高,其中次数最多的病种是非胰岛素依赖型糖尿病(4.9次)、糖尿病(4.4次),以及其他特指的糖尿病(3.2次);在社区卫生服务中心(站)门急诊因循环系统疾病(7.1次)就诊的年人均就诊次数最高,其中就诊次数最高的病种是特发性高血压(5.4次)、慢性缺血性心脏病(4.3次),以及脑血管病后遗症(3.9次)。

表3-60 男性在各医疗机构门急诊年人均就诊次数最高的就诊原因

医 疗 机 构	疾 病 分 类	病 种	年人均就诊次数(次)
市级三级医院	肿瘤		6.7
		支气管和肺恶性肿瘤	6.7
区属三级医院	内分泌、营养和代谢疾病		4.5
		非胰岛素依赖型糖尿病	4.9
		糖尿病	4.4
		其他特指的糖尿病	3.2
区属二级医院	肿瘤		5.0
		支气管和肺恶性肿瘤	5.0
社区卫生服务中心(站)	循环系统疾病		7.1
		特发性高血压	5.4
		慢性缺血性心脏病	4.3
		脑血管病后遗症	3.9

如表3-61,女性在市级三级医院、区属三级医院和区属二级医院门急诊均因肿瘤就诊的年人均就诊次数最高,其中就诊次数最高的病种是乳房恶性肿瘤,以及支气管和肺恶性肿瘤;在社区卫生服务中心(站)门急诊因循环系统疾病(8.0次)就诊的年人均就诊次数最高,其中就诊次数最高的病种是特发性高血压(5.6次)、慢性缺血性心脏病(4.6次),以及脑血管病后遗症(4.0次)。

表3-61 女性在各医疗机构门急诊年人均就诊次数最高的就诊原因

医 疗 机 构	疾 病 分 类	病 种	年人均就诊次数(次)
市级三级医院	肿瘤		7.2
		乳房恶性肿瘤	8.0
		支气管和肺恶性肿瘤	6.4
区属三级医院	肿瘤		4.9
		乳房恶性肿瘤	5.2
		支气管和肺恶性肿瘤	4.4
区属二级医院	肿瘤		6.6
		乳房恶性肿瘤	6.8
		支气管和肺恶性肿瘤	6.1

续 表

医 疗 机 构	疾 病 分 类	病 种	年人均就诊次数(次)
社区卫生服务中心(站)	循环系统疾病		8.0
		特发性高血压	5.6
		慢性缺血性心脏病	4.6
		脑血管病后遗症	4.0

(四)不同年龄组人口在各医疗机构门急诊年人均就诊次数及次数最高的就诊原因

如图 3-16,儿童在市级三级医院门急诊年人均就诊次数是 4.7 次,区属三级医院是 3.5 次,区属二级医院是 3.8 次,社区卫生服务中心(站)是 2.6 次;青年在市级三级医院门急诊年人均就诊次数是 4.7 次,区属三级医院是 3.4 次,区属二级医院是 3.4 次,社区卫生服务中心(站)是 2.8 次;中年在市级三级医院门急诊年人均就诊次数是 5.4 次,区属三级医院是 4.4 次,区属二级医院是 4.5 次,社区卫生服务中心(站)是 6.4 次;年轻老年人在市级三级医院门急诊年人均就诊次数是 7.6 次,区属三级医院是 6.3 次,区属二级医院是 6.6 次,社区卫生服务中心(站)是 13.3 次;老年人在市级三级医院门急诊年人均就诊次数是 9.7 次,区属三级医院 8.5 次,区属二级医院是 9.3 次,社区卫生服务中心(站)是 21.2 次;长寿老人在市级三级医院门急诊年人均就诊次数是 9.7 次,区属三级医院是 8.9 次,区属二级医院是 9.7 次,社区卫生服务中心(站)是 19.7 次。

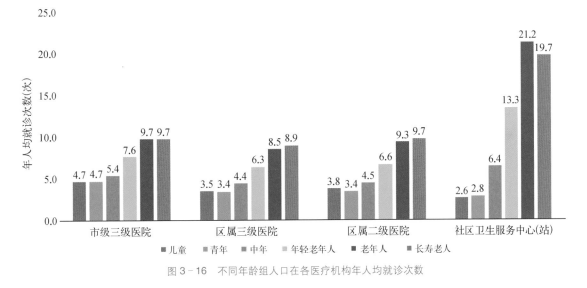

图 3-16　不同年龄组人口在各医疗机构年人均就诊次数

如表 3-62,儿童在市级三级医院、区属三级医院和区属二级医院门急诊均因呼吸系统疾病就诊的年人均就诊次数最高,其中就诊次数最高的病种集中于肺炎、哮喘等;在社区卫生服务中心(站)门急诊因精神和行为障碍(3.3 次)就诊的年人均就诊次数最高,其中就诊次数最高的病种是神经症性障碍(3.5 次)、抑郁发作(1.8 次),以及焦虑障碍(1.2 次)。

表 3-62 儿童在各医疗机构年人均就诊次数最高的就诊原因

医 疗 机 构	疾 病 分 类	病 种	年人均就诊次数(次)
市级三级医院	呼吸系统疾病		2.9
		肺炎	3.5
		慢性支气管炎	2.5
		哮喘	2.4
区属三级医院	呼吸系统疾病		2.8
		肺炎	3.0
		哮喘	2.6
		急性支气管炎	1.9
区属二级医院	呼吸系统疾病		3.4
		肺炎	2.9
		哮喘	2.5
		支气管炎	2.3
社区卫生服务中心(站)	精神和行为障碍		3.3
		神经症性障碍	3.5
		抑郁发作	1.8
		焦虑障碍	1.2

如表 3-63,青年在市级三级医院、区属三级医院和区属二级医院门急诊均因肿瘤就诊的年人均就诊次数最高,其中就诊次数最高的病种集中于乳房恶性肿瘤,以及支气管和肺恶性肿瘤;在社区卫生服务中心(站)门急诊因循环系统疾病(3.5 次)就诊的年人均就诊次数最高,其中就诊次数最高的病种是特发性高血压(3.8 次)、脑血管病后遗症(2.3 次),以及慢性缺血性心脏病(2.2 次)。

表 3-63 青年在各医疗机构年人均就诊次数最高的就诊原因

医 疗 机 构	疾 病 分 类	病 种	年人均就诊次数(次)
市级三级医院	肿瘤		6.2
		乳房恶性肿瘤	7.8
		支气管和肺恶性肿瘤	4.7
区属三级医院	肿瘤		3.4
		支气管和肺恶性肿瘤	4.1
		乳房恶性肿瘤	3.0
区属二级医院	肿瘤		4.8
		乳房恶性肿瘤	5.2
		支气管和肺恶性肿瘤	4.1
社区卫生服务中心(站)	循环系统疾病		3.5
		特发性高血压	3.8
		脑血管病后遗症	2.3
		慢性缺血性心脏病	2.2

　　如表 3-64,中年在市级三级医院、区属三级医院和区属二级医院门急诊均因肿瘤就诊的年人均就诊次数最高,其中就诊次数最高的病种集中于乳房恶性肿瘤,以及支气管和肺恶性肿瘤;在社区卫生服务中心(站)门急诊因循环系统疾病(5.1 次)就诊的年人均就诊次数最高,其中就诊次数最高的病种是特发性高血压(4.8 次)、脑血管病后遗症(2.9 次),以及慢性缺血性心脏病(2.9 次)。

表 3-64　中年在各医疗机构年人均就诊次数最高的就诊原因

医 疗 机 构	疾病分类	病　种	年人均就诊次数(次)
市级三级医院	肿瘤		6.6
		乳房恶性肿瘤	7.6
		支气管和肺恶性肿瘤	6.0
区属三级医院	肿瘤		4.6
		乳房恶性肿瘤	4.9
		支气管和肺恶性肿瘤	4.2
区属二级医院	肿瘤		5.8
		乳房恶性肿瘤	5.9
		支气管和肺恶性肿瘤	5.4
社区卫生服务中心(站)	循环系统疾病		5.1
		特发性高血压	4.8
		脑血管病后遗症	2.9
		慢性缺血性心脏病	2.9

　　如表 3-65,年轻老年人在市级三级医院、区属三级医院和区属二级医院门急诊均因肿瘤就诊的年人均就诊次数最高,其中就诊次数最高的病种集中于乳房恶性肿瘤,以及支气管和肺恶性肿瘤;在社区卫生服务中心(站)门急诊因循环系统疾病(7.5 次)就诊的年人均就诊次数最高,其中就诊次数最高的病种是特发性高血压(5.6 次)、慢性缺血性心脏病(4.2 次),以及脑血管病后遗症(3.7 次)。

表 3-65　年轻老年人在各医疗机构年人均就诊次数最高的就诊原因

医 疗 机 构	疾病分类	病　种	年人均就诊次数(次)
市级三级医院	肿瘤		7.5
		乳房恶性肿瘤	8.5
		支气管和肺恶性肿瘤	7.2
区属三级医院	肿瘤		4.9
		乳房恶性肿瘤	5.6
		支气管和肺恶性肿瘤	4.5
区属二级医院	肿瘤		6.5
		乳房恶性肿瘤	7.5
		支气管和肺恶性肿瘤	5.8
社区卫生服务中心(站)	循环系统疾病		7.5
		特发性高血压	5.6
		慢性缺血性心脏病	4.2
		脑血管病后遗症	3.7

如表3-66,老年人在市级三级医院和区属二级医院门急诊均因肿瘤就诊的年人均就诊次数最高,其中就诊次数最高的病种集中于乳房恶性肿瘤,以及支气管和肺恶性肿瘤;在区属三级医院门急诊因内分泌、营养和代谢疾病(5.1次)就诊的年人均就诊次数最高,其中就诊次数最高的病种是非胰岛素依赖型糖尿病(5.2次)、糖尿病(4.4次),以及其他特指的糖尿病(3.3次);在社区卫生服务中心(站)门急诊因循环系统疾病(10.3次)就诊的年人均就诊次数最高,其中就诊次数最高的病种是特发性高血压(6.1次)、慢性缺血性心脏病(5.5次),以及脑血管病后遗症(4.4次)。

表3-66 老年人在各医疗机构年人均就诊次数最高的就诊原因

医 疗 机 构	疾病分类	病 种	年人均就诊次数(次)
市级三级医院	肿瘤		6.8
		乳房恶性肿瘤	7.5
		支气管和肺恶性肿瘤	6.6
区属三级医院	内分泌、营养和代谢疾病		5.1
		非胰岛素依赖型糖尿病	5.2
		糖尿病	4.4
		其他特指的糖尿病	3.3
区属二级医院	肿瘤		5.8
		乳房恶性肿瘤	7.3
		支气管和肺恶性肿瘤	5.1
社区卫生服务中心(站)	循环系统疾病		10.3
		特发性高血压	6.1
		慢性缺血性心脏病	5.5
		脑血管病后遗症	4.4

如表3-67,长寿老人在市级三级医院、区属二级医院和社区卫生服务中心(站)门急诊均因循环系统疾病就诊的年人均就诊次数最高,其中就诊次数最高的病种集中于慢性缺血性心脏病、特发性高血压等;在区属三级医院门急诊因泌尿生殖系统疾病(5.1次)就诊的年人均就诊次数最高,其中就诊次数最高的病种是慢性肾病(5.9次)、前列腺增生(4.4次),以及肾衰竭(3.2次)。

表3-67 长寿老人在各医疗机构年人均就诊次数最高的就诊原因

医 疗 机 构	疾病分类	病 种	年人均就诊次数(次)
市级三级医院	循环系统疾病		4.9
		心房纤颤和扑动	4.0
		慢性缺血性心脏病	3.7
		特发性高血压	3.5
区属三级医院	泌尿生殖系统疾病		5.1
		慢性肾病	5.9
		前列腺增生	4.4
		肾衰竭	3.2

续　表

医 疗 机 构	疾 病 分 类	病　　种	年人均就诊次数(次)
区属二级医院	循环系统疾病		5.6
		慢性缺血性心脏病	4.1
		特发性高血压	4.0
		脑血管病后遗症	3.4
社区卫生服务中心(站)	循环系统疾病		9.7
		特发性高血压	5.5
		慢性缺血性心脏病	5.5
		脑血管病后遗症	4.0

第三节 门急诊费用 360°视图

一、门急诊费用占比及占比最高的就诊原因

(一) 总体概述

如表 3-68, 2019 年,门急诊就诊人口因循环系统疾病(18.7% [1])、消化系统疾病(11.9%),以及呼吸系统疾病(11.0%)就诊产生的费用占比最高。循环系统疾病产生的费用中,占比最高的病种是特发性高血压(8.7%)、慢性缺血性心脏病(4.4%),以及脑血管病(1.1%)。消化系统疾病产生的费用中,占比最高的病种是胃炎和十二指肠炎(2.5%)、牙面畸形(包括错颌)(1.4%),以及牙髓和根尖周组织疾病(0.8%)。呼吸系统疾病产生的费用中,占比最高的病种是急性上呼吸道感染(2.3%)、呼吸性疾患(1.6%),以及急性支气管炎(1.1%)。

表 3-68 门急诊费用占比最高的就诊原因

顺 位	疾病分类	病 种	费用占比(%)
1	循环系统疾病		18.7
		特发性高血压	8.7
		慢性缺血性心脏病	4.4
		脑血管病	1.1
2	消化系统疾病		11.9
		胃炎和十二指肠炎	2.5
		牙面畸形(包括错颌)	1.4
		牙髓和根尖周组织疾病	0.8
3	呼吸系统疾病		11.0
		急性上呼吸道感染	2.3
		呼吸性疾患	1.6
		急性支气管炎	1.1

(二) 不同支付方式人口门急诊费用占比及占比最高的就诊原因

门急诊就诊人口产生的总费用中,医保支付人口占比 79.7%,非医保支付人口占比 20.3%。

由表 3-69,医保支付人口因循环系统疾病(21.3%)、呼吸系统疾病(11.7%),以及消化

---

[1] 计算方式:循环系统疾病的门急诊费用/门急诊总费用,下同。

系统疾病(11.3%)就诊产生的费用占比最高。循环系统疾病产生的费用中,费用占比最高的病种是特发性高血压(10.0%)、慢性缺血性心脏病(5.1%),以及脑血管病(1.3%)。呼吸系统疾病产生的费用中,费用占比最高的病种是急性上呼吸道感染(2.6%)、呼吸性疾患(1.6%),以及急性支气管炎(1.2%)。消化系统疾病产生的费用中,费用占比最高的病种是胃炎和十二指肠炎(2.7%)、牙髓和根尖周组织疾病(0.8%),以及龈炎和牙周疾病(0.8%)。

表 3-69　医保支付人口门急诊费用占比最高的就诊原因

顺　位	疾病分类	病　种	费用占比(%)
1	循环系统疾病		21.3
		特发性高血压	10.0
		慢性缺血性心脏病	5.1
		脑血管病	1.3
2	呼吸系统疾病		11.7
		急性上呼吸道感染	2.6
		呼吸性疾患	1.6
		急性支气管炎	1.2
3	消化系统疾病		11.3
		胃炎和十二指肠炎	2.7
		牙髓和根尖周组织疾病	0.8
		龈炎和牙周疾病	0.8

由表 3-70,非医保支付人口因消化系统疾病(14.9%)、泌尿生殖系统疾病(14.8%),以及肿瘤(9.3%)就诊产生的费用占比最高。消化系统疾病产生的费用中,费用占比最高的病种是牙面畸形(包括错颌)(5.1%)、胃炎和十二指肠炎(1.9%),以及牙发育和出牙疾患(0.9%)。泌尿生殖系统疾病产生的费用中,费用占比最高的病种是女性不孕症(6.3%),月经过多、频繁和不规则(1.1%),以及泌尿系统的其他疾患(0.7%)。肿瘤产生的费用中,费用占比最高的病种是支气管和肺恶性肿瘤(2.4%)、黑素细胞痣(0.8%),以及乳房恶性肿瘤(0.7%)。

表 3-70　非医保支付人口门急诊费用占比最高的就诊原因

顺　位	疾病分类	病　种	费用占比(%)
1	消化系统疾病		14.9
		牙面畸形(包括错颌)	5.1
		胃炎和十二指肠炎	1.9
		牙发育和出牙疾患	0.9
2	泌尿生殖系统疾病		14.8
		女性不孕症	6.3
		月经过多、频繁和不规则	1.1
		泌尿系统的其他疾患	0.7
3	肿瘤		9.3
		支气管和肺恶性肿瘤	2.4
		黑素细胞痣	0.8
		乳房恶性肿瘤	0.7

（三）不同性别人口门急诊费用占比及占比最高的就诊原因

如表3-71，门急诊就诊人口产生的总费用中，男性占比41.9%，女性占比58.1%，性别比是0.72。医保支付人口产生的费用中，男性占比42.8%，女性占比57.2%，性别比是0.75；非医保支付人口产生的费用中，男性占比38.1%，女性占比61.9%，性别比是0.62。

表3-71 不同性别人口门急诊费用占比

性 别	支 付 方 式		合 计
	医 保 支 付	非医保支付	
男性(%)	42.8	38.1	41.9
女性(%)	57.2	61.9	58.1
男女性别比	0.75	0.62	0.72

由表3-72，男性因循环系统疾病(20.0%)、消化系统疾病(12.3%)，以及呼吸系统疾病(12.2%)就诊产生的费用占比最高。循环系统疾病产生的费用中，费用占比最高的病种是特发性高血压(9.8%)、慢性缺血性心脏病(4.4%)，以及脑梗死(1.2%)。消化系统疾病产生的费用中，费用占比最高的病种是胃炎和十二指肠炎(2.5%)、牙面畸形(包括错颌)(1.3%)，以及龈炎和牙周疾病(0.8%)。呼吸系统疾病产生的费用中，费用占比最高的病种是急性上呼吸道感染(2.4%)、呼吸性疾患(1.8%)，以及急性支气管炎(1.1%)。

表3-72 男性门急诊费用占比最高的就诊原因

顺 位	疾病分类	病 种	费用占比(%)
1	循环系统疾病		20.0
		特发性高血压	9.8
		慢性缺血性心脏病	4.4
		脑梗死	1.2
2	消化系统疾病		12.3
		胃炎和十二指肠炎	2.5
		牙面畸形(包括错颌)	1.3
		龈炎和牙周疾病	0.8
3	呼吸系统疾病		12.2
		急性上呼吸道感染	2.4
		呼吸性疾患	1.8
		急性支气管炎	1.1

由表3-73，女性因循环系统疾病(17.8%)、消化系统疾病(11.6%)，以及呼吸系统疾病(10.2%)就诊产生的费用占比最高。循环系统疾病产生的费用中，费用占比最高的病种是特发性高血压(7.9%)、慢性缺血性心脏病(4.4%)，以及脑血管病(1.2%)。消化系统疾病产生的费用中，费用占比最高的病种是胃炎和十二指肠炎(2.6%)、牙面畸形(包括错颌)(1.5%)，以及牙髓和根尖周组织疾病(0.8%)。呼吸系统疾病产生的费用中，费用占比最高的病种是急性上呼吸道感染(2.3%)、呼吸性疾患(1.4%)，以及急性支气管炎(1.1%)。

表3-73 女性门急诊费用占比最高的就诊原因

顺 位	疾 病 分 类	病 种	费用占比(%)
1	循环系统疾病		17.8
		特发性高血压	7.9
		慢性缺血性心脏病	4.4
		脑血管病	1.2
2	消化系统疾病		11.6
		胃炎和十二指肠炎	2.6
		牙面畸形(包括错颌)	1.5
		牙髓和根尖周组织疾病	0.8
3	呼吸系统疾病		10.2
		急性上呼吸道感染	2.3
		呼吸性疾患	1.4
		急性支气管炎	1.1

(四) 不同年龄人口门急诊费用占比及占比最高的病种

如图3-17,从门急诊费用占比随年龄段变化来看,分别在30~34岁(6.4%)和65~69岁(12.9%)出现2个波峰。

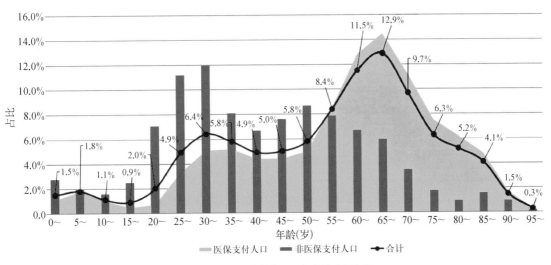

图3-17 不同年龄段人口门急诊费用占比

由表3-74,门急诊就诊人口产生的总费用中,年轻老年人占比最高,为34.1%。医保支付人口产生的门急诊费用中,年轻老年人占比最高,为38.5%;非医保支付人口产生的门急诊费用中,青年占比最高,为47.6%。

由表3-75,儿童因呼吸系统疾病(44.4%)、消化系统疾病(9.2%),以及实验室异常(7.1%)就诊产生的费用占比最高。呼吸系统疾病产生的费用中,费用占比最高的病种是急性上呼吸道感染(9.6%)、呼吸性疾患(5.6%),以及支气管炎(5.5%)。消化系统疾病产生的费用中,费用占比最高的病种是牙面畸形(包括错颌)(3.0%)、龋(牙)(1.2%),以及非感染性胃肠炎和结肠炎(1.0%)。实验室异常产生的费用中,费用占比最高的就诊病种是咳嗽(1.4%)、腹部和盆腔痛(1.2%),以及未达到预期正常生理发育水平(0.8%)。

表3-74 不同年龄组人口门急诊费用占比(%)

年龄组	支付方式		合计
	医保支付	非医保支付	
儿童	3.9	6.4	4.4
青年	19.2	47.6	24.9
中年	17.9	24.2	19.2
年轻老年人	38.5	16.2	34.1
老年人	18.5	4.4	15.6
长寿老人	2.0	1.2	1.8

表3-75 儿童门急诊费用占比最高的就诊原因

顺位	疾病分类	病种	费用占比(%)
1	呼吸系统疾病		44.4
		急性上呼吸道感染	9.6
		呼吸性疾患	5.6
		支气管炎	5.5
2	消化系统疾病		9.2
		牙面畸形(包括错颌)	3.0
		龋(牙)	1.2
		非感染性胃肠炎和结肠炎	1.0
3	实验室异常		7.1
		咳嗽	1.4
		腹部和盆腔痛	1.2
		未达到预期正常生理发育水平	0.8

由表3-76,青年因消化系统疾病(16.6%)、泌尿生殖系统疾病(16.1%),以及呼吸系统疾病(10.7%)就诊产生的费用占比最高。消化系统疾病产生的费用中,费用占比最高的病种是牙面畸形(包括错颌)(3.4%)、胃炎和十二指肠炎(2.2%),以及埋伏牙和阻生牙(1.6%)。泌尿生殖系统疾病产生的费用中,费用占比最高的病种是女性不孕症(4.9%),月经过多、频繁和不规则(2.1%),以及泌尿系统的其他疾患(0.8%)。呼吸系统疾病产生的费用中,费用占比最高的病种是急性上呼吸道感染(2.8%)、呼吸性疾患(1.8%),以及急性支气管炎(1.0%)。

表3-76 青年门急诊费用占比最高的就诊原因

顺位	疾病分类	病种	费用占比(%)
1	消化系统疾病		16.6
		牙面畸形(包括错颌)	3.4
		胃炎和十二指肠炎	2.2
		埋伏牙和阻生牙	1.6

续 表

顺　位	疾病分类	病　种	费用占比(%)
2	泌尿生殖系统疾病		16.1
		女性不孕症	4.9
		月经过多、频繁和不规则	2.1
		泌尿系统的其他疾患	0.8
3	呼吸系统疾病		10.7
		急性上呼吸道感染	2.8
		呼吸性疾患	1.8
		急性支气管炎	1.0

由表 3-77,中年人因循环系统疾病(14.3%)、消化系统疾病(14.2%),以及实验室异常(9.1%)就诊产生的费用占比最高。循环系统疾病产生的费用中,费用占比最高的病种是特发性高血压(8.8%)、慢性缺血性心脏病(2.1%),以脑血管病(0.7%)。消化系统疾病产生的费用中,费用占比最高的病种是胃炎和十二指肠炎(3.4%)、牙面畸形(包括错颌)(1.4%),以及牙髓和根尖周组织疾病(1.0%)。实验室异常产生的费用中,费用占比最高的就诊病种是腹部和盆腔痛(1.5%)、头晕和眩晕(1.1%),以及肺诊断性影像检查的异常所见(0.9%)。

表 3-77　中年门急诊费用占比最高的就诊原因

顺　位	疾病分类	病　种	费用占比(%)
1	循环系统疾病		14.3
		特发性高血压	8.8
		慢性缺血性心脏病	2.1
		脑血管病	0.7
2	消化系统疾病		14.2
		胃炎和十二指肠炎	3.4
		牙面畸形(包括错颌)	1.4
		牙髓和根尖周组织疾病	1.0
3	实验室异常		9.1
		腹部和盆腔痛	1.5
		头晕和眩晕	1.1
		肺诊断性影像检查的异常所见	0.9

由表 3-78,年轻老年人因循环系统疾病(24.8%),内分泌、营养和代谢疾病(10.6%),以及消化系统疾病(10.4%)就诊产生的费用占比最高。循环系统疾病产生的费用中,费用占比最高的病种是特发性高血压(11.8%)、慢性缺血性心脏病(6.0%),以及脑血管病(1.6%)。内分泌、营养和代谢疾病产生的费用中,费用占比最高的病种是糖尿病(4.0%)、非胰岛素依赖型糖尿病(2.8%),以及脂蛋白代谢紊乱和其他脂血症(2.2%)。消化系统疾病产生的费用中,费用占比最高的病种是胃炎和十二指肠炎(2.8%)、牙髓和根尖周组织疾病(0.7%),以及功能性肠疾患(0.7%)。

表3－78　年轻老年人门急诊费用占比最高的就诊原因

顺　位	疾病分类	病　种	费用占比（%）
1	循环系统疾病		24.8
		特发性高血压	11.8
		慢性缺血性心脏病	6.0
		脑血管病	1.6
2	内分泌、营养和代谢疾病		10.6
		糖尿病	4.0
		非胰岛素依赖型糖尿病	2.8
		脂蛋白代谢紊乱和其他脂血症	2.2
3	消化系统疾病		10.4
		胃炎和十二指肠炎	2.8
		牙髓和根尖周组织疾病	0.7
		功能性肠疾患	0.7

由表3－79,老年人因循环系统疾病(32.6%)、呼吸系统疾病(9.5%),以及内分泌、营养和代谢疾病(8.7%)就诊产生的费用占比最高。循环系统疾病产生的费用中,费用占比最高的病种是特发性高血压(12.4%)、慢性缺血性心脏病(9.2%),以及脑血管病后遗症(2.5%)。呼吸系统疾病产生的费用中,费用占比最高的病种是急性上呼吸道感染(1.6%)、呼吸性疾患(1.5%),以及慢性阻塞性肺病(1.2%)。内分泌、营养和代谢疾病产生的费用中,费用占比最高的病种是糖尿病(3.4%)、非胰岛素依赖型糖尿病(2.5%),以及脂蛋白代谢紊乱和其他脂血症(1.8%)。

表3－79　老年人门急诊费用占比最高的就诊原因

顺　位	疾病分类	病　种	费用占比（%）
1	循环系统疾病		32.6
		特发性高血压	12.4
		慢性缺血性心脏病	9.2
		脑血管病后遗症	2.5
2	呼吸系统疾病		9.5
		急性上呼吸道感染	1.6
		呼吸性疾患	1.5
		慢性阻塞性肺病	1.2
3	内分泌、营养和代谢疾病		8.7
		糖尿病	3.4
		非胰岛素依赖型糖尿病	2.5
		脂蛋白代谢紊乱和其他脂血症	1.8

由表3－80,长寿老人因循环系统疾病(33.4%)、呼吸系统疾病(13.3%),以及肌肉骨骼系统和结缔组织疾病(7.7%)就诊产生的费用占比最高。循环系统疾病产生的费用中,费用占比最高的病种是特发性高血压(11.7%)、慢性缺血性心脏病(10.7%),以及脑梗死

（2.4%）。呼吸系统疾病产生的费用中,费用占比最高的病种是呼吸性疾患(3.3%)、急性上呼吸道感染(1.8%),以及慢性支气管炎(1.5%)。肌肉骨骼系统和结缔组织疾病产生的费用中,费用占比最高的病种是关节炎(2.2%)、骨质疏松不伴有病理性骨折(1.6%),以及背痛(0.7%)。

表 3-80　长寿老人门急诊费用占比最高的就诊原因

顺　位	疾病分类	病　种	费用占比(%)
1	循环系统疾病		33.4
		特发性高血压	11.7
		慢性缺血性心脏病	10.7
		脑梗死	2.4
2	呼吸系统疾病		13.3
		呼吸性疾患	3.3
		急性上呼吸道感染	1.8
		慢性支气管炎	1.5
3	肌肉骨骼系统和结缔组织疾病		7.7
		关节炎	2.2
		骨质疏松不伴有病理性骨折	1.6
		背痛	0.7

（五）就诊人口在各医疗机构门急诊费用占比及占比最高的就诊原因

就诊人口在各医疗机构门急诊总费用中,在市级三级医院门急诊费用占比 47.7%,区属三级医院 7.5%,区属二级医院 22.1%,社区卫生服务中心(站)22.7%。

由表 3-81,就诊人口在市级三级医院门急诊因消化系统疾病(13.2%)、肿瘤(12.6%),以及泌尿生殖系统疾病(11.7%)就诊产生的费用占比最高。消化系统疾病产生的费用中,费用占比最高的病种是牙面畸形(包括错颌)(2.6%)、胃炎和十二指肠炎(2.1%),以及肝的其他疾病(0.8%)。肿瘤产生的费用中,费用占比最高的病种是支气管和肺恶性肿瘤(3.4%)、乳房恶性肿瘤(1.6%),以及前列腺恶性肿瘤(0.9%)。泌尿生殖系统疾病产生的费用中,费用占比最高的病种是女性不孕症(2.9%)、肾衰竭(1.3%),以及慢性肾病(1.1%)。

表 3-81　就诊人口在市级三级医院门急诊费用占比最高的就诊原因

顺　位	疾病分类	病　种	费用占比(%)
1	消化系统疾病		13.2
		牙面畸形(包括错颌)	2.6
		胃炎和十二指肠炎	2.1
		肝的其他疾病	0.8
2	肿瘤		12.6
		支气管和肺恶性肿瘤	3.4
		乳房恶性肿瘤	1.6
		前列腺恶性肿瘤	0.9

续　表

顺　位	疾病分类	病　种	费用占比(%)
3	泌尿生殖系统疾病		11.7
		女性不孕症	2.9
		肾衰竭	1.3
		慢性肾病	1.1

由表3-82,就诊人口在区属三级医院门急诊因循环系统疾病(14.2%)、呼吸系统疾病(14.2%),以及消化系统疾病(11.0%)就诊产生的费用占比最高。循环系统疾病产生的费用中,费用占比最高的病种是特发性高血压(5.8%)、慢性缺血性心脏病(3.0%),以及脑梗死(1.6%)。呼吸系统疾病产生的费用中,费用占比最高的病种是呼吸性疾患(2.5%)、急性上呼吸道感染(2.5%),以及流行性感冒(1.7%)。消化系统疾病产生的费用中,费用占比最高的病种是胃炎和十二指肠炎(3.5%)、非感染性胃肠炎和结肠炎(1.0%),以及肝的其他疾病(0.8%)。

表3-82　就诊人口在区属三级医院门急诊费用占比最高的就诊原因

顺　位	疾病分类	病　种	费用占比(%)
1	循环系统疾病		14.2
		特发性高血压	5.8
		慢性缺血性心脏病	3.0
		脑梗死	1.6
2	呼吸系统疾病		14.2
		呼吸性疾患	2.5
		急性上呼吸道感染	2.5
		流行性感冒	1.7
3	消化系统疾病		11.0
		胃炎和十二指肠炎	3.5
		非感染性胃肠炎和结肠炎	1.0
		肝的其他疾病	0.8

由表3-83,就诊人口在区属二级医院门急诊因消化系统疾病(15.0%)、呼吸系统疾病(14.0%),以及循环系统疾病(13.1%)就诊产生的费用占比最高。消化系统疾病产生的费用中,费用占比最高的病种是胃炎和十二指肠炎(3.0%)、牙髓和根尖周组织疾病(1.5%),以及牙面畸形(包括错颌)(1.3%)。呼吸系统疾病产生的费用中,费用占比最高的病种是急性上呼吸道感染(2.5%)、呼吸性疾患(2.3%),以及急性支气管炎(1.5%)。循环系统疾病产生的费用中,费用占比最高的病种是特发性高血压(5.8%)、慢性缺血性心脏病(2.4%),以及脑梗死(1.3%)。

表 3 - 83　就诊人口在区属二级医院门急诊费用占比最高的就诊原因

顺　位	疾 病 分 类	病　　种	费用占比(%)
1	消化系统疾病		15.0
		胃炎和十二指肠炎	3.0
		牙髓和根尖周组织疾病	1.5
		牙面畸形(包括错颌)	1.3
2	呼吸系统疾病		14.0
		急性上呼吸道感染	2.5
		呼吸性疾患	2.3
		急性支气管炎	1.5
3	循环系统疾病		13.1
		特发性高血压	5.8
		慢性缺血性心脏病	2.4
		脑梗死	1.3

　　由表 3 - 84,就诊人口在社区卫生服务中心(站)门急诊因循环系统疾病(39.3%),内分泌、营养和代谢疾病(12.2%),以及呼吸系统疾病(11.1%)就诊产生的费用占比最高。循环系统疾病产生的费用中,费用占比最高的病种是特发性高血压(19.9%)、慢性缺血性心脏病(10.6%),以及脑血管病后遗症(2.9%)。内分泌、营养和代谢疾病产生的费用中,费用占比最高的病种是糖尿病(4.5%)、非胰岛素依赖型糖尿病(3.3%),以及脂蛋白代谢紊乱和其他脂血症(3.3%)。呼吸系统疾病产生的费用中,费用占比最高的病种是急性上呼吸道感染(3.6%)、急性支气管炎(1.7%),以及支气管炎(1.3%)。

表 3 - 84　就诊人口在社区卫生服务中心(站)门急诊费用占比最高的就诊原因

顺　位	疾 病 分 类	病　　种	费用占比(%)
1	循环系统疾病		39.3
		特发性高血压	19.9
		慢性缺血性心脏病	10.6
		脑血管病后遗症	2.9
2	内分泌、营养和代谢疾病		12.2
		糖尿病	4.5
		非胰岛素依赖型糖尿病	3.3
		脂蛋白代谢紊乱和其他脂血症	3.3
3	呼吸系统疾病		11.1
		急性上呼吸道感染	3.6
		急性支气管炎	1.7
		支气管炎	1.3

　　1. 不同支付方式人口差异

　　如图 3 - 18,医保支付人口门急诊就诊费用中,在市级三级医院就诊的占比 41.4%,区属三级医院 7.9%,区属二级医院 23.0%,社区卫生服务中心(站)27.7%;非医保支付人口门急诊就诊费用中,在市级三级医院就诊的占比 72.4%,区属三级医院 5.8%,区属二级医院 18.8%,社区卫生服务中心(站)3.0%。

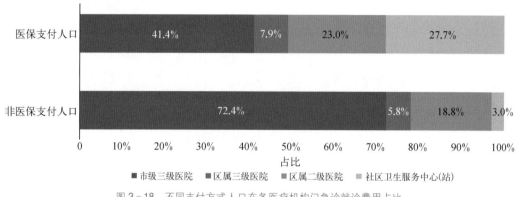

图 3-18　不同支付方式人口在各医疗机构门急诊就诊费用占比

如表 3-85,医保支付人口在市级三级医院门急诊因消化系统疾病(12.5%)就诊产生的费用占比最高,其中费用占比最高的病种是胃炎和十二指肠炎(2.4%)、牙面畸形(包括错颌)(0.9%),以及肝的其他疾病(0.9%);在区属三级医院和社区卫生服务中心(站)门急诊内均因循环系统疾病就诊产生的费用占比最高,其中费用占比最高的病种集中于特发性高血压、慢性缺血性心脏病等;在区属二级医院门急诊因呼吸系统疾病(14.8%)就诊产生的费用占比最高,其中费用占比最高的病种是急性上呼吸道感染(2.6%)、呼吸性疾患(2.4%),以及急性支气管炎(1.6%)。

表 3-85　医保支付人口在各医疗机构门急诊就诊费用占比最高的就诊原因

就诊机构	疾病分类	病 种	费用占比(%)
市级三级医院	消化系统疾病		12.5
		胃炎和十二指肠炎	2.4
		牙面畸形(包括错颌)	0.9
		肝的其他疾病	0.9
区属三级医院	循环系统疾病		15.3
		特发性高血压	6.3
		慢性缺血性心脏病	3.3
		脑梗死	1.8
区属二级医院	呼吸系统疾病		14.8
		急性上呼吸道感染	2.6
		呼吸性疾患	2.4
		急性支气管炎	1.6
社区卫生服务中心(站)	循环系统疾病		39.6
		特发性高血压	20.0
		慢性缺血性心脏病	10.7
		脑血管病后遗症	2.9

如表 3-86,非医保支付人口在市级三级医院门急诊因泌尿生殖系统疾病(17.4%)就诊

产生的费用占比最高,其中费用占比最高的病种是女性不孕症(9.0%),月经过多、频繁和不规则(1.0%),以及男性不育症(0.8%);在区属三级医院内因肌肉骨骼系统和结缔组织疾病(12.8%)就诊产生的费用占比最高,其中费用占比最高的病种是风湿性关节炎(4.4%)、关节炎(1.3%),以及关节疾患(1.2%);在区属二级医院门急诊因消化系统疾病(16.0%)就诊产生的费用占比最高,其中费用占比最高的病种是胃炎和十二指肠炎(3.0%)、牙面畸形(包括错颌)(2.1%),以及牙发育和出牙疾患(1.6%);在社区卫生服务中心(站)门急诊因循环系统疾病(23.6%)就诊产生的费用占比最高,其中费用占比最高的病种是特发性高血压(12.3%)、慢性缺血性心脏病(6.4%),以及脑血管病(1.4%)。

表3-86 非医保支付人口在各医疗机构门急诊就诊费用占比最高的就诊原因

就诊机构	疾病分类	病种	费用占比(%)
市级三级医院	泌尿生殖系统疾病		17.4
		女性不孕症	9.0
		月经过多、频繁和不规则	1.0
		男性不育症	0.8
区属三级医院	肌肉骨骼系统和结缔组织疾病		12.8
		风湿性关节炎	4.4
		关节炎	1.3
		关节疾患	1.2
区属二级医院	消化系统疾病		16.0
		胃炎和十二指肠炎	3.0
		牙面畸形(包括错颌)	2.1
		牙发育和出牙疾患	1.6
社区卫生服务中心(站)	循环系统疾病		23.6
		特发性高血压	12.3
		慢性缺血性心脏病	6.4
		脑血管病	1.4

2. 不同性别人口差异

如图3-19,男性门急诊就诊费用中,在市级三级医院就诊的占比47.9%,区属三级医院

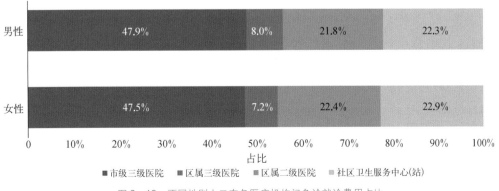

图3-19 不同性别人口在各医疗机构门急诊就诊费用占比

占比 8.0%,区属二级医院占比 21.8%,社区卫生服务中心(站)占比 22.3%;女性就诊费用中,在市级三级医院就诊的占比 47.5%,区属三级医院占比 7.2%,区属二级医院占比 22.4%,社区卫生服务中心(站)占比 22.9%。

如表 3-87,男性在市级三级医院门急诊因肿瘤(13.9%)就诊产生的费用占比最高,其中费用占比最高的病种是支气管和肺恶性肿瘤(3.9%)、前列腺恶性肿瘤(2.2%),以及胃恶性肿瘤(0.7%);在区属三级医院和社区卫生服务中心(站)门急诊均因循环系统疾病就诊产生的费用占比最高,其中费用占比最高的病种集中于特发性高血压、慢性缺血性心脏病等;在区属二级医院门急诊因呼吸系统疾病(15.6%)就诊产生的费用占比最高,其中费用占比最高的病种是急性上呼吸道感染(2.7%)、呼吸性疾患(2.6%),以及急性支气管炎(1.6%)。

表 3-87 男性在各医疗机构门急诊就诊费用占比最高的就诊原因

就诊机构	疾病分类	病 种	费用占比(%)
市级三级医院	肿瘤		13.9
		支气管和肺恶性肿瘤	3.9
		前列腺恶性肿瘤	2.2
		胃恶性肿瘤	0.7
区属三级医院	循环系统疾病		15.7
		特发性高血压	6.6
		慢性缺血性心脏病	3.3
		脑梗死	1.7
区属二级医院	呼吸系统疾病		15.6
		急性上呼吸道感染	2.7
		呼吸性疾患	2.6
		急性支气管炎	1.6
社区卫生服务中心(站)	循环系统疾病		40.2
		特发性高血压	22.1
		慢性缺血性心脏病	9.9
		脑血管病后遗症	2.8

如表 3-88,女性在市级三级医院门急诊因泌尿生殖系统疾病(14.3%)就诊产生的费用占比最高,其中费用占比最高的病种是女性不孕症(5.0%),月经过多、频繁和不规则(1.5%),以及肾衰竭(0.9%);在区属三级医院门急诊因呼吸系统疾病(13.6%)就诊产生的费用占比最高,其中费用占比最高的病种是急性上呼吸道感染(2.5%)、呼吸性疾患(2.4%),以及流行性感冒(1.9%);在区属二级医院门急诊因消化系统疾病(14.7%)就诊产生的费用占比最高,其中费用占比最高的病种是胃炎和十二指肠炎(3.0%)、牙髓和根尖周组织疾病(1.6%),以及牙面畸形(包括错颌)(1.4%);社区卫生服务中心(站)门急诊因循环系统疾病(38.7%)就诊产生的费用占比最高,其中费用占比最高的病种是特发性高血压(18.3%)、慢性缺血性心脏病(11.1%),以及脑血管病后遗症(2.9%)。

表 3 - 88　女性在各医疗机构门急诊就诊费用占比最高的就诊原因

就 诊 机 构	疾 病 分 类	病　　　种	费用占比(%)
市级三级医院	泌尿生殖系统疾病		14.3
		女性不孕症	5.0
		月经过多、频繁和不规则	1.5
		肾衰竭	0.9
区属三级医院	呼吸系统疾病		13.6
		急性上呼吸道感染	2.5
		呼吸性疾患	2.4
		流行性感冒	1.9
区属二级医院	消化系统疾病		14.7
		胃炎和十二指肠炎	3.0
		牙髓和根尖周组织疾病	1.6
		牙面畸形(包括错颌)	1.4
社区卫生服务中心(站)	循环系统疾病		38.7
		特发性高血压	18.3
		慢性缺血性心脏病	11.1
		脑血管病后遗症	2.9

3. 不同年龄组人口差异

如图 3 - 20,儿童门急诊就诊费用中,在市级三级医院就诊的占比 63.7%,区属三级医院占比 7.6%,区属二级医院占比 22.3%,社区卫生服务中心(站)占比 6.4%;青年门急诊就诊费用中,在市级三级医院就诊的占比 62.2%,区属三级医院占比 7.5%,区属二级医院占比 26.4%,社区卫生服务中心(站)占比 3.9%;中年门急诊就诊费用中,在市级三级医院就诊的占比 53.8%,区属三级医院占比 8.8%,区属二级医院占比 23.3%,社区卫生服务中心(站)占比 14.1%;年轻老年人门急诊就诊费用中,在市级三级医院就诊的占比 40.9%,区属三级医院占比 7.0%,区属二级医院占比 19.5%,社区卫生服务中心(站)占比 32.6%;老年人门急诊就诊费用中,在市级三级医院就诊的占比 29.7%,区属三级医院占比 7.3%,区属二级医院占比

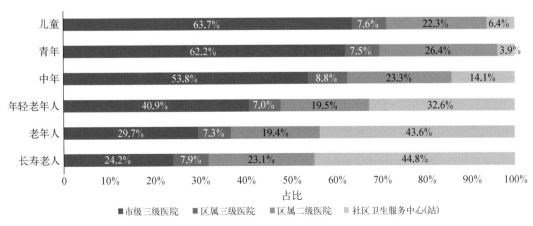

图 3 - 20　不同年龄组人口在各医疗机构门急诊就诊费用占比

19.4%,社区卫生服务中心(站)占比43.6%;长寿老人门急诊就诊费用中,在市级三级医院就诊的占比24.2%,区属三级医院占比7.9%,区属二级医院占比23.1%,社区卫生服务中心(站)占比44.8%。

如表3-89,儿童在各医疗机构门急诊均因呼吸系统疾病就诊产生的费用占比最高,其中费用占比最高的病种集中于急性上呼吸道感染、急性支气管炎等。

表3-89 儿童在各医疗机构门急诊就诊费用占比最高的就诊原因

就诊机构	疾病分类	病 种	费用占比(%)
市级三级医院	呼吸系统疾病		31.3
		急性上呼吸道感染	6.6
		呼吸性疾患	5.0
		肺炎	3.7
区属三级医院	呼吸系统疾病		61.4
		急性上呼吸道感染	17.1
		急性支气管炎	7.8
		急性扁桃体炎	7.7
区属二级医院	呼吸系统疾病		65.8
		急性上呼吸道感染	13.0
		急性支气管炎	9.2
		支气管炎	9.1
社区卫生服务中心(站)	呼吸系统疾病		44.2
		急性上呼吸道感染	11.8
		急性支气管炎	8.6
		支气管炎	4.5

如表3-90,青年在市级三级医院门急诊因泌尿生殖系统疾病(20.3%)就诊产生的费用占比最高,其中费用占比最高的病种是女性不孕症(8.5%),月经过多、频繁和不规则(2.3%),以及男性不育症(0.9%);在区属三级医院和社区卫生服务中心(站)门急诊均因呼吸系统疾病就诊产生的费用占比最高,其中费用占比最高的病种集中于急性上呼吸道感染、急性支气管炎等;在区属二级医院门急诊因消化系统疾病(18.8%)就诊产生的费用占比最高,其中费用占比最高的病种是胃炎和十二指肠炎(2.7%)、牙面畸形(包括错颌)(2.3%),以及牙髓和根尖周组织疾病(2.2%)。

表3-90 青年在各医疗机构门急诊就诊费用占比最高的就诊原因

就诊机构	疾病分类	病 种	费用占比(%)
市级三级医院	泌尿生殖系统疾病		20.3
		女性不孕症	8.5
		月经过多、频繁和不规则	2.3
		男性不育症	0.9

续　表

就诊机构	疾病分类	病　种	费用占比(%)
区属三级医院	呼吸系统疾病		15.3
		急性上呼吸道感染	3.8
		呼吸性疾患	2.8
		急性支气管炎	1.9
区属二级医院	消化系统疾病		18.8
		胃炎和十二指肠炎	2.7
		牙面畸形(包括错颌)	2.3
		牙髓和根尖周组织疾病	2.2
社区卫生服务中心(站)	呼吸系统疾病		26.4
		急性上呼吸道感染	10.6
		急性支气管炎	4.3
		急性咽炎	3.5

如表3-91,中年在市级三级医院门急诊因肿瘤(15.6%)就诊产生的费用占比最高,其中费用占比最高的病种是支气管和肺恶性肿瘤(4.2%)、乳房恶性肿瘤(2.8%),以及宫颈恶性肿瘤(0.5%);在区属三级医院和区属二级医院门急诊均因消化系统疾病就诊产生的费用占比最高,其中费用占比最高的病种集中于胃炎和十二指肠炎等;在社区卫生服务中心(站)门急诊因循环系统疾病(35.2%)就诊产生的费用占比最高,其中费用占比最高的病种是特发性高血压(24.7%)、慢性缺血性心脏病(5.7%),以及脑血管病(1.6%)。

表3-91　中年在各医疗机构门急诊就诊费用占比最高的就诊原因

就诊机构	疾病分类	病　种	费用占比(%)
市级三级医院	肿瘤		15.6
		支气管和肺恶性肿瘤	4.2
		乳房恶性肿瘤	2.8
		宫颈恶性肿瘤	0.5
区属三级医院	消化系统疾病		12.6
		胃炎和十二指肠炎	4.5
		肝的其他疾病	0.9
		非感染性胃肠炎和结肠炎	0.9
区属二级医院	消化系统疾病		16.9
		胃炎和十二指肠炎	4.0
		牙髓和根尖周组织疾病	1.7
		牙齿及支持结构的其他疾患	1.4
社区卫生服务中心(站)	循环系统疾病		35.2
		特发性高血压	24.7
		慢性缺血性心脏病	5.7
		脑血管病	1.6

如表 3-92,年轻老年人在市级三级医院门急诊因肿瘤(19.3%)就诊产生的费用占比最高,其中费用占比最高的病种是支气管和肺恶性肿瘤(6.5)、乳房恶性肿瘤(2.3%),以及前列腺恶性肿瘤(1.4%);在区属三级医院、区属二级医院和社区卫生服务中心(站)门急诊均因循环系统疾病就诊产生的费用占比最高,其中费用占比最高的病种是特发性高血压、慢性缺血性心脏病,以及脑梗死等。

表 3-92　年轻老年人在各医疗机构门急诊就诊费用占比最高的就诊原因

就诊机构	疾病分类	病　种	费用占比(%)
市级三级医院	肿瘤		19.3
		支气管和肺恶性肿瘤	6.5
		乳房恶性肿瘤	2.3
		前列腺恶性肿瘤	1.4
区属三级医院	循环系统疾病		18.5
		特发性高血压	7.3
		慢性缺血性心脏病	4.1
		脑梗死	2.4
区属二级医院	循环系统疾病		18.0
		特发性高血压	7.9
		慢性缺血性心脏病	3.4
		脑梗死	1.9
社区卫生服务中心(站)	循环系统疾病		33.9
		特发性高血压	21.0
		慢性缺血性心脏病	10.5
		脑血管病后遗症	2.6

如表 3-93,老年人在各医疗机构门急诊均因循环系统疾病就诊产生的费用占比最高,其中费用占比最高的病种是特发性高血压、慢性缺血性心脏病,以及脑梗死等。

表 3-93　老年人在各医疗机构门急诊就诊费用占比最高的就诊原因

就诊机构	疾病分类	病　种	费用占比(%)
市级三级医院	循环系统疾病		18.7
		特发性高血压	5.3
		慢性缺血性心脏病	3.8
		脑梗死	2.1
区属三级医院	循环系统疾病		24.2
		特发性高血压	7.2
		慢性缺血性心脏病	6.2
		脑梗死	3.5
区属二级医院	循环系统疾病		25.4
		特发性高血压	8.4
		慢性缺血性心脏病	6.1
		脑梗死	3.3

续　表

就诊机构	疾病分类	病　种	费用占比(%)
社区卫生服务中心(站)	循环系统疾病		43.4
		特发性高血压	18.2
		慢性缺血性心脏病	13.5
		脑血管病后遗症	4.3

如表 3-94,长寿老人在各医疗机构门急诊均因循环系统疾病就诊产生的费用占比最高,其中费用占比最高的病种是特发性高血压、慢性缺血性心脏病,以及脑梗死等。

表 3-94　长寿老人在各医疗机构门急诊就诊费用占比最高的就诊原因

就诊机构	疾病分类	病　种	费用占比(%)
市级三级医院	循环系统疾病		21.0
		特发性高血压	5.2
		慢性缺血性心脏病	4.3
		脑梗死	2.5
区属三级医院	循环系统疾病		22.9
		特发性高血压	6.7
		慢性缺血性心脏病	6.3
		脑梗死	2.9
区属二级医院	循环系统疾病		27.1
		特发性高血压	7.9
		慢性缺血性心脏病	7.9
		脑梗死	3.3
社区卫生服务中心(站)	循环系统疾病		43.0
		特发性高血压	16.9
		慢性缺血性心脏病	15.4
		脑血管病后遗症	3.7

二、门急诊次均费用及费用最高的就诊原因

(一) 总体概述①

2019 年,就诊人口的门急诊次均费用是 297 元。

如表 3-95,因肿瘤(980 元),妊娠、分娩和产褥期(490 元),以及泌尿生殖系统疾病(406 元)就诊产生的门急诊次均费用最高。因肿瘤就诊产生的次均费用最高的病种是支气管和肺恶性肿瘤(1 065 元),以及乳房恶性肿瘤(849 元)。因妊娠、分娩和产褥期就诊产生的次均费用最高的病种是医疗性流产(554 元),以及为主要与妊娠有关情况给予的孕产妇医疗(450

①　说明:该部分仅展示按就诊人次占比排序,累计前 80% 的病种。

元)。因泌尿生殖系统疾病就诊产生的次均费用最高的病种是女性不孕症(1 162 元)、肾衰竭(1 094 元),以及慢性肾病(617 元)。

表 3-95　门急诊次均费用最高的就诊原因

顺　位	疾病分类	病　种	次均费用(元)
1	肿瘤		980
		支气管和肺恶性肿瘤	1 065
		乳房恶性肿瘤	849
2	妊娠、分娩和产褥期		490
		医疗性流产	554
		为主要与妊娠有关情况给予的孕产妇医疗	450
3	泌尿生殖系统疾病		406
		女性不孕症	1 162
		肾衰竭	1 094
		慢性肾病	617

(二) 不同支付方式人口门急诊次均费用及费用最高的就诊原因

医保支付人口的门急诊次均费用为 276 元;非医保支付人口为 427 元。

如表 3-96,医保支付人口因肿瘤(963 元),妊娠、分娩和产褥期(483 元),以及实验室异常(397 元)就诊产生的次均费用最高。因肿瘤就诊产生的次均费用中,费用最高的病种是支气管和肺恶性肿瘤(1 050 元),以及乳房恶性肿瘤(847 元)。因妊娠、分娩和产褥期就诊产生的次均费用中,费用最高的病种是医疗性流产(495 元),以及为主要与妊娠有关情况给予的孕产妇医疗(469 元)。因实验室异常就诊产生的次均费用中,费用最高的就诊原因是呼吸异常(549 元)、咽痛和胸痛(496 元),以及腹部和盆腔痛(490 元)。

表 3-96　医保支付人口门急诊次均费用最高的就诊原因

顺　位	疾病分类	病　种	次均费用(元)
1	肿瘤		963
		支气管和肺恶性肿瘤	1 050
		乳房恶性肿瘤	847
2	妊娠、分娩和产褥期		483
		医疗性流产	495
		为主要与妊娠有关情况给予的孕产妇医疗	469
3	实验室异常		397
		呼吸异常	549
		咽痛和胸痛	496
		腹部和盆腔痛	490

如表 3-97,非医保支付人口因肿瘤(1 037 元)、泌尿生殖系统疾病(631 元),以及消化系统疾病(572 元)就诊产生的次均费用最高。因肿瘤就诊产生的次均费用中,费用最高

的病种是支气管和肺恶性肿瘤(1 106 元),以及乳房恶性肿瘤(858 元)。因泌尿生殖系统疾病就诊产生的次均费用中,费用最高的病种是肾衰竭(1 359 元)、女性不孕症(1 294 元),以及慢性肾病(842 元)。因消化系统疾病就诊产生的次均费用中,费用最高的病种是牙发育和出牙疾患(2 031 元)、牙面畸形(包括错颌)(1 292 元),以及牙齿及支持结构的其他疾患(667 元)。

表 3-97 非医保支付人口门急诊次均费用最高的就诊原因

顺　位	疾病分类	病　种	次均费用(元)
1	肿瘤		1 037
		支气管和肺恶性肿瘤	1 106
		乳房恶性肿瘤	858
2	泌尿生殖系统疾病		631
		肾衰竭	1 359
		女性不孕症	1 294
		慢性肾病	842
3	消化系统疾病		572
		牙发育和出牙疾患	2 031
		牙面畸形(包括错颌)	1 292
		牙齿及支持结构的其他疾患	667

(三) 不同性别人口门急诊次均费用及费用最高的就诊原因

如表 3-98,男性门急诊次均费用是 295 元,女性是 299 元,性别比是 0.99。医保支付人口中,男性门急诊次均费用是 277 元,女性是 275 元,性别比是 1.01;非医保支付人口中,男性门急诊次均费用是 411 元,女性是 437 元,性别比是 0.94。

表 3-98 不同性别人口门急诊次均费用

性　别	支 付 方 式		合　计
	医保支付	非医保支付	
男性(元)	277	411	295
女性(元)	275	437	299
男女性别比	1.01	0.94	0.99

如表 3-99,男性因肿瘤(1 016 元)、实验室异常(412 元),以及泌尿生殖系统疾病(372 元)就诊产生的次均费用最高。因肿瘤就诊产生的次均费用中,费用最高的病种是支气管和肺恶性肿瘤(1 016 元)。因实验室异常就诊产生的次均费用中,费用最高的就诊原因是呼吸异常(537 元)、原因不知和原因未特指的发病(525 元),以及腹部和盆腔痛(506 元)。因泌尿生殖系统疾病就诊产生的次均费用中,费用最高的病种是肾衰竭(1 208 元)、慢性肾病(652 元),以及慢性肾炎综合征(359 元)。

表3-99 男性门急诊次均费用最高的就诊原因

顺　位	疾病分类	病　种	次均费用(元)
1	肿瘤		1 016
		支气管和肺恶性肿瘤	1 016
2	实验室异常		412
		呼吸异常	537
		原因不知和原因未特指的发病	525
		腹部和盆腔痛	506
3	泌尿生殖系统疾病		372
		肾衰竭	1 208
		慢性肾病	652
		慢性肾炎综合征	359

如表3-100,女性因肿瘤(964元),妊娠、分娩和产褥期(490元),以及泌尿生殖系统疾病(438元)就诊产生的次均费用最高。因肿瘤就诊产生的次均费用中,费用最高的病种是支气管和肺恶性肿瘤(1 119元),以及乳房恶性肿瘤(849元)。因妊娠、分娩和产褥期就诊产生的次均费用中,费用最高的病种是医疗性流产(555元),以及为主要与妊娠有关情况给予的孕产妇医疗(450元)。因泌尿生殖系统疾病就诊产生的次均费用中,费用最高的病种是女性不孕症(1 169元)、肾衰竭(964元),以及慢性肾病(575元)。

表3-100 女性门急诊次均费用最高的就诊原因

顺　位	疾病分类	病　种	次均费用(元)
1	肿瘤		964
		支气管和肺恶性肿瘤	1 119
		乳房恶性肿瘤	849
2	妊娠、分娩和产褥期		490
		医疗性流产	555
		为主要与妊娠有关情况给予的孕产妇医疗	450
3	泌尿生殖系统疾病		438
		女性不孕症	1 169
		肾衰竭	964
		慢性肾病	575

(四) 不同年龄人口门急诊次均费用及费用最高的就诊原因

如图3-21,从次均费用随年龄段变化的趋势来看,各年龄段人口的次均费用变化幅度较小;非医保支付人口在各年龄段的次均费用均高于医保支付人口。

如表3-101,青年门急诊次均费用最高,为333元。医保支付人口中,青年门急诊次均费用最高,为297元;非医保支付人口中,年轻老年人门急诊次均费用最高,为523元。

如表3-102,儿童因神经系统疾病(465元)、精神和行为障碍(298元),以及内分泌、营养和代谢疾病(288元)就诊产生的次均费用最高。因神经系统疾病就诊产生的次均费用中,费用最高的病种是睡眠障碍(465元)。因精神和行为障碍就诊产生的次均费用中,费用最高

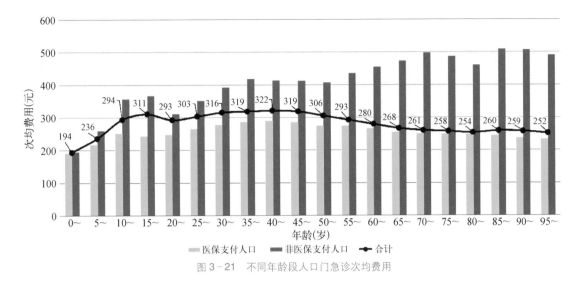

图 3-21 不同年龄段人口门急诊次均费用

的病种是抑郁发作(381 元)、焦虑障碍(309 元),以及精神分裂症(252 元)。因内分泌、营养和代谢疾病就诊产生的次均费用中,费用最高的病种是糖尿病(345 元)、非毒性甲状腺肿(322 元),以及甲状腺功能减退症(277 元)。

表 3-101 不同年龄组人口门急诊次均费用(元)

年龄组	支付方式		合计
	医保支付	非医保支付	
儿童	232	255	239
青年	297	412	333
中年	292	465	323
年轻老年人	272	523	285
老年人	264	517	271
长寿老人	255	513	273

表 3-102 儿童门急诊次均费用最高的就诊原因

顺 位	疾病分类	病 种	次均费用(元)
1	神经系统疾病		465
		睡眠障碍	465
2	精神和行为障碍		298
		抑郁发作	381
		焦虑障碍	309
		精神分裂症	252
3	内分泌、营养和代谢病		288
		糖尿病	345
		非毒性甲状腺肿	322
		甲状腺功能减退症	277

如表 3-103,青年因肿瘤(1 023 元),妊娠、分娩和产褥期(490 元),以及泌尿生殖系统疾病(488 元)就诊产生的次均费用最高。因肿瘤就诊产生的次均费用中,费用最高的病种是支气管和肺恶性肿瘤(1 069 元),以及乳房恶性肿瘤(998 元)。因妊娠、分娩和产褥期就诊产生的次均费用中,费用最高的病种是医疗性流产(555 元),以及为主要与妊娠有关情况给予的孕产妇医疗(450 元)。因泌尿生殖系统疾病就诊产生的次均费用中,费用最高的病种是肾衰竭(1 931 元)、女性不孕症(1 163 元),以及慢性肾病(1 023 元)。

表 3-103　青年门急诊次均费用最高的就诊原因

顺　　位	疾病分类	病　　种	次均费用(元)
1	肿瘤		1 023
		支气管和肺恶性肿瘤	1 069
		乳房恶性肿瘤	998
2	妊娠、分娩和产褥期		490
		医疗性流产	555
		为主要与妊娠有关情况给予的孕产妇医疗	450
3	泌尿生殖系统疾病		488
		肾衰竭	1 931
		女性不孕症	1 163
		慢性肾病	1 023

如表 3-104,中年因肿瘤(948 元),妊娠、分娩和产褥期(481 元),以及泌尿生殖系统疾病(445 元)就诊产生的次均费用最高。因肿瘤就诊产生的次均费用中,费用最高的病种是支气管和肺恶性肿瘤(1 058 元),以及乳房恶性肿瘤(828 元)。因妊娠、分娩和产褥期就诊产生的次均费用中,费用最高的病种是医疗性流产(487 元),以及为主要与妊娠有关情况给予的孕产妇医疗(456 元)。因泌尿生殖系统疾病就诊产生的次均费用中,费用最高的病种是肾衰竭(1 732 元)、女性不孕症(1 249 元),以及慢性肾病(907 元)。

表 3-104　中年门急诊次均费用最高的就诊原因

顺　　位	疾病分类	病　　种	次均费用(元)
1	肿瘤		948
		支气管和肺恶性肿瘤	1 058
		乳房恶性肿瘤	828
2	妊娠、分娩和产褥期		481
		医疗性流产	487
		为主要与妊娠有关情况给予的孕产妇医疗	456
3	泌尿生殖系统疾病		445
		肾衰竭	1 732
		女性不孕症	1 249
		慢性肾病	907

如表 3-105,年轻老年人因肿瘤(974 元)、实验室异常(431 元)及泌尿生殖系统疾病

（381 元）就诊产生的次均费用最高。因肿瘤就诊产生的次均费用中,费用最高的病种是支气管和肺恶性肿瘤(1 041 元),以及乳房恶性肿瘤(837 元)。因实验室异常就诊产生的次均费用中,费用最高的就诊病种是原因不知和原因未特指的发病(600 元)、呼吸异常(578 元),以及腹部和盆腔痛(571 元)。因泌尿生殖系统疾病就诊产生的次均费用中,费用最高的病种是肾衰竭(1 095 元)、慢性肾病(630 元),以及月经过多、频繁和不规则(364 元)。

表 3 - 105 年轻老年人门急诊次均费用最高的就诊原因

顺　　位	疾 病 分 类	病　　种	次均费用(元)
1	肿瘤		974
		支气管和肺恶性肿瘤	1 041
		乳房恶性肿瘤	837
2	实验室异常		431
		原因不知和原因未特指的发病	600
		呼吸异常	578
		腹部和盆腔痛	571
3	泌尿生殖系统疾病		381
		肾衰竭	1 095
		慢性肾病	630
		月经过多、频繁和不规则	364

表 3 - 106,老年人因肿瘤(1 063 元)、实验室异常(468 元),以及泌尿生殖系统疾病(323 元)就诊产生的次均费用最高。因肿瘤就诊产生的次均费用中,费用最高的病种是支气管和肺恶性肿瘤(1 184 元),以及乳房恶性肿瘤(760 元)。因实验室就诊产生的次均费用中,费用最高的就诊病种是呼吸异常(791 元)、其他和原因不明的发热(761 元),以及原因不知和原因未特指的发病(702 元)。因泌尿生殖系统疾病就诊产生的次均费用中,费用最高的病种是肾衰竭(705 元)、慢性肾病(470 元),以及月经过多、频繁和不规则(334 元)。

表 3 - 106 老年人门急诊次均费用最高的就诊原因

顺　　位	疾 病 分 类	病　　种	次均费用(元)
1	肿瘤		1 063
		支气管和肺恶性肿瘤	1 184
		乳房恶性肿瘤	760
2	实验室异常		468
		呼吸异常	791
		其他和原因不明的发热	761
		原因不知和原因未特指的发病	702
3	泌尿生殖系统疾病		323
		肾衰竭	705
		慢性肾病	470
		月经过多、频繁和不规则	334

　　如表 3－107，长寿老人因肿瘤(901 元)、实验室异常(556 元)，以及损伤、中毒和外因的某些其他后果(341 元)就诊的次均费用最高。因肿瘤就诊产生的次均费用中，费用最高的病种是支气管和肺恶性肿瘤(1 141 元)，以及乳房恶性肿瘤(600 元)。因实验室异常就诊产生的次均费用中，费用最高的就诊病种是呼吸异常(1 045 元)、其他和原因不明的发热(990元)，以及咽痛和胸痛(769 元)。因损伤、中毒和外因的某些其他后果就诊产生的次均费用中，费用最高的病种是身体损伤(341 元)。

表 3－107　长寿老人门急诊次均费用最高的就诊原因

顺　位	疾病分类	病　种	次均费用(元)
1	肿瘤		901
		支气管和肺恶性肿瘤	1 141
		乳房恶性肿瘤	600
2	实验室异常		556
		呼吸异常	1 045
		其他和原因不明的发热	990
		咽痛和胸痛	769
3	损伤、中毒和外因的某些其他后果		341
		身体损伤	341

(五) 就诊人口在各医疗机构门急诊次均费用及费用最高的就诊原因①

　　就诊人口在市级三级医院门急诊次均费用是 442 元，区属三级医院是 316 元，区属二级医院是 297 元，社区卫生服务中心(站)是 174 元。

　　如表 3－108，就诊人口在市级三级医院门急诊因泌尿生殖系统疾病(570 元)，妊娠、分娩和产褥期(545 元)，以及消化系统疾病(504 元)就诊产生的次均费用最高。因泌尿生殖系统疾病就诊产生的次均费用中，费用最高的病种是肾衰竭(1 640 元)、女性不孕症(1 204 元)，以及慢性肾病(832 元)。因妊娠、分娩和产褥期就诊产生的次均费用中，费用最高的病种是为主要与妊娠有关情况给予的孕产妇医疗(555 元)，以及医疗性流产(522 元)。因消化系统疾病就诊产生的次均费用中，费用最高的病种是牙发育和出牙疾患(1 517 元)、牙面畸形(包括错颌)(1 115 元)，以及消化系统疾病的其他疾病(613 元)。

表 3－108　就诊人口在市级三级医院门急诊次均费用最高的就诊原因

顺　位	疾病分类	病　种	次均费用(元)
1	泌尿生殖系统疾病		570
		肾衰竭	1 640
		女性不孕症	1 204
		慢性肾病	832

---

① 　由于肿瘤次均费用高且病种单一，在该部分不展示肿瘤的数据。

顺　　位	疾 病 分 类	病　　种	次均费用(元)
2	妊娠、分娩和产褥期		545
		为主要与妊娠有关情况给予的孕产妇医疗	555
		医疗性流产	522
3	消化系统疾病		504
		牙发育和出牙疾患	1 517
		牙面畸形(包括错颌)	1 115
		消化系统疾病的其他疾病	613

如表 3‐109,就诊人口在区属三级医院门急诊因泌尿生殖系统疾病(488 元)、内科病(417 元),以及实验室异常(411 元)就诊产生的次均费用最高。因泌尿生殖系统疾病就诊产生的次均费用中,费用最高的病种是肾衰竭(1 988 元)、慢性肾病(695 元),以及宫颈炎性疾病(441 元)。因内科病就诊产生的次均费用中,费用最高的病种是虚病(505 元)、心悸病(444 元),以及不寐病(443 元)。因实验室异常就诊产生的次均费用中,费用最高的病种是呼吸异常(527 元)、头晕和眩晕(476 元),以及咽痛和胸痛(474 元)。

表 3‐109　就诊人口在区属三级医院门急诊次均费用最高的就诊原因

顺　　位	疾 病 分 类	病　　种	次均费用(元)
1	泌尿生殖系统疾病		488
		肾衰竭	1 988
		慢性肾病	695
		宫颈炎性疾病	441
2	内科病		417
		虚病	505
		心悸病	444
		不寐病	443
3	实验室异常		411
		呼吸异常	527
		头晕和眩晕	476
		咽痛和胸痛	474

如表 3‐110,就诊人口在区属二级医院门急诊因妊娠、分娩和产褥期(471 元),泌尿生殖系统疾病(428 元),以及实验室异常(399 元)就诊产生的次均费用最高。因妊娠、分娩和产褥期就诊产生的次均费用中,费用最高的病种是医疗性流产(575 元),以及为主要与妊娠有关情况给予的孕产妇医疗(391 元)。因泌尿生殖系统疾病就诊产生的次均费用中,费用最高的病种是肾衰竭(1 832 元)、慢性肾病(746 元),以及宫颈炎性疾病(370 元)。因实验室异常就诊产生的次均费用中,费用最高的病种是呼吸异常(564 元)、咽痛和胸痛(492 元),以及腹部和盆腔痛(428 元)。

表3-110 就诊人口在区属二级医院门急诊次均费用最高的就诊原因

顺 位	疾病分类	病 种	次均费用(元)
1	妊娠、分娩和产褥期		471
		医疗性流产	575
		为主要与妊娠有关情况给予的孕产妇医疗	391
2	泌尿生殖系统疾病		428
		肾衰竭	1 832
		慢性肾病	746
		宫颈炎性疾病	370
3	实验室异常		399
		呼吸异常	564
		咽痛和胸痛	492
		腹部和盆腔痛	428

如表3-111,就诊人口在社区卫生服务中心(站)门急诊因肌肉骨骼系统和结缔组织疾病(229元)、内科病(224元),以及泌尿生殖系统疾病(198元)就诊产生的次均费用最高。因肌肉骨骼系统和结缔组织疾病就诊产生的次均费用中,费用最高的病种是椎间盘疾患(331元)、脊椎病(317元),以及脊椎关节强硬(301元)。因内科病就诊产生的次均费用中,费用最高的病种是腰痛病(272元)、不寐病(232元),以及痹病(230元)。因泌尿生殖系统疾病就诊产生的次均费用中,费用最高的病种是慢性肾病(276元)、肾衰竭(262元),以及宫颈炎性疾病(241元)。

表3-111 就诊人口在社区卫生服务中心(站)门急诊次均费用最高的就诊原因

顺 位	疾病分类	病 种	次均费用(元)
1	肌肉骨骼系统和结缔组织疾病		229
		椎间盘疾患	331
		脊椎病	317
		脊椎关节强硬	301
2	内科病		224
		腰痛病	272
		不寐病	232
		痹病	230
3	泌尿生殖系统疾病		198
		慢性肾病	276
		肾衰竭	262
		宫颈炎性疾病	241

1. 不同支付方式人口差异

如表3-112,医保支付人口在市级三级医院门急诊次均费用是408元,区属三级医院是323元,区属二级医院是295元,社区卫生服务中心(站)是175元;非医保支付人口在市级三级医院内就诊的门急诊次均费用是 545 元,区属三级医院是 280 元,区属二级医院是 306 元,社区卫生服务中心(站)是 153 元。

表 3 - 112　不同支付方式人口在各医疗机构门急诊次均费用(元)

支 付 方 式	市级三级医院	区属三级医院	区属二级医院	社区卫生服务中心(站)
医保支付	408	323	295	175
非医保支付	545	280	306	153

如表 3 - 113,医保支付人口在市级三级医院和区属二级医院门急诊均因妊娠、分娩和产褥期就诊产生的次均费用最高,其中费用最高的病种集中于为主要与妊娠有关情况给予的孕产妇医疗、医疗性流产;在区属三级医院门急诊因泌尿生殖系统疾病(504 元)就诊产生的次均费用最高,其中费用最高的病种是肾衰竭(2 010 元)、慢性肾病(688 元),以及宫颈炎性疾病(440 元);在社区卫生服务中心(站)门急诊因肌肉骨骼系统和结缔组织疾病(228 元)就诊产生的次均费用最高,其中费用最高的病种是椎间盘疾患(333 元)、脊椎病(317 元),以及脊椎关节强硬(303 元)。

表 3 - 113　医保支付人口在各医疗机构门急诊次均费用最高的就诊原因

就 诊 机 构	疾病分类	病　　种	次均费用(元)
市级三级医院	妊娠、分娩和产褥期		521
		为主要与妊娠有关的情况给予的孕产妇医疗	535
		医疗性流产	487
区属三级医院	泌尿生殖系统疾病		504
		肾衰竭	2 010
		慢性肾病	688
		宫颈炎性疾病	440
区属二级医院	妊娠、分娩和产褥期		466
		医疗性流产	507
		为主要与妊娠有关情况给予的孕产妇医疗	250
社区卫生服务中心(站)	肌肉骨骼系统和结缔组织疾病		228
		椎间盘疾患	333
		脊椎病	317
		脊椎关节强硬	303

如表 3 - 114,非医保支付人口在市级三级医院门急诊因泌尿生殖系统疾病(787 元)就诊产生的次均费用最高,其中费用最高的病种是肾衰竭(1 437 元)、女性不孕症(1 325 元),以及慢性肾病(879 元);在区属三级医院和社区卫生服务中心(站)门急诊均因肌肉骨骼系统和结缔组织疾病就诊产生的次均费用最高,其中费用最高的病种是风湿性关节炎、痛风、关节疾患,以及脊椎病等;在区属二级医院门急诊因妊娠、分娩和产褥期(472 元)就诊产生的次均费用最高,其中费用最高的病种是医疗性流产(631 元),以及为主要与妊娠有关情况给予的孕产妇医疗(401 元)。

上海市医疗服务需求方服务利用年度分析报告

表3-114　非医保支付人口在各医疗机构门急诊次均费用最高的就诊原因

就 诊 机 构	疾 病 分 类	病　　种	次均费用(元)
市级三级医院	泌尿生殖系统疾病		787
		肾衰竭	1 437
		女性不孕症	1 325
		慢性肾病	879
区属三级医院	肌肉骨骼系统和结缔组织疾病		495
		风湿性关节炎	847
		痛风	535
		关节疾患	499
区属二级医院	妊娠、分娩和产褥期		472
		医疗性流产	631
		为主要与妊娠有关情况给予的孕产妇医疗	401
社区卫生服务中心(站)	肌肉骨骼系统和结缔组织疾病		242
		脊椎病	353
		骨质疏松不伴有病理性骨折	336
		膝关节病	327

2. 不同性别人口差异

如表3-115,男性在市级三级医院就诊门急诊次均费用是453元,区属三级医院是318元,区属二级医院是290元,社区卫生服务中心(站)是168元;女性在市级三级医院就诊门急诊次均费用是435元,区属三级医院是314元,区属二级医院是302元,社区卫生服务中心(站)是179元。

表3-115　不同性别人口在各医疗机构内门急诊次均费用(元)

性　　别	市级三级医院	区属三级医院	区属二级医院	社区卫生服务中心(站)
男性	453	318	290	168
女性	435	314	302	179

如表3-116,男性在市级三级医院、区属三级医院和区属二级医院门急诊均因泌尿生殖系统疾病就诊产生的次均费用最高,其中费用最高的病种集中于肾衰竭、慢性肾病等;在社区卫生服务中心(站)门急诊因内科病(217元)就诊产生的次均费用最高,其中费用最高的病种是腰痛病(251元)、虚病(220元),以及不寐病(220元)。

如表3-117,女性在市级三级医院和区属三级医院门急诊均因泌尿生殖系统疾病就诊产生的次均费用最高,其中费用最高的病种集中于肾衰竭、慢性肾病等;在区属二级医院门急诊因妊娠、分娩和产褥期(471元)就诊产生的次均费用最高,其中费用最高的病种是医疗性流产(575元),以及为主要与妊娠有关情况给予的孕产妇医疗(391元);在社区卫生服务中心(站)门急诊因肌肉骨骼系统和结缔组织疾病(238元)就诊产生的次均费用最高,其中费用最高的病种是椎间盘疾患(351元)、脊椎病(333元),以及脊椎关节强硬(313元)。

表 3-116 男性在各医疗机构门急诊次均费用最高的就诊原因

就 诊 机 构	疾 病 分 类	病 种	次均费用(元)
市级三级医院	泌尿生殖系统疾病		534
		肾衰竭	1 657
		慢性肾病	849
		慢性肾炎综合征	501
区属三级医院	泌尿生殖系统疾病		529
		肾衰竭	2 098
		慢性肾病	726
		慢性肾炎综合征	432
区属二级医院	泌尿生殖系统疾病		482
		肾衰竭	1 929
		慢性肾病	756
		肾和输尿管结石	285
社区卫生服务中心(站)	内科病		217
		腰痛病	251
		虚病	220
		不寐病	220

表 3-117 女性在各医疗机构门急诊次均费用最高的就诊原因

就 诊 机 构	疾 病 分 类	病 种	次均费用(元)
市级三级医院	泌尿生殖系统疾病		589
		肾衰竭	1 615
		女性不孕症	1 209
		慢性肾病	809
区属三级医院	泌尿生殖系统疾病		446
		肾衰竭	1 844
		慢性肾病	651
		宫颈炎性疾病	441
区属二级医院	妊娠、分娩和产褥期		471
		医疗性流产	575
		为主要与妊娠有关情况给予的孕产妇医疗	391
社区卫生服务中心(站)	肌肉骨骼系统和结缔组织疾病		238
		椎间盘疾患	351
		脊椎病	333
		脊椎关节强硬	313

3. 不同年龄组人口差异

如表 3‑118,儿童在市级三级医院门急诊次均费用为 290 元,区属三级医院为 199 元,区属二级医院为 196 元,社区卫生服务中心(站)为 136 元;青年在市级三级医院门急诊次均费用为 410 元,区属三级医院为 273 元,区属二级医院为 286 元,社区卫生服务中心(站)为 138 元;中年在市级三级医院门急诊次均费用为 481 元,区属三级医院为 325 元,区属二级医院为 300 元,社区卫生服务中心(站)为 151 元;年轻老年人在市级三级医院门急诊次均费用为 495 元,区属三级医院为 353 元,区属二级医院为 317 元,社区卫生服务中心(站)为 175 元;老年人在市级三级医院门急诊次均费用为 484 元,区属三级医院为 368 元,区属二级医院为 324 元,社区卫生服务中心(站)为 192 元;长寿老人在市级三级医院门急诊次均费用为 474 元,区属三级医院为 410 元,区属二级医院为 351 元,社区卫生服务中心(站)为 195 元。

表 3‑118　不同年龄组人口在各医疗机构门急诊次均费用(元)

年　龄　组	市级三级医院	区属三级医院	区属二级医院	社区卫生服务中心(站)
儿童	290	199	196	136
青年	410	273	286	138
中年	481	325	300	151
年轻老年人	495	353	317	175
老年人	484	368	324	192
长寿老人	474	410	351	195

如表 3‑119,儿童在市级三级医院门急诊因神经系统疾病(576 元)就诊产生的次均费用最高,其中费用最高的病种是睡眠障碍(576 元);在区属三级医院和区属二级医院门急诊均因精神和行为障碍就诊产生的次均费用最高,其中费用最高的病种集中于抑郁发作、焦虑障碍等;在社区卫生服务中心(站)门急诊因呼吸系统疾病(153 元)就诊产生的次均费用最高,其中费用最高的病种是急性鼻咽炎(感冒)(201 元)、哮喘(197 元),以及肺炎(177 元)。

表 3‑119　儿童在各医疗机构门急诊次均费用最高的就诊原因

就　诊　机　构	疾　病　分　类	病　　　种	次均费用(元)
市级三级医院	神经系统疾病		576
		睡眠障碍	576
区属三级医院	精神和行为障碍		269
		神经症性障碍	492
		抑郁发作	276
		焦虑障碍	162
区属二级医院	精神和行为障碍		299
		抑郁发作	341
		焦虑障碍	263
		精神分裂症	249

续 表

就 诊 机 构	疾 病 分 类	病 种	次均费用(元)
社区卫生服务中心(站)	呼吸系统疾病		153
		急性鼻咽炎(感冒)	201
		哮喘	197
		肺炎	177

如表 3-120,青年在市级三级医院门急诊因眼和附器疾病(653 元)就诊产生的次均费用最高,其中费用最高的病种是屈光和调节疾患(1 475 元)、青光眼(354 元),以及角膜炎(175元);在区属三级医院和区属二级医院门急诊均因妊娠、分娩和产褥期就诊产生的次均费用最高,其中费用最高的病种集中于医疗性流产、为主要与妊娠有关情况给予的孕产妇医疗;在社区卫生服务中心(站)门急诊因内科病(192 元)就诊产生的次均费用最高,其中费用最高的病种是不寐病(213 元)、腰痛病(199 元),以及胃痞病(195 元)。

表 3-120　青年在各医疗机构门急诊次均费用最高的就诊原因

就 诊 机 构	疾 病 分 类	病 种	次均费用(元)
市级三级医院	眼和附器疾病		653
		屈光和调节疾患	1 475
		青光眼	354
		角膜炎	175
区属三级医院	妊娠、分娩和产褥期		410
		医疗性流产	523
		为主要与妊娠有关情况给予的孕产妇医疗	266
区属二级医院	妊娠、分娩和产褥期		471
		医疗性流产	576
		为主要与妊娠有关情况给予的孕产妇医疗	391
社区卫生服务中心(站)	内科病		192
		不寐病	213
		腰痛病	199
		胃痞病	195

如表 3-121,中年在市级三级医院门急诊因消化系统疾病(546 元)就诊产生的次均费用最高,其中费用最高的病种是牙发育和出牙疾患(3 624 元)、牙面畸形(包括错颌)(1 792元),以及消化系统疾病的其他疾病(665 元);在区属三级医院门急诊因泌尿生殖系统疾病(576 元)就诊产生的次均费用最高,其中费用最高的病种是肾衰竭(2 717 元)、慢性肾病(1 005 元),以及宫颈炎性疾病(457 元);在区属二级医院门急诊因妊娠、分娩和产褥期(490元)就诊产生的次均费用最高,其中费用最高的病种是医疗性流产(502 元),以及为主要与妊娠有关情况给予的孕产妇医疗(409 元);在社区卫生服务中心(站)门急诊因内科病(213 元)就诊产生的次均费用最高,其中费用最高的病种是腰痛病(237 元)、不寐病(237 元),以及虚病(215 元)。

表3-121 中年在各医疗机构门急诊次均费用最高的就诊原因

就诊机构	疾病分类	病种	次均费用(元)
市级三级医院	消化系统疾病		546
		牙发育和出牙疾患	3 624
		牙面畸形(包括错颌)	1 792
		消化系统疾病的其他疾病	665
区属三级医院	泌尿生殖系统疾病		576
		肾衰竭	2 717
		慢性肾病	1 005
		宫颈炎性疾病	457
区属二级医院	妊娠、分娩和产褥期		490
		医疗性流产	502
		为主要与妊娠有关情况给予的孕产妇医疗	409
社区卫生服务中心(站)	内科病		213
		腰痛病	237
		不寐病	237
		虚病	215

如表3-122,年轻老年人在市级三级医院和区属二级医院门急诊均因泌尿生殖系统疾病就诊产生的次均费用最高,其中费用最高的病种集中于肾衰竭、慢性肾病等;在区属三级医院门急诊因妊娠、分娩和产褥期(590元)就诊产生的次均费用最高,其中费用最高的病种是医疗性流产(662元),以及为主要与妊娠有关情况给予的孕产妇医疗(159元);在社区卫生服务中心(站)门急诊因肌肉骨骼系统和结缔组织疾病(230元)就诊产生的次均费用最高,其中费用最高的病种是椎间盘疾患(348元)、脊椎病(324元),以及脊椎关节强硬(321元)。

表3-122 年轻老年人在各医疗机构门急诊次均费用最高的就诊原因

就诊机构	疾病分类	病种	次均费用(元)
市级三级医院	泌尿生殖系统疾病		571
		肾衰竭	1 742
		慢性肾病	867
		慢性肾炎综合征	471
区属三级医院	妊娠、分娩和产褥期		590
		医疗性流产	662
		为主要与妊娠有关情况给予的孕产妇医疗	159
区属二级医院	泌尿生殖系统疾病		531
		肾衰竭	2 012
		慢性肾病	808
		月经过多、频繁和不规则	383

续表

就诊机构	疾病分类	病 种	次均费用(元)
社区卫生服务中心(站)	肌肉骨骼系统和结缔组织疾病		230
		椎间盘疾患	348
		脊椎病	324
		脊椎关节强硬	321

如表 3-123,老年人在市级三级医院、区属三级医院和区属三级医院门急诊均因实验室异常就诊产生的次均费用最高,其中费用最高的就诊病种集中于呼吸异常、其他和原因不明的发热,以及咽痛和胸痛;在社区卫生服务中心(站)门急诊因肌肉骨骼系统和结缔组织疾病(242 元)就诊产生的次均费用最高,其中费用最高的病种是椎间盘疾患(374 元)、脊椎关节强硬(356 元),以及脊椎病(338 元)。

表 3-123　老年人在各医疗机构门急诊次均费用最高的就诊原因

就诊机构	疾病分类	病 种	次均费用(元)
市级三级医院	实验室异常		622
		呼吸异常	881
		其他和原因不明的发热	845
		咽痛和胸痛	810
区属三级医院	实验室异常		505
		呼吸异常	724
		咽痛和胸痛	698
		其他和原因不明的发热	698
区属二级医院	实验室异常		491
		呼吸异常	788
		其他和原因不明的发热	708
		咽痛和胸痛	632
社区卫生服务中心(站)	肌肉骨骼系统和结缔组织疾病		242
		椎间盘疾患	374
		脊椎关节强硬	356
		脊椎病	338

如表 3-124,长寿老人在市级三级医院、区属三级医院和区属三级医院门急诊均因实验室异常就诊产生的次均费用最高,其中费用最高的就诊病种集中于呼吸异常、其他和原因不明的发热,以及咽痛和胸痛;在社区卫生服务中心(站)门急诊因肌肉骨骼系统和结缔组织疾病(243 元)就诊产生的次均费用最高,其中费用最高的病种是脊椎关节强硬(396 元)、椎间盘疾患(395 元),以及脊椎病(385 元)。

表3-124 长寿老人在各医疗机构门急诊次均费用最高的就诊原因

就 诊 机 构	疾 病 分 类	病 种	次均费用(元)
市级三级医院	实验室异常		777
		呼吸异常	1 169
		其他和原因不明的发热	1 054
		咽痛和胸痛	1 027
区属三级医院	实验室异常		616
		其他和原因不明的发热	976
		呼吸异常	953
		咽痛和胸痛	870
区属二级医院	实验室异常		602
		呼吸异常	968
		其他和原因不明的发热	953
		咽痛和胸痛	711
社区卫生服务中心(站)	肌肉骨骼系统和结缔组织疾病		243
		脊椎关节强硬	396
		椎间盘疾患	395
		脊椎病	385

三、门急诊年人均费用及费用最高的就诊原因

(一) 总体概述

2019年,就诊人口门急诊年人均费用是2 752元。

如表3-125,因肿瘤(6 713元)、循环系统疾病(1 678元),以及妊娠、分娩和产褥期(1 481元)就诊人口的年人均费用最高。因肿瘤就诊产生的年人均费用中,费用最高的病种是支气管和肺恶性肿瘤(6 776元),以及乳房恶性肿瘤(6 559元)。因循环系统疾病就诊产生的年人均费用中,费用最高的病种是心房纤颤和扑动(1 502元)、脑梗死(1 118元),以及特发性高血压(1 096元)。因妊娠、分娩和产褥期就诊产生的年人均费用中,费用最高的病种是为主要与妊娠有关情况给予的孕产妇医疗(1 739元),以及医疗性流产(1 177元)。

表3-125 门急诊年人均费用最高的就诊原因

顺 位	疾 病 分 类	病 种	年人均费用(元)
1	肿瘤		6 713
		支气管和肺恶性肿瘤	6 776
		乳房恶性肿瘤	6 559
2	循环系统疾病		1 678
		心房纤颤和扑动	1 502
		脑梗死	1 118
		特发性高血压	1 096

顺　位	疾病分类	病　　种	年人均费用(元)
3	妊娠、分娩和产褥期		1 481
		为主要与妊娠有关情况给予的孕产妇医疗	1 739
		医疗性流产	1 177

（二）不同支付方式人口门急诊年人均费用及费用最高的就诊原因

医保支付人口门急诊年人均费用是 3 378 元；非医保支付人口是 1 293 元。

如表 3－126，医保支付人口因肿瘤（7 966 元）、循环系统疾病（1 737 元），以及内分泌、营养和代谢疾病（1 289 元）就诊产生的年人均费用最高。因肿瘤就诊产生的年人均费用中，费用最高的病种是支气管和肺恶性肿瘤（8 384 元），以及乳房恶性肿瘤（7 253 元）。因循环系统疾病就诊产生的年人均费用中，费用最高的病种是心房纤颤和扑动（1 568 元）、脑梗死（1 125元），以及特发性高血压（1 115 元）。因内分泌、营养和代谢疾病就诊产生的年人均费用中，费用最高的病种是糖尿病（1 361 元）、非胰岛素依赖型糖尿病（1 314 元），以及其他特指的糖尿病（987 元）。

表 3－126　医保支付人口年人均费用最高的就诊原因

顺　位	疾病分类	病　　种	年人均费用(元)
1	肿瘤		7 966
		支气管和肺恶性肿瘤	8 384
		乳房恶性肿瘤	7 253
2	循环系统疾病		1 737
		心房纤颤和扑动	1 568
		脑梗死	1 125
		特发性高血压	1 115
3	内分泌、营养和代谢病		1 289
		糖尿病	1 361
		非胰岛素依赖型糖尿病	1 314
		其他特指的糖尿病	987

如表 3－127，非医保支付人口因肿瘤（4 226 元），妊娠、分娩和产褥期（1 606 元），以及泌尿生殖系统疾病（1 384 元）就诊产生的年人均费用最高。因肿瘤就诊产生的年人均费用中，费用最高的病种是支气管和肺恶性肿瘤（4 318 元），以及乳房恶性肿瘤（3 918 元）。因妊娠、分娩和产褥期就诊产生的年人均费用中，费用最高的病种是为主要与妊娠有关情况给予的孕产妇医疗（1 990 元），以及医疗性流产（1 157 元）。因泌尿生殖系统疾病就诊产生的年人均费用中，费用最高的病种是女性不孕症（6 714 元）、肾衰竭（3 251 元），以及慢性肾病（2 361 元）。

表3-127 非医保支付人口年人均费用最高的就诊原因

顺　位	疾病分类	病　种	年人均费用(元)
1	肿瘤		4 226
		支气管和肺恶性肿瘤	4 318
		乳房恶性肿瘤	3 918
2	妊娠、分娩和产褥期		1 606
		为主要与妊娠有关情况给予的孕产妇医疗	1 990
		医疗性流产	1 157
3	泌尿生殖系统疾病		1 384
		女性不孕症	6 714
		肾衰竭	3 251
		慢性肾病	2 361

（三）不同性别人口门急诊年人均费用及费用最高的就诊原因

如表3-128,男性门急诊年人均费用是2 473元,女性是2 995元,性别比是0.83。医保支付人口中,男性门急诊年人均费用是3 074元,女性是3 648元,性别比是0.84;非医保支付人口中,男性门急诊年人均费用是1 109元,女性是1 441元,性别比是0.77。

表3-128 不同性别人口门急诊年人均费用

性　别	支付方式		合　计
	医保支付	非医保支付	
男性(元)	3 074	1 109	2 473
女性(元)	3 648	1 441	2 995
男女性别比	0.84	0.77	0.83

如表3-129,男性因肿瘤(6 558元)、循环系统疾病(1 571元),以及泌尿生殖系统疾病(1 559元)就诊产生的年人均费用最高。因肿瘤就诊产生的年人均费用中,费用最高的病种是支气管和肺恶性肿瘤(6 558元)。因循环系统疾病就诊产生的年人均费用中,费用最高的病种是心房纤颤和扑动(1 463元)、脑梗死(1 161元),以及脑血管病后遗症(1 075元)。因泌尿生殖系统疾病就诊产生的年人均费用中,费用最高的病种是肾衰竭(4 921元)、慢性肾病(3 514元),以及前列腺增生(1 131元)。

表3-129 男性门急诊年人均费用最高的就诊原因

顺　位	疾病分类	病　种	年人均费用(元)
1	肿瘤		6 558
		支气管和肺恶性肿瘤	6 558
2	循环系统疾病		1 571
		心房纤颤和扑动	1 463
		脑梗死	1 161
		脑血管病后遗症	1 075

续 表

顺　位	疾病分类	病　种	年人均费用(元)
3	泌尿生殖系统疾病		1 559
		肾衰竭	4 921
		慢性肾病	3 514
		前列腺增生	1 131

　　如表3-130,女性因肿瘤(6 814元)、循环系统疾病(1 778元),以及妊娠、分娩和产褥期(1 481元)就诊产生的年人均费用最高。因肿瘤就诊产生的年人均费用中,费用最高的病种是支气管和肺恶性肿瘤(7 007元),以及乳房恶性肿瘤(6 559元)。因循环系统疾病就诊产生的年人均费用中,费用最高的病种是心房纤颤和扑动(1 544元)、特发性高血压(1 133元),以及脑梗死(1 084元)。因妊娠、分娩和产褥期就诊产生的年人均费用中,费用最高的病种是为主要与妊娠有关情况给予的孕产妇医疗(1 739元),以及医疗性流产(1 178元)。

表3-130　女性门急诊年人均费用最高的就诊原因

顺　位	疾病分类	病　种	年人均费用(元)
1	肿瘤		6 814
		支气管和肺恶性肿瘤	7 007
		乳房恶性肿瘤	6 559
2	循环系统疾病		1 778
		心房纤颤和扑动	1 544
		特发性高血压	1 133
		脑梗死	1 084
3	妊娠、分娩和产褥期		1 481
		为主要与妊娠有关情况给予的孕产妇医疗	1 739
		医疗性流产	1 178

(四) 不同年龄人口门急诊年人均费用及费用最高的就诊原因

　　如图3-22,各年龄段人口的年人均费用随年龄增长不断增高,85~89岁年龄段年人均费用最高,为7 957元;医保支付人口在各年龄段的年人均费用均高于非医保支付人口。

　　如表3-131,老年人门急诊年人均费用最高,为7 375元。医保支付人口中,老年人门急诊年人均费用最高,为7 901元;非医保支付人口中,长寿老人门急诊年人均费用最高,为7 705元。

　　如表3-132,儿童因呼吸系统疾病(785元)、精神和行为障碍(753元),以及神经系统疾病(657元)就诊产生的年人均费用最高。因呼吸系统疾病就诊产生的年人均费用中,费用最高的病种是肺炎(799元)、哮喘(719元),以及支气管炎(513元)。因精神和行为障碍就诊产生的年人均费用中,费用最高的病种是抑郁发作(935元)、焦虑障碍(610元),以及神经症性障碍(514元)。因神经系统疾病就诊产生的年人均费用中,费用最高的病种是睡眠障碍(657元)。

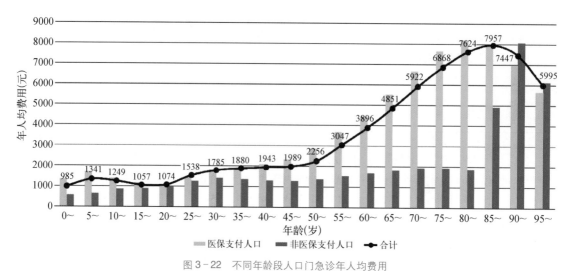

图 3-22　不同年龄段人口门急诊年人均费用

表 3-131　不同年龄组人口门急诊年人均费用(元)

年龄组	支付方式		合 计
	医保支付	非医保支付	
儿童	1 505	640	1 179
青年	1 706	1 227	1 648
中年	3 019	1 384	2 447
年轻老年人	5 372	1 783	4 702
老年人	7 901	2 451	7 375
长寿老人	6 696	7 705	7 148

表 3-132　儿童门急诊年人均费用最高的就诊原因

顺　位	疾病分类	病　种	年人均费用(元)
1	呼吸系统疾病		785
		肺炎	799
		哮喘	719
		支气管炎	513
2	精神和行为障碍		753
		抑郁发作	935
		焦虑障碍	610
		神经症性障碍	514
3	神经系统疾病		657
		睡眠障碍	657

　　如表 3-133,青年因肿瘤(6 130 元),妊娠、分娩和产褥期(1 486 元),以及泌尿生殖系统疾病(1 096 元)就诊产生的年人均费用最高。因肿瘤就诊产生的年人均费用中,费用最高的病种是乳房恶性肿瘤(7 360 元),以及支气管和肺恶性肿瘤(4 759 元)。因妊娠、分娩和产褥

期就诊产生的年人均费用中,费用最高的病种是为主要与妊娠有关情况给予的孕产妇医疗(1 742 元),以及医疗性流产(1 182 元)。因泌尿生殖系统疾病就诊产生的年人均费用中,费用最高的病种是肾衰竭(7 579 元)、女性不孕症(6 092 元),以及慢性肾病(4 168 元)。

表 3-133　青年门急诊年人均费用最高的就诊原因

顺　位	疾病分类	病　种	年人均费用(元)
1	肿瘤		6 130
		乳房恶性肿瘤	7 360
		支气管和肺恶性肿瘤	4 759
2	妊娠、分娩和产褥期		1 486
		为主要与妊娠有关情况给予的孕产妇医疗	1 742
		医疗性流产	1 182
3	泌尿生殖系统疾病		1 096
		肾衰竭	7 579
		女性不孕症	6 092
		慢性肾病	4 168

如表 3-134,中年因肿瘤(6 122 元),内分泌、营养和代谢疾病(1 088 元),以及泌尿生殖系统疾病(1 052 元)就诊产生的年人均费用最高。因肿瘤就诊产生的年人均费用中,费用最高的病种是支气管和肺恶性肿瘤(6 125 元),以及乳房恶性肿瘤(6 060 元)。因内分泌、营养和代谢疾病就诊产生的年人均费用中,费用最高的病种是糖尿病(1 221 元)、其他特指的糖尿病(1 199 元),以及非胰岛素依赖型糖尿病(1 175 元)。因泌尿生殖系统疾病就诊产生的年人均费用中,费用最高的病种是肾衰竭(7 361 元)、女性不孕症(6 542 元),以及慢性肾病(4 235 元)。

表 3-134　中年门急诊年人均费用最高的就诊原因

顺　位	疾病分类	病　种	年人均费用(元)
1	肿瘤		6 122
		支气管和肺恶性肿瘤	6 125
		乳房恶性肿瘤	6 060
2	内分泌、营养和代谢疾病		1 088
		糖尿病	1 221
		其他特指的糖尿病	1 199
		非胰岛素依赖型糖尿病	1 175
3	泌尿生殖系统疾病		1 052
		肾衰竭	7 361
		女性不孕症	6 542
		慢性肾病	4 235

如表 3-135,年轻老年人因肿瘤(7 149 元)、循环系统疾病(1 712 元),以及泌尿生殖系统疾病(1 520 元)就诊产生的年人均费用最高。因肿瘤就诊产生的年人均费用中,费用最高的病种是支气管和肺恶性肿瘤(7 217 元),以及乳房恶性肿瘤(6 861 元)。因循环系统疾病就

诊产生的年人均费用中,费用最高的病种是心房纤颤和扑动(1 442 元)、特发性高血压(1 110元),以及脑梗死(1 084 元)。因泌尿生殖系统疾病就诊产生的年人均费用中,费用最高的病种是肾衰竭(4 228 元)、慢性肾病(3 176 元),以及前列腺增生(1 058 元)。

表 3 - 135　年轻老年人门急诊年人均费用最高的就诊原因

顺　位	疾病分类	病　种	年人均费用(元)
1	肿瘤		7 149
		支气管和肺恶性肿瘤	7 217
		乳房恶性肿瘤	6 861
2	循环系统疾病		1 712
		心房纤颤和扑动	1 442
		特发性高血压	1 110
		脑梗死	1 084
3	泌尿生殖系统疾病		1 520
		肾衰竭	4 228
		慢性肾病	3 176
		前列腺增生	1 058

如表 3 - 136,老年人因肿瘤(7 048 元)、循环系统疾病(2 673 元),以及泌尿生殖系统疾病(1 817 元)就诊的产生年人均费用最高。因肿瘤就诊产生的年人均费用中,费用最高的的病种是支气管和肺恶性肿瘤(7 530 元),以及乳房恶性肿瘤(5 539 元)。因循环系统疾病就诊产生的年人均费用中,费用最高的病种是心房纤颤和扑动(1 715 元)、特发性高血压(1 354 元),以及慢性缺血性心脏病(1 336 元)。因泌尿生殖系统疾病就诊产生的年人均费用中,费用最高的病种是肾衰竭(2 633 元)、慢性肾病(2 570 元),以及前列腺增生(1 365 元)。

表 3 - 136　老年人门急诊年人均费用最高的就诊原因

顺　位	疾病分类	病　种	年人均费用(元)
1	肿瘤		7 048
		支气管和肺恶性肿瘤	7 530
		乳房恶性肿瘤	5 539
2	循环系统疾病		2 673
		心房纤颤和扑动	1 715
		特发性高血压	1 354
		慢性缺血性心脏病	1 336
3	泌尿生殖系统疾病		1 817
		肾衰竭	2 633
		慢性肾病	2 570
		前列腺增生	1 365

如表 3 - 137,长寿老人因肿瘤(4 685 元)、循环系统疾病(2 586 元),以及泌尿生殖系统疾病(1 676 元)就诊产生的年人均费用最高。因肿瘤就诊产生的年人均费用中,费用最高的

病种是支气管和肺恶性肿瘤(5 165 元),以及乳房恶性肿瘤(3 792 元)。因循环系统疾病就诊产生的年人均费用中,费用最高的病种是心房纤颤和扑动(1 528 元)、慢性缺血性心脏病(1 382 元),以及特发性高血压(1 282 元)。因泌尿生殖系统疾病就诊产生的年人均费用中,费用最高的病种是慢性肾病(2 140 元)、肾衰竭(1 738 元),以及前列腺增生(1 477 元)。

表 3 - 137　长寿老人门急诊年人均费用最高的就诊原因

顺　位	疾病分类	病　种	年人均费用(元)
1	肿瘤		4 685
		支气管和肺恶性肿瘤	5 165
		乳房恶性肿瘤	3 792
2	循环系统疾病		2 586
		心房纤颤和扑动	1 528
		慢性缺血性心脏病	1 382
		特发性高血压	1 282
3	泌尿生殖系统疾病		1 676
		慢性肾病	2 140
		肾衰竭	1 738
		前列腺增生	1 477

(五) 就诊人口在各医疗机构门急诊年人均费用及费用最高的就诊原因

就诊人口在市级三级医院门急诊年人均费用是 2 309 元,区属三级医院是 1 453 元,区属二级医院是 1 392 元,社区卫生服务中心(站)是 1 761 元。

如表 3 - 138,就诊人口在市级三级医院门急诊①因妊娠、分娩和产褥期(1 591 元),泌尿生殖系统疾病(1 532 元),以及循环系统疾病(1 228 元)就诊产生的年人均费用最高。因妊娠、分娩和产褥期就诊产生的年人均费用中,费用最高的病种是为主要与妊娠有关情况给予的孕产妇医疗(1 853 元),以及医疗性流产(1 110 元)。因泌尿生殖系统疾病就诊产生的年人均费用中,费用最高的病种是肾衰竭(7 187 元)、女性不孕症(6 495 元),以及慢性肾病(3 842元)。因循环系统疾病就诊产生的年人均费用中,费用最高的病种是心房纤颤和扑动(1 597元)、脑梗死(1 189 元),以及慢性缺血性心脏病(1 127 元)。

表 3 - 138　就诊人口在市级三级医院门急诊年人均费用最高的就诊原因

顺　位	疾病分类	病　种	年人均费用(元)
1	妊娠、分娩和产褥期		1 591
		为主要与妊娠有关情况给予的孕产妇医疗	1 853
		医疗性流产	1 110
2	泌尿生殖系统疾病		1 532
		肾衰竭	7 187
		女性不孕症	6 495
		慢性肾病	3 842

---

① 由于肿瘤年人均费用高且病种单一,在该部分不展示肿瘤数据。

顺　位	疾病分类	病　种	年人均费用(元)
3	循环系统疾病		1 228
		心房纤颤和扑动	1 597
		脑梗死	1 189
		慢性缺血性心脏病	1 127

如表3-139,就诊人口在区属三级医院门急诊因泌尿生殖系统疾病(1 283 元)、循环系统疾病(1 213 元),以及内分泌、营养和代谢疾病(1 118 元)就诊产生的年人均费用最高。因泌尿生殖系统疾病就诊产生的年人均费用中,费用最高的病种是肾衰竭(9 139 元)、慢性肾病(4 285 元),以及慢性肾炎综合征(1 241 元)。因循环系统疾病就诊产生的年人均费用中,费用最高的病种是脑梗死(1 161 元)、心房纤颤和扑动(1 152 元),以及慢性缺血性心脏病(1 014 元)。因内分泌、营养和代谢疾病就诊产生的年人均费用中,费用最高的病种是非胰岛素依赖型糖尿病(1 229 元)、糖尿病(1 166 元),以及其他特指的糖尿病(1 118 元)。

表3-139　就诊人口在区属三级医院门急诊年人均费用最高的就诊原因

顺　位	疾病分类	病　种	年人均费用(元)
1	泌尿生殖系统疾病		1 283
		肾衰竭	9 139
		慢性肾病	4 285
		慢性肾炎综合征	1 241
2	循环系统疾病		1 213
		脑梗死	1 161
		心房纤颤和扑动	1 152
		慢性缺血性心脏病	1 014
3	内分泌、营养和代谢疾病		1 118
		非胰岛素依赖型糖尿病	1 229
		糖尿病	1 166
		其他特指的糖尿病	1 118

如表3-140,就诊人口在区属二级医院门急诊因妊娠、分娩和产褥期(1 525 元),精神和行为障碍(1 339 元),以及循环系统疾病(1 152 元)就诊产生的年人均费用最高。因妊娠、分娩和产褥期就诊产生的年人均费用中,费用最高的病种是为主要与妊娠有关情况给予的孕产妇医疗(1 910 元),以及医疗性流产(1 230 元)。因精神和行为障碍就诊产生的年人均费用中,费用最高的病种是精神分裂症(2 147 元)、抑郁发作(1 360 元),以及神经症性障碍(814 元)。因循环系统疾病就诊产生的年人均费用中,费用最高的病种是脑梗死(1 196 元)、脑血管病后遗症(1 070 元),以及心房纤颤和扑动(1 029 元)。

如表3-141,就诊人口在社区卫生服务中心(站)门急诊因循环系统疾病(1 398 元),内分泌、营养和代谢疾病(960 元),以及内科病(708 元)就诊产生的年人均费用最高。因循环系统疾病就诊产生的年人均费用中,费用最高的病种是脑血管病后遗症(1 014 元)、特发性高血压(918 元),以及心房纤颤和扑动(894 元)。因内分泌、营养和代谢疾病就诊产生的年人均费用中,费用最高的病种是非胰岛素依赖型糖尿病(995 元)、糖尿病(984 元),以及其他特指的糖尿病(619 元)。因内科病就诊产生的年人均费用中,费用最高的病种是虚病(589元)、眩晕病(589 元),以及不寐病(566 元)。

表 3-140　就诊人口在区属二级医院门急诊年人均费用最高的就诊原因

顺　位	疾病分类	病　种	年人均费用(元)
1	妊娠、分娩和产褥期		1 525
		为主要与妊娠有关情况给予的孕产妇医疗	1 910
		医疗性流产	1 230
2	精神和行为障碍		1 339
		精神分裂症	2 147
		抑郁发作	1 360
		神经症性障碍	814
3	循环系统疾病		1 152
		脑梗死	1 196
		脑血管病后遗症	1 070
		心房纤颤和扑动	1 029

表 3-141　就诊人口在社区卫生服务中心(站)门急诊年人均费用最高的就诊原因

顺　位	疾病分类	病　种	年人均费用(元)
1	循环系统疾病		1 398
		脑血管病后遗症	1 014
		特发性高血压	918
		心房纤颤和扑动	894
2	内分泌、营养和代谢疾病		960
		非胰岛素依赖型糖尿病	995
		糖尿病	984
		其他特指的糖尿病	619
3	内科病		708
		虚病	589
		眩晕病	589
		不寐病	566

1. 不同支付方式人口差异

如表 3-142,医保支付人口在市级三级医院门急诊年人均费用是 2 538 元,区属三级医院是 1 699 元,区属二级医院是 1 572 元,社区卫生服务中心(站)是 1 941 元;非医保支付人口在市级三级医院门急诊年人均费用是 1 644 元,区属三级医院是 721 元,区属二级医院是 763 元,社区卫生服务中心(站)是 347 元。

表 3 - 142　不同支付人口在各医疗机构门急诊年人均费用(元)

支付方式	市级三级医院	区属三级医院	区属二级医院	社区卫生服务中心(站)
医保支付	2 538	1 699	1 572	1 941
非医保支付	1 644	721	763	347

　　如表 3 - 143,医保支付人口在市级三级医院门急诊因妊娠、分娩和产褥期(1 350 元)就诊产生的年人均费用最高,其中费用最高的病种是为主要与妊娠有关情况给予的孕产妇医疗(1 471 元),以及医疗性流产(1 078 元);在区属三级医院门急诊因泌尿生殖系统疾病系统(1 424 元)就诊产生的年人均费用最高,其中费用最高的病种是肾衰竭(9 418 元)、慢性肾病(4 337 元),以及慢性肾炎综合征(1 261 元);在区属二级医院门急诊因精神和行为障碍(1 401 元)就诊产生的年人均费用最高,其中费用最高的病种是精神分裂症(2 245 元)、抑郁发作(1 415 元),以及神经症性障碍(852 元);在社区卫生服务中心(站)门急诊因循环系统疾病(1 409 元)就诊产生的年人均费用最高,其中费用最高的病种是脑血管病后遗症(1 013元)、特发性高血压(924 元),以及心房纤颤和扑动(905 元)。

表 3 - 143　医保支付人口在各医疗机构门急诊年人均费用最高的就诊原因

就诊机构	疾病分类	病种	年人均费用(元)
市级三级医院	妊娠、分娩和产褥期		1 350
		为主要与妊娠有关情况给予的孕产妇医疗	1 471
		医疗性流产	1 078
区属三级医院	泌尿生殖系统疾病		1 424
		肾衰竭	9 418
		慢性肾病	4 337
		慢性肾炎综合征	1 261
区属二级医院	精神和行为障碍		1 401
		精神分裂症	2 245
		抑郁发作	1 415
		神经症性障碍	852
社区卫生服务中心(站)	循环系统疾病		1 409
		脑血管病后遗症	1 013
		特发性高血压	924
		心房纤颤和扑动	905

　　如表 3 - 144,非医保支付人口在市级三级医院门急诊因泌尿生殖系统疾病(1 967 元)就诊产生的年人均费用最高,其中费用最高的病种是女性不孕症(7 061 元)、肾衰竭(3 052 元),以及慢性肾病(2 160 元);在区属三级医院和区属二级医院门急诊均因妊娠、分娩和产褥期就诊产生的年人均费用最高,其中费用最高的病种集中于医疗性流产、为主要与妊娠有关情况给予的孕产妇医疗;在社区卫生服务中心(站)门急诊因循环系统疾病(688 元)就诊产生的年人均费用最高,其中费用最高的病种是脑血管病后遗症(1 066 元)、慢性缺血性心脏病(802元)和脑梗死(704 元)。

表 3-144　非医保支付人口在各医疗机构门急诊年人均费用最高的就诊原因

就诊机构	疾病分类	病种	年人均费用(元)
市级三级医院	泌尿生殖系统疾病		1 967
		女性不孕症	7 061
		肾衰竭	3 052
		慢性肾病	2 160
区属三级医院	妊娠、分娩和产褥期		905
		医疗性流产	921
		为主要与妊娠有关情况给予的孕产妇医疗	841
区属二级医院	妊娠、分娩和产褥期		1 647
		为主要与妊娠有关情况给予的孕产妇医疗	2 105
		医疗性流产	1 199
社区卫生服务中心(站)	循环系统疾病		688
		脑血管病后遗症	1 066
		慢性缺血性心脏病	802
		脑梗死	704

2. 不同性别人口差异

如表 3-145,男性在市级三级医院内的门急诊年人均费用是 2 199 元,区属三级医院是 1 389 元,区属二级医院是 1 269 元,社区卫生服务中心(站)是 1 581 元;女性在市级三级医院门急诊年人均费用是 2 396 元,区属三级医院是 1 509 元,区属二级医院是 1 493 元,社区卫生服务中心(站)是 1 915 元。

表 3-145　不同性别人口在各医疗机构门急诊年人均费用(元)

性　　别	市级三级医院	区属三级医院	区属二级医院	社区卫生服务中心(站)
男性	2 199	1 389	1 269	1 581
女性	2 396	1 509	1 493	1 915

如表 3-146,男性在市级三级医院、区属三级医院和区属二级医院门急诊均因泌尿生殖系统疾病就诊产生的年人均费用最高,其中费用最高的病种集中于肾衰竭、慢性肾病,以及慢性肾炎综合征;在社区卫生服务中心(站)门急诊因循环系统疾病(1 268 元)就诊产生的年人均费用最高,其中费用最高的病种是脑血管病后遗症(1 005 元)、心房纤颤和扑动(922 元),以及特发性高血压(878 元)。

表 3-146　男性在各医疗机构门急诊年人均费用最高的就诊原因

就诊机构	疾病分类	病种	年人均费用(元)
市级三级医院	泌尿生殖系统疾病		1 527
		肾衰竭	7 233
		慢性肾病	3 939
		慢性肾炎综合征	1 504

就诊机构	疾病分类	病　种	年人均费用(元)
区属三级医院	泌尿生殖系统疾病		1 747
		肾衰竭	9 762
		慢性肾病	4 693
		慢性肾炎综合征	1 308
区属二级医院	泌尿生殖系统疾病		1 556
		肾衰竭	10 012
		慢性肾病	4 619
		慢性肾炎综合征	928
社区卫生服务中心(站)	循环系统疾病		1 268
		脑血管病后遗症	1 005
		心房纤颤和扑动	922
		特发性高血压	878

如表 3-147,女性在市级三级医院和区属二级医院门急诊均因妊娠、分娩和产褥期就诊产生的年人均费用最高,其中费用最高的病种集中于为主要与妊娠有关情况给予的孕产妇医疗、医疗性流产;在区属三级医院和社区卫生服务中心(站)门急诊均因循环系统疾病就诊产生的年人均费用最高,其中费用最高的病种集中于慢性缺血性心脏病等。

表 3-147　女性在各医疗机构内门急诊年人均费用最高的就诊原因

就诊机构	疾病分类	病　　种	年人均费用(元)
市级三级医院	妊娠、分娩和产褥期		1 591
		为主要与妊娠有关情况给予的孕产妇医疗	1 853
		医疗性流产	1 111
区属三级医院	循环系统疾病		1 198
		心房纤颤和扑动	1 175
		脑梗死	1 120
		慢性缺血性心脏病	969
区属二级医院	妊娠、分娩和产褥期		1 526
		为主要与妊娠有关情况给予的孕产妇医疗	1 910
		医疗性流产	1 231
社区卫生服务中心(站)	循环系统疾病		1 511
		特发性高血压	1 021
		脑血管病后遗症	954
		慢性缺血性心脏病	908

3. 不同年龄组人口差异

表 3-148,儿童在市级三级医院门急诊年人均费用是 1 277 元,区属三级医院是 690 元,区属二级医院是 728 元,社区卫生服务中心(站)是 349 元;青年在市级三级医院门急诊年人均

均费用是 1 756 元,区属三级医院是 912 元,区属二级医院是 965 元,社区卫生服务中心(站)是 387 元;中年在市级三级医院门急诊年人均费用是 2 360 元,区属三级医院是 1 426 元,区属二级医院是 1 323 元,社区卫生服务中心(站)是 965 元;年轻老年人在市级三级医院门急诊年人均费用是 3 440 元,区属三级医院是 2 217 元,区属二级医院是 2 076 元,社区卫生服务中心(站)是 2 306 元;老年人在市级三级医院门急诊年人均费用是 4 337 元,区属三级医院是 3 101 元,区属二级医院是 2 981 元,社区卫生服务中心(站)是 4 007 元;长寿老人在市级三级医院门急诊年人均费用是 4 263 元,区属三级医院是 3 620 元,区属二级医院是 3 346 元,社区卫生服务中心(站)是 3 784 元。

表 3-148　不同年龄组人口在各医疗机构内的门急诊年人均费用(元)

年 龄 组	市级三级医院	区属三级医院	区属二级医院	社区卫生服务中心(站)
儿童	1 277	690	728	349
青年	1 756	912	965	387
中年	2 360	1 426	1 323	965
年轻老年人	3 440	2 217	2 076	2 306
老年人	4 337	3 101	2 981	4 007
长寿老人	4 263	3 620	3 346	3 784

如表 3-149,儿童在市级三级医院和区属二级医院门急诊均因精神和行为障碍就诊产生的年人均费用最高,其中费用最高的病种集中于抑郁发作、焦虑障碍等;在区属三级医院和社区卫生服务中心(站)门急诊均因呼吸系统疾病就诊产生的年人均费用最高,其中费用最高的病种集中于肺炎、哮喘等。

表 3-149　儿童在各医疗机构门急诊年人均费用最高的就诊原因

就 诊 机 构	疾 病 分 类	病 种	年人均费用(元)
市级三级医院	精神和行为障碍		820
		神经症性障碍	1 129
		抑郁发作	867
		焦虑障碍	655
区属三级医院	呼吸系统疾病		634
		肺炎	687
		哮喘	627
		急性扁桃体炎	481
区属二级医院	精神和行为障碍		780
		抑郁发作	1 089
		焦虑障碍	537
		精神分裂症	519
社区卫生服务中心(站)	呼吸系统疾病		339
		哮喘	488
		急性鼻咽炎(感冒)	337
		肺炎	303

　　如表 3 - 150,青年在市级三级医院和区属三级医院门急诊均因妊娠、分娩和产褥期就诊产生的年人均费用最高,其中费用最高的病种集中于为主要与妊娠有关情况给予的孕产妇医疗、医疗性流产;在区属二级医院门急诊因精神和行为障碍(1 591 元)就诊产生的年人均费用最高,其中费用最高的病种是精神分裂症(3 077 元)、抑郁发作(1 078 元),以及神经症性障碍(666 元);在社区卫生服务中心(站)门急诊因循环系统疾病(532 元)就诊产生的年人均费用最高,其中费用最高的病种是脑血管病后遗症(584 元)、特发性高血压(558 元),以及心房纤颤和扑动(427 元)。

表 3 - 150　青年在各医疗机构门急诊年人均费用最高的就诊原因

就 诊 机 构	疾 病 分 类	病　　种	年人均费用(元)
市级三级医院	妊娠、分娩和产褥期		1 594
		为主要与妊娠有关情况给予的孕产妇医疗	1 854
		医疗性流产	1 114
区属三级医院	妊娠、分娩和产褥期		822
		医疗性流产	919
		为主要与妊娠有关情况给予的孕产妇医疗	612
区属二级医院	精神和行为障碍		1 591
		精神分裂症	3 077
		抑郁发作	1 078
		神经症性障碍	666
社区卫生服务中心(站)	循环系统疾病		532
		脑血管病后遗症	584
		特发性高血压	558
		心房纤颤和扑动	427

　　如表 3 - 151,中年在市级三级医院门急诊因消化系统疾病(1 223 元)就诊产生的年人均费用最高,其中费用最高的病种是牙发育和出牙疾患(6 650 元)、牙面畸形(包括错颌)(3 363 元),以及肝的其他疾病(1 048 元);在区属三级医院门急诊因泌尿生殖系统疾病(1 249 元)就诊产生的年人均费用最高,其中费用最高的病种是肾衰竭(15 565 元)、慢性肾病(5 460 元),以及慢性肾炎综合征(1 255 元);在区属二级医院门急诊因精神和行为障碍(1 375 元)就诊产生的年人均费用最高,其中费用最高的病种是精神分裂症(2 168 元)、抑郁发作(1 431 元),以及神经症性障碍(809 元);在社区卫生服务中心(站)门急诊因循环系统疾病(792 元)就诊产生的年人均费用最高,其中费用最高的病种是特发性高血压(702 元)、脑血管病后遗症(697 元),以及脑梗死(539 元)。

表 3 - 151　中年在各医疗机构门急诊年人均费用最高的就诊原因

就 诊 机 构	疾 病 分 类	病　　种	年人均费用(元)
市级三级医院	消化系统疾病		1 223
		牙发育和出牙疾患	6 650
		牙面畸形(包括错颌)	3 363
		肝的其他疾病	1 048

就诊机构	疾病分类	病　种	年人均费用(元)
区属三级医院	泌尿生殖系统疾病		1 249
		肾衰竭	15 565
		慢性肾病	5 460
		慢性肾炎综合征	1 255
区属二级医院	精神和行为障碍		1 375
		精神分裂症	2 168
		抑郁发作	1 431
		神经症性障碍	809
社区卫生服务中心(站)	循环系统疾病		792
		特发性高血压	702
		脑血管病后遗症	697
		脑梗死	539

如表 3－152,年轻老年人在市级三级医院、区属三级医院和区属二级医院门急诊均因泌尿生殖系统疾病就诊产生的年人均费用最高,其中费用最高的病种集中于肾衰竭、慢性肾病,以及慢性肾炎综合征;在社区卫生服务中心(站)门急诊因循环系统疾病(1 352 元)就诊产生的年人均费用最高,其中费用最高的病种是脑血管病后遗症(950 元)、特发性高血压(924元),以及心房纤颤和扑动(871 元)。

表 3－152　年轻老年人在各医疗机构门急诊年人均费用最高的就诊原因

就诊机构	疾病分类	病　种	年人均费用(元)
市级三级医院	泌尿生殖系统疾病		1 865
		肾衰竭	8 297
		慢性肾病	4 212
		慢性肾炎综合征	1 445
区属三级医院	泌尿生殖系统疾病		1 899
		肾衰竭	9 949
		慢性肾病	4 474
		慢性肾炎综合征	1 366
区属二级医院	泌尿生殖系统疾病		1 770
		肾衰竭	11 120
		慢性肾病	4 875
		慢性肾炎综合征	957
社区卫生服务中心(站)	循环系统疾病		1 352
		脑血管病后遗症	950
		特发性高血压	924
		心房纤颤和扑动	871

如表 3－153,老年人在市级三级医院、区属三级医院和区属二级医院门急诊均因泌尿生殖系统疾病就诊产生的年人均费用最高,其中费用最高的病种集中于肾衰竭、慢性肾病等;在社区卫生服务中心(站)门急诊因循环系统疾病(2 068 元)就诊产生的年人均费用最高,其中

费用最高的病种是脑血管病后遗症(1 147 元)、特发性高血压(1 123 元),以及慢性缺血性心脏病(1 095 元)。

表 3-153　老年人在各医疗机构门急诊年人均费用最高的就诊原因

就诊机构	疾病分类	病　种	年人均费用(元)
市级三级医院	泌尿生殖系统疾病		2 238
		肾衰竭	4 796
		慢性肾病	3 168
		慢性肾炎综合征	1 450
区属三级医院	泌尿生殖系统疾病		2 240
		肾衰竭	4 542
		慢性肾病	3 726
		慢性肾炎综合征	1 268
区属二级医院	泌尿生殖系统疾病		2 010
		肾衰竭	5 462
		慢性肾病	3 286
		前列腺增生	1 036
社区卫生服务中心(站)	循环系统疾病		2 068
		脑血管病后遗症	1 147
		特发性高血压	1 123
		慢性缺血性心脏病	1 095

如表 3-154,长寿老人在市级三级医院门急诊因呼吸系统疾病(2 167 元)就诊产生的年人均费用最高,其中费用最高的病种是呼吸性疾患(2 701 元)、肺炎(1 934 元),以及慢性阻塞性肺病(1 790 元);在市级三级医院门急诊因泌尿生殖系统疾病(2 208 元)就诊产生的年人均费用最高,其中费用最高的病种是慢性肾病(2 970 元)、肾衰竭(2 613 元),以及前列腺增生(1 474 元);在区属二级医院和社区卫生服务中心(站)门急诊均因循环系统疾病就诊产生的年人均费用最高,其中费用最高的病种集中于脑血管病后遗症、慢性缺血性心脏病等。

表 3-154　长寿老人在各医疗机构门急诊年人均费用最高的就诊原因

就诊机构	疾病分类	病　种	年人均费用(元)
市级三级医院	呼吸系统疾病		2 167
		呼吸性疾患	2 701
		肺炎	1 934
		慢性阻塞性肺病	1 790
区属三级医院	泌尿生殖系统疾病		2 208
		慢性肾病	2 970
		肾衰竭	2 613
		前列腺增生	1 474
区属二级医院	循环系统疾病		1 766
		脑梗死	1 405
		脑血管病后遗症	1 354
		慢性缺血性心脏病	1 273

续 表

就 诊 机 构	疾 病 分 类	病 种	年人均费用(元)
社区卫生服务中心(站)	循环系统疾病		1 955
		慢性缺血性心脏病	1 114
		特发性高血压	1 046
		脑血管病后遗症	1 036

四、门急诊药费占比

2019 年,在就诊人口门急诊总费用中,药费占比 54.3%。

(一) 不同支付方式人口门急诊药费占比

医保支付人口门急诊药费占比 59.1%,高于非医保支付人口(35.2%)。

(二) 不同性别人口门急诊药费占比

如表 3 - 155,男性门急诊药费占比 57.8%,女性 51.8%。医保支付人口中,男性占比 61.3%,女性 57.5%;非医保支付人口中,男性占比 42.1%,女性 31.0%。

表 3 - 155　不同性别人口门急诊药费占比(%)

性 别	支 付 方 式		合 计
	医保支付	非医保支付	
男性	61.3	42.1	57.8
女性	57.5	31.0	51.8

(三) 不同年龄人口门急诊药费占比

如图 3 - 23,从门急诊药费占比随年龄段变化来看,在 5~9 岁(46.7%)出现了一个小波

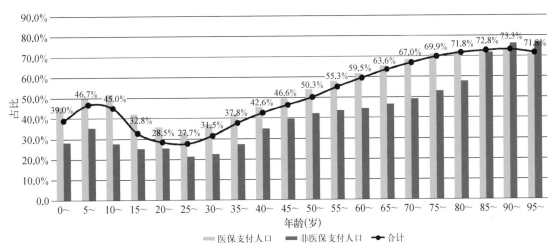

图 3 - 23　不同年龄段人口门急诊药费占比

峰,之后逐渐降低,从 20 岁开始,药费占比随年龄增长逐渐增高。医保支付人口在各年龄段药费占比均高于非医保支付人口。

如表 3-156,医保支付和非医保支付人口中,长寿老人门急诊药费占比最高,分别为 72.5% 和 76.3%。

表 3-156 不同年龄组人口门急诊药费占比(%)

年龄组	支 付 方 式		合 计
	医保支付	非医保支付	
儿童	49.2	30.4	43.7
青年	39.7	25.4	34.2
中年	54.9	41.8	51.5
年轻老年人	65.0	46.4	63.2
老年人	71.9	60.8	71.3
长寿老人	72.5	76.3	73.0

(四)就诊人口在各医疗机构门急诊药费占比

就诊人口在市级三级医院门急诊药费占比 46.8%,区属三级医院占比 48.9%,区属二级医院占比 47.0%,社区卫生服务中心(站)占比 79.0%。

1. 不同支付方式人口差异

如图 3-24,医保支付人口在各医疗机构门急诊药费占比均高于非医保支付人口。医保支付人口在市级三级医院门急诊药费占比 52.0%,区属三级医院 50.7%,区属二级医院 50.1%,社区卫生服务中心(站)79.8%;非医保支付人口在市级三级医院门急诊药费占比 35.1%,区属三级医院 38.8%,区属二级医院 31.8%,社区卫生服务中心(站)52.6%。

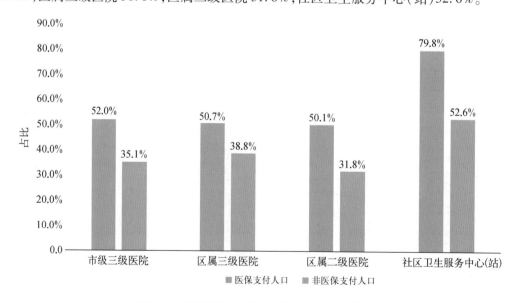

图 3-24 不同支付人口在各医疗机构门急诊药费占比

2. 不同性别人口差异

如图 3-25,男性在各医疗机构门急诊药费占比均高于女性。男性在市级三级医院门急诊药费占比 51.2%,区属三级医院 50.8%,区属二级医院 50.7%,社区卫生服务中心(站)81.3%;女性在市级三级医院门急诊药费占比 43.6%,区属三级医院 47.3%,区属二级医院 44.4%,社区卫生服务中心(站)77.4%。

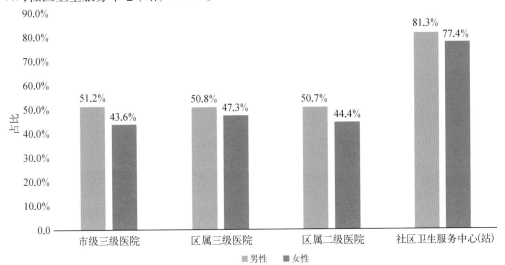

图 3-25 不同性别人口在各医疗机构内门急诊药费占比

3. 不同年龄组人口差异

如表 3-157,儿童在市级三级医院门急诊药费占比 41.7%,区属三级医院 49.6%,区属二级医院 48.2%,社区卫生服务中心(站)41.7%;青年在市级三级医院门急诊药费占比 32.7%,区属三级医院 36.6%,区属二级医院 32.8%,社区卫生服务中心(站)62.6%;中年在市级三级医院门急诊药费占比 48.6%,区属三级医院 46.4%,区属二级医院 45.7%,社区卫生服务中心(站)75.6%;年轻老年人在市级三级医院门急诊药费占比 56.1%,区属三级医院 54.2%,区属二级医院 53.9%,社区卫生服务中心(站)79.6%;老年人在市级三级医院门急诊药费占比 63.5%,区属三级医院 59.6%,区属二级医院 61.6%,社区卫生服务中心(站)82.9%;长寿老人在市级三级医院门急诊药费占比 66.9%,区属三级医院 60.9%,区属二级医院 63.7%,社区卫生服务中心(站)83.3%。

表 3-157 不同年龄组人口在各医疗机构门急诊药费占比(%)

年 龄 组	市级三级医院	区属三级医院	区属二级医院	社区卫生服务中心(站)
儿童	41.7	49.6	48.2	41.7
青年	32.7	36.6	32.8	62.6
中年	48.6	46.4	45.7	75.6
年轻老年人	56.1	54.2	53.9	79.6
老年人	63.5	59.6	61.6	82.9
长寿老人	66.9	60.9	63.7	83.3

五、门急诊检验费占比

2019 年,在就诊人口门急诊总费用中,检验费占比 22.9%。

(一)不同支付方式人口门急诊检验费占比

医保支付人口门急诊检验费占比 20.4%,低于非医保支付人口(32.5%)。

(二)不同性别人口门急诊检验费占比

如表 3-158,男性门急诊检验费占比 20.1%,低于女性(24.9%)。医保支付人口中,男性门急诊检验费占比 18.4%,女性 22.0%;非医保支付人口中,男性门急诊检验费占比 27.8%,女性 35.4%。

表 3-158 不同性别人口门急诊检验费占比(%)

性 别	支 付 方 式		合 计
	医保支付	非医保支付	
男性	18.4	27.8	20.1
女性	22.0	35.4	24.9

(三)不同年龄人口门急诊检验费占比

如图 3-26,从门急诊检验费占比随年龄段变化来看,在 25~29 岁(40.1%)出现了一个小波峰,随后检验费占比随年龄增长逐渐下降。

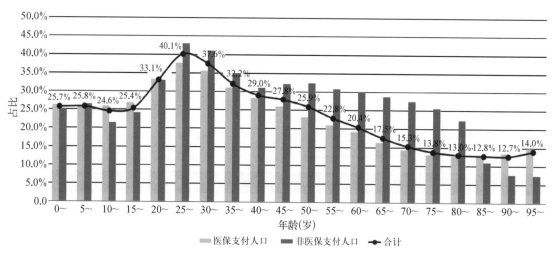

图 3-26 不同年龄段人口门急诊检验费占比

如表 3-159,医保支付和非医保支付人口中,青年门急诊检验费占比最高,分别为 32.7% 和 37.0%。

表 3 - 159   不同年龄组人口门急诊检验费占比(%)

年龄组	支付方式		合计
	医保支付	非医保支付	
儿童	25.9	24.6	25.5
青年	32.7	37.0	34.4
中年	22.8	31.8	25.1
年轻老年人	16.7	28.9	17.8
老年人	12.9	19.6	13.3
长寿老人	13.7	7.6	12.9

(四)就诊人口在各医疗机构门急诊检验费占比

就诊人口在市级三级医院门急诊检验费占比 26.3%,区属三级医院 31.1%,区属二级医院 29.0%,社区卫生服务中心(站)7.0%。

1. 不同支付方式人口差异

如图 3 - 27,医保支付人口在各医疗机构门急诊检验费占比均低于非医保支付人口。医保支付人口在市级三级医院门急诊检验费占比 24.7%,区属三级医院 29.0%,区属二级医院 26.2%,社区卫生服务中心(站)6.9%;非医保支付人口在市级三级医院门急诊检验费占比 29.8%,区属三级医院 43.2%,区属二级医院 42.8%,社区卫生服务中心(站)12.4%。

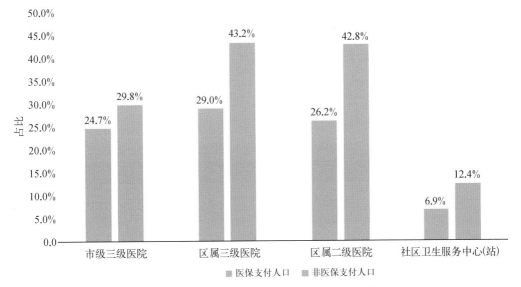

图 3 - 27   不同支付人口在各医疗机构内门急诊检验费占比

2. 不同性别人口差异

如图 3 - 28,男性在各医疗机构门急诊检验费占比均低于女性。男性在市级三级医院的门急诊检验费占比 23.5%,区属三级医院 28.0%,区属二级医院 24.4%,社区卫生服务中心(站)5.9%;女性在市级三级医院门急诊检验费占比 28.3%,区属三级医院 33.6%,区属二级医院 32.3%,社区卫生服务中心(站)7.8%。

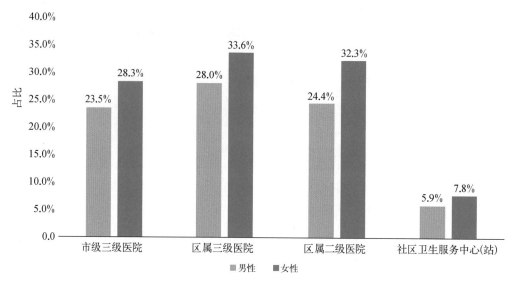

图 3-28 不同性别人口在各医疗机构门急诊检验费占比

3. 不同年龄组人口差异

如表 3-160,儿童在市级三级医院门急诊检验费占比 25.9%,区属三级医院 30.6%,区属二级医院 26.8%,社区卫生服务中心(站)10.4%;青年在市级三级医院门急诊检验费占比 32.1%,区属三级医院 41.7%,区属二级医院 40.7%,社区卫生服务中心(站)13.8%;中年在市级三级医院门急诊检验费占比 26.4%,区属三级医院 32.4%,区属二级医院 28.9%,社区卫生服务中心(站)9.0%;年轻老年人在市级三级医院门急诊检验费占比 22.5%,区属三级医院 26.5%,区属二级医院 22.7%,社区卫生服务中心(站)7.2%;老年人在市级三级医院门急诊检验费占比 18.7%,区属三级医院 23.0%,区属二级医院 19.6%,社区卫生服务中心(站)5.1%;长寿老人在市级三级医院门急诊检验费占比 18.6%,区属三级医院 22.7%,区属二级医院 20.8%,社区卫生服务中心(站)4.1%。

表 3-160 不同年龄组人口在各医疗机构内门急诊检验费用占比(%)

年 龄 组	市级三级医院	区属三级医院	区属二级医院	社区卫生服务中心(站)
儿童	25.9	30.6	26.8	10.4
青年	32.1	41.7	40.7	13.8
中年	26.4	32.4	28.9	9.0
年轻老年人	22.5	26.5	22.7	7.2
老年人	18.7	23.0	19.6	5.1
长寿老人	18.6	22.7	20.8	4.1

第四节 门急诊处方 360°视图

一、门急诊次均处方数

2019年,就诊人口门急诊次均处方数是4.8张。

(一) 不同支付方式人口门急诊次均处方数

医保支付人口门急诊次均处方数是4.6张;非医保支付人口是6.0张。

(二) 不同性别人口门急诊次均处方数

如表3-161,男性门急诊次均处方数是4.5张,女性是5.0张。医保支付人口中,男性门急诊次均处方数是4.4张,女性是4.8张;非医保支付人口中,男性门急诊次均处方数是5.4张,女性是6.4张。

表3-161 不同性别人口门急诊次均处方数

性 别	支 付 方 式		合 计
	医 保 支 付	非医保支付	
男性	4.4	5.4	4.5
女性	4.8	6.4	5.0

(三) 不同年龄人口门急诊次均处方数

如图3-29,从门急诊次均处方数随年龄段变化来看,各年龄段人口变化幅度较小,25~

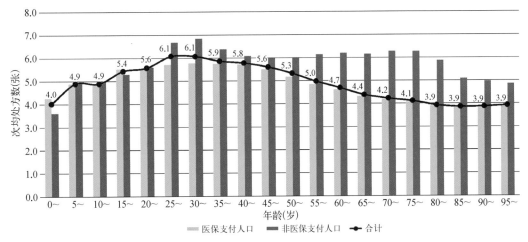

图3-29 不同年龄段人口门急诊次均处方数

29 岁年龄段人口的次均处方数最多,为 6.1 张;在 25 岁以上的就诊人口中,非医保支付人口的次均处方数均高于医保支付人口。

如表 3-162,青年门急诊年人均处方数量最高,为 5.9 张。医保支付人口中,青年门急诊年人均处方数量最高,为 5.7 张;非医保支付人口中,青年门急诊年人均处方数量最高,为 6.3 张。

表 3-162 不同年龄组人口门急诊次均处方数(张)

年龄组	支付方式		合 计
	医保支付	非医保支付	
儿童	4.7	4.2	4.6
青年	5.7	6.3	5.9
中年	5.1	6.0	5.2
年轻老年人	4.4	6.2	4.4
老年人	3.9	5.7	4.0
长寿老人	3.8	5.0	3.9

(四)就诊人口在各医疗机构门急诊次均处方数

就诊人口在市级三级医院门急诊次均处方数是 6.3 张,区属三级医院是 5.7 张,区属二级医院是 5.7 张,社区卫生服务中心(站)是 3.2 张。

1. 不同支付方式人口差异

如表 3-163,医保支付人口在市级三级医院门急诊次均处方数是 6.3 张,区属三级医院是 5.7 张,区属二级医院是 5.6 张,社区卫生服务中心(站)是 3.2 张;非医保支付人口在市级三级医院门急诊次均处方数是 6.3 张,区属三级医院是 5.8 张,区属二级医院是 6.4 张,社区卫生服务中心(站)是 3.1 张。

表 3-163 不同支付方式人口在各医疗机构门急诊次均处方数(张)

支付方式	市级三级医院	区属三级医院	区属二级医院	社区卫生服务中心(站)
医保支付	6.3	5.7	5.6	3.2
非医保支付	6.3	5.8	6.4	3.1

2. 不同性别人口差异

如表 3-164,男性在市级三级医院门急诊次均处方数是 6.0 张,区属三级医院是 5.3 张,区属二级医院是 5.3 张,社区卫生服务中心(站)是 3.0 张;女性在市级三级医院门急诊次均处方数是 6.5 张,区属三级医院是 6.0 张,区属二级医院是 6.1 张,社区卫生服务中心(站)是 3.3 张。

表 3-164 不同性别人口在各医疗机构门急诊次均处方数(张)

性 别	市级三级医院	区属三级医院	区属二级医院	社区卫生服务中心(站)
男性	6.0	5.3	5.3	3.0
女性	6.5	6.0	6.1	3.3

3. 不同年龄组人口差异

如表 3 - 165,儿童在市级三级医院门急诊次均处方数是 4.7 张,区属三级医院是 4.9 张,区属二级医院是 5.0 张,社区卫生服务中心(站)是 2.4 张;青年在市级三级医院门急诊次均处方数是 6.1 张,区属三级医院是 5.8 张,区属二级医院是 6.3 张,社区卫生服务中心(站)是 3.9 张;中年在市级三级医院门急诊次均处方数是 6.7 张,区属三级医院是 5.8 张,区属二级医院是 5.8 张,社区卫生服务中心(站)是 3.3 张;年轻老年人在市级三级医院门急诊次均处方数是 6.9 张,区属三级医院是 5.8 张,区属二级医院是 5.5 张,社区卫生服务中心(站)是 3.2 张;老年人在市级三级医院门急诊次均处方数是 6.1 张,区属三级医院是 5.6 张,区属二级医院是 5.3 张,社区卫生服务中心(站)是 3.1 张;长寿老人在市级三级医院门急诊次均处方数是 6.1 张,区属三级医院是 5.8 张,区属二级医院是 5.5 张,社区卫生服务中心(站)是 2.9 张。

表 3 - 165　不同年龄组人口在各医疗机构门急诊次均处方数(张)

年 龄 组	市级三级医院	区属三级医院	区属二级医院	社区卫生服务中心(站)
儿童	4.7	4.9	5.0	2.4
青年	6.1	5.8	6.3	3.9
中年	6.7	5.8	5.8	3.3
年轻老年人	6.9	5.8	5.5	3.2
老年人	6.1	5.6	5.3	3.1
长寿老人	6.1	5.8	5.5	2.9

二、门急诊年人均处方数

2019 年,就诊人口门急诊年人均处方数是 40.3 张。

(一)不同支付方式人口门急诊年人均处方数

医保支付人口门急诊年人均处方数是 49.8 张;高于非医保支付人口(15.8 张)。

(二)不同性别人口门急诊年人均处方数

如表 3 - 166,男性门急诊年人均处方数是 34.6 张,女性是 45.3 张。医保支付就诊人口中,男性门急诊年人均处方数是 43.0 张,女性是 55.9 张;非医保支付就诊人口中,男性门急诊年人均处方数是 12.9 张,女性是 18.1 张。

表 3 - 166　不同性别人口门急诊年人均处方数(张)

性 别	支 付 方 式		合 计
	医 保 支 付	非医保支付	
男性	43.0	12.9	34.6
女性	55.9	18.1	45.3

（三）不同年龄人口门急诊年人均处方数

如图 3-30,从年人均处方数随年龄段变化来看,各年龄段人口的年人均处方数随年龄增长不断增高,85~89 岁年龄段就诊人口的年人均处方数最高,为 103.8 张;医保支付人口在各年龄段的年人均处方数均高于非医保支付人口。

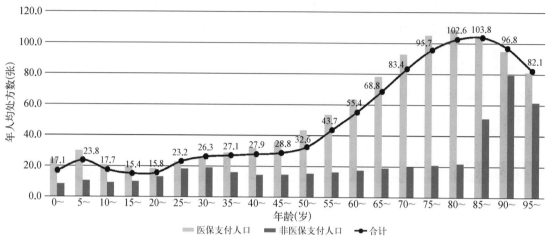

图 3-30　不同年龄段人口门急诊年人均处方数

如表 3-167,老年人门急诊年人均处方数量最高,为 99.9 张。医保支付人口中,老年人门急诊年人均处方数量最高,为 106.4 张;非医保支付人口中,长寿老人门急诊年人均处方数量最高,为 76.1 张。

表 3-167　不同年龄组人口门急诊年人均处方数(张)

年 龄 组	支 付 方 式		合 计
	医保支付	非医保支付	
儿童	25.8	9.4	19.8
青年	26.7	16.2	24.2
中年	45.0	15.5	35.4
年轻老年人	75.8	18.6	66.6
老年人	106.4	27.2	99.9
长寿老人	92.1	76.1	93.8

（四）就诊人口在各医疗机构门急诊年人均处方数

就诊人口在市级三级医院门急诊年人均处方数是 27.5 张,区属三级医院是 24.4 张,区属二级医院是 24.9 张,社区卫生服务中心(站)是 31.5 张。

1. 不同支付方式人口差异

如表 3-168,医保支付人口在市级三级医院门急诊年人均处方数是 32.0 张,区属三级医院是 27.7 张,区属二级医院是 27.4 张,社区卫生服务中心(站)是 34.2 张;非医保支付人口在市级三级医院门急诊年人均处方数是 16.1 张,区属三级医院是 13.6 张,区属二级医院是 15.1 张,社区卫生服务中心(站)是 6.8 张。

表 3-168　不同支付人口在各医疗机构门急诊年人均处方数(张)

支付方式	市级三级医院	区属三级医院	区属二级医院	社区卫生服务中心(站)
医保支付	32.0	27.7	27.4	34.2
非医保支付	16.1	13.6	15.1	6.8

2. 不同性别人口差异

如表 3-169,男性在市级三级医院门急诊年人均处方数是 24.9 张,区属三级医院是 21.8 张,区属二级医院是 21.7 张,社区卫生服务中心(站)是 27.4 张;女性在市级三级医院门急诊年人均处方数是 29.5 张,区属三级医院是 26.6 张,区属二级医院是 27.5 张,社区卫生服务中心(站)是 35.0 张。

表 3-169　不同性别人口在各医疗机构门急诊年人均处方数(张)

性　别	市级三级医院	区属三级医院	区属二级医院	社区卫生服务中心(站)
男性	24.9	21.8	21.7	27.4
女性	29.5	26.6	27.5	35.0

3. 不同年龄组人口差异

如表 3-170,儿童在市级三级医院门急诊年人均处方数是 17.3 张,区属三级医院是 16.3 张,区属二级医院是 18.1 张,社区卫生服务中心(站)是 5.8 张;青年在市级三级医院门急诊年人均处方数是 21.1 张,区属三级医院是 17.1 张,区属二级医院是 19.4 张,社区卫生服务中心(站)是 10.4 张;中年在市级三级医院门急诊年人均处方数是 27.7 张,区属三级医院是 23.4 张,区属二级医院是 23.5 张,社区卫生服务中心(站)是 20.2 张;年轻老年人在市级三级医院门急诊年人均处方数是 40.3 张,区属三级医院是 34.4 张,区属二级医院是 33.2 张,社区卫生服务中心(站)是 39.4 张;老年人在市级三级医院门急诊年人均处方数是 47.6 张,区属三级医院是 44.7 张,区属二级医院是 44.7 张,社区卫生服务中心(站)是 61.1 张;长寿老人在市级三级医院门急诊年人均处方数是 48.5 张,区属三级医院是 48.7 张,区属二级医院是 48.1 张,社区卫生服务中心(站)是 54.3 张。

表 3-170　不同年龄组人口在各医疗机构门急诊年人均处方数(张)

年龄组	市级三级医院	区属三级医院	区属二级医院	社区卫生服务中心(站)
儿童	17.3	16.3	18.1	5.8
青年	21.1	17.1	19.4	10.4
中年	27.7	23.4	23.5	20.2
年轻老年人	40.3	34.4	33.2	39.4
老年人	47.6	44.7	44.7	61.1
长寿老人	48.5	48.7	48.1	54.3

三、门急诊药品类处方占比

2019 年，在就诊人口门急诊总处方数中，药品类处方占比 63.2%。

（一）不同支付方式人口门急诊药品类处方占比

医保支付人口门急诊药品类处方占比 66.6%，高于非医保支付人口（43.1%）。

（二）不同性别人口门急诊药品类处方占比

如表 3－171，男性门急诊药品类处方占比 64.6%，女性 62.2%。医保支付人口中，男性门急诊药品类处方占比 66.8%，女性 66.5%；非医保支付人口中，男性门急诊药品类处方占比 50.1%，女性 39.2%。

表 3－171　不同性别人口门急诊药品类处方占比（%）

性别	支付方式		合计
	医保支付	非医保支付	
男性	66.8	50.1	64.6
女性	66.5	39.2	62.2

（三）不同年龄人口门急诊药品类处方占比

如图 3－31，从门急诊药品类处方占比随年龄段变化来看，25～29 岁（40.9%）出现了一个小波谷。医保支付人口在各年龄段占比均高于非医保支付人口。

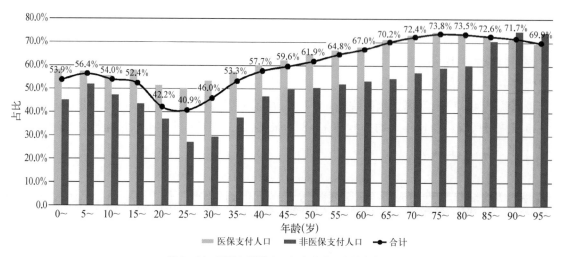

图 3－31　不同年龄段人口门急诊药品类处方占比

如表 3－172，老年人门急诊药品类处方占比最高，是 73.4%。医保支付人口中，老年人门急诊药品类处方占比最高，是 73.8%；非医保支付人口中，长寿老人门急诊药品类处方占比最高，是 74.7%。

表3-172 不同年龄组人口门急诊药品类处方占比(%)

年 龄 组	支 付 方 式		合 计
	医 保 支 付	非医保支付	
儿童	57.2	48.0	55.1
青年	55.5	34.0	48.8
中年	65.0	50.8	62.6
年轻老年人	70.7	54.6	69.7
老年人	73.8	63.5	73.4
长寿老人	71.1	74.7	71.4

(四) 就诊人口在各医疗机构门急诊药品类处方占比

就诊人口在市级三级医院门急诊药品类处方占比62.1%,区属三级医院58.1%,区属二级医院50.6%,社区卫生服务中心(站)78.0%。

1. 不同支付方式人口差异

如图3-32,医保支付人口在各医疗机构门急诊药品类处方占比均高于非医保支付人口。医保支付人口在市级三级医院门急诊药品类处方占比65.8%,区属三级医院60.2%,区属二级医院54.9%,社区卫生服务中心(站)78.5%;非医保支付人口在市级三级医院门急诊药品类处方占比48.8%,区属三级医院47.0%,区属二级医院30.7%,社区卫生服务中心(站)60.0%。

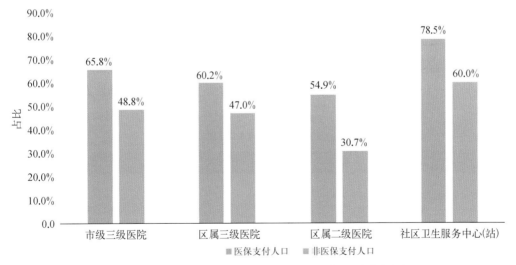

图3-32 不同支付方式人口在各医疗机构门急诊药品类处方占比

2. 不同性别人口差异

如图3-33,男性在各医疗机构门急诊药品类处方占比均高于女性。男性在市级三级医院门急诊药品类处方占比62.8%,区属三级医院59.3%,区属二级医院52.9%,社区卫生服务中心(站)79.3%;女性在市级三级医院门急诊药品类处方占比61.6%,区属三级医院57.3%,

区属二级医院 49.0%,社区卫生服务中心(站)77.2%。

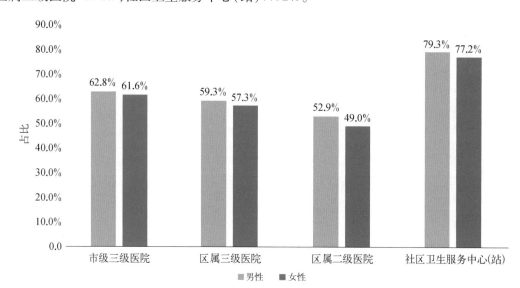

图 3 - 33　不同性别人口在各医疗机构内门急诊药品类处方占比

3. 不同年龄组人口差异

如表 3 - 173,儿童在市级三级医院门急诊药品类处方占比 56.4%,区属三级医院 61.4%,区属二级医院 52.3%,社区卫生服务中心(站)48.4%;青年在市级三级医院门急诊药品类处方占比 52.9%,区属三级医院 50.4%,区属二级医院 39.1%,社区卫生服务中心(站)71.9%;中年在市级三级医院门急诊药品类处方占比 64.2%,区属三级医院 58.1%,区属二级医院 52.7%,社区卫生服务中心(站)75.5%;年轻老年人在市级三级医院门急诊药品类处方占比 69.5%,区属三级医院 62.1%,区属二级医院 58.1%,社区卫生服务中心(站)77.6%;老年人在市级三级医院门急诊药品类处方占比 69.8%,区属三级医院 63.1%,区属二级医院 60.4%,社区卫生服务中心(站)81.9%;长寿老人在市级三级医院门急诊药品类处方占比 64.2%,区属三级医院 58.3%,区属二级医院 55.1%,社区卫生服务中心(站)84.2%。

表 3 - 173　不同年龄组人口在各医疗机构门急诊药品类处方占比(%)

年 龄 组	市级三级医院	区属三级医院	区属二级医院	社区卫生服务中心(站)
儿童	56.4	61.4	52.3	48.4
青年	52.9	50.4	39.1	71.9
中年	64.2	58.1	52.7	75.5
年轻老年人	69.5	62.1	58.1	77.6
老年人	69.8	63.1	60.4	81.9
长寿老人	64.2	58.3	55.1	84.2

四、门急诊检验类处方占比

2019 年,在就诊人口门急诊总处方数中,检验类处方占比 26.2%。

（一）不同支付方式人口门急诊检验类处方占比

医保支付人口的门急诊检验类处方占比22.9%,低于非医保支付人口(45.4%)。

（二）不同性别人口门急诊检验类处方占比

如表3-174,男性门急诊检验类处方占比24.5%,低于女性(27.3%)。医保支付人口中,男性门急诊检验类处方占比22.7%,女性23.1%;非医保支付人口中,男性门急诊检验类处方占比36.9%,女性50.1%。

表3-174 不同性别人口门急诊检验类处方占比(%)

性　别	支　付　方　式		合　计
	医 保 支 付	非医保支付	
男性	22.7	36.9	24.5
女性	23.1	50.1	27.3

（三）不同年龄人口门急诊检验类处方占比

如图3-34,从门急诊检验处方数占比随年龄段变化来看,在25~29岁(47.3%)出现了一个小波峰,随后占比随年龄增长逐渐下降。

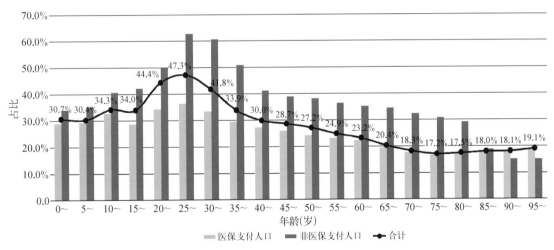

图3-34 不同年龄段人口门急诊检验类处方占比

如表3-175,青年门急诊检验类处方占比最高,为38.7%。医保支付人口中,青年门急诊检验类处方占比最高,为31.5%;非医保支付人口中,青年门急诊检验类处方占比最高,为55.0%。

（四）就诊人口在各医疗机构门急诊检验类处方占比

就诊人口在市级三级医院门急诊检验类处方占比28.0%,区属三级医院32.3%,区属二级医院35.9%,社区卫生服务中心(站)13.0%。

表3-175 不同年龄组人口门急诊检验类处方占比(%)

年 龄 组	支 付 方 式		合 计
	医保支付	非医保支付	
儿童	30.0	35.6	31.3
青年	31.5	55.0	38.7
中年	24.2	37.9	26.6
年轻老年人	19.9	34.4	20.8
老年人	17.2	26.1	17.5
长寿老人	18.6	15.0	18.3

1. 不同支付方式人口差异

如图3-35,医保支付人口在各医疗机构门急诊检验类处方占比均低于非医保支付人口。医保支付人口在市级三级医院门急诊检验类处方占比24.2%,区属三级医院30.1%,区属二级医院31.7%,社区卫生服务中心(站)12.8%;非医保支付人口在市级三级医院门急诊检验类处方占比41.4%,区属三级医院43.7%,区属二级医院55.5%,社区卫生服务中心(站)21.7%。

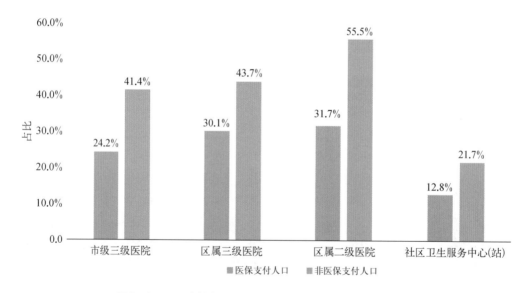

图3-35 不同支付方式人口在各医疗机构门急诊检验类处方占比

2. 不同性别人口差异

如图3-36,男性在市级三级医院门急诊检验类处方占比27.3%,区属三级医院30.7%,区属二级医院32.6%,社区卫生服务中心(站)11.9%;女性在市级三级医院门急诊检验类处方占比28.4%,区属三级医院33.4%,区属二级医院38.1%,社区卫生服务中心(站)13.7%。

3. 不同年龄组人口差异

如表3-176,儿童在市级三级医院门急诊检验类处方占比33.6%,区属三级医院27.4%,区属二级医院30.5%,社区卫生服务中心(站)24.1%;青年在市级三级医院门急诊检验类处

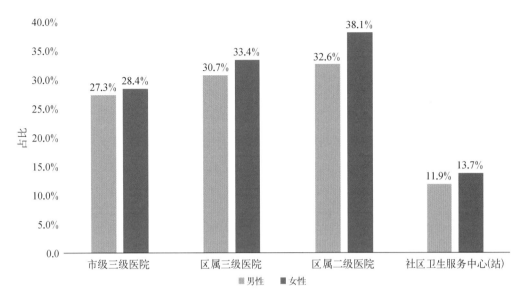

图3-36　不同性别人口在各医疗机构门急诊检验类处方占比

方占比35.9%,区属三级医院39.0%,区属二级医院46.5%,社区卫生服务中心(站)15.7%;中年在市级三级医院门急诊检验类处方占比26.2%,区属三级医院32.6%,区属二级医院33.8%,社区卫生服务中心(站)14.4%;年轻老年人在市级三级医院门急诊检验类处方占比21.7%,区属三级医院29.2%,区属二级医院29.6%,社区卫生服务中心(站)13.8%;老年人在市级三级医院门急诊检验类处方占比20.8%,区属三级医院27.7%,区属二级医院27.9%,社区卫生服务中心(站)10.3%;长寿老人在市级三级医院门急诊检验类处方占比22.8%,区属三级医院29.9%,区属二级医院31.0%,社区卫生服务中心(站)8.6%。

表3-176　不同年龄组人口在各医疗机构门急诊检验类处方占比(%)

年 龄 组	市级三级医院	区属三级医院	区属二级医院	社区卫生服务中心(站)
儿童	33.6	27.4	30.5	24.1
青年	35.9	39.0	46.5	15.7
中年	26.2	32.6	33.8	14.4
年轻老年人	21.7	29.2	29.6	13.8
老年人	20.8	27.7	27.9	10.3
长寿老人	22.8	29.9	31.0	8.6

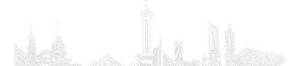

住院
360°
视图

第一节 住院服务利用 360°视图

一、住院人次占比及占比最高的病种

(一)总体概述

如表 4-1,2019 年,住院人口产生的住院人次中,因循环系统疾病(17.8%)、肿瘤(17.4%),以及消化系统疾病(10.0%)住院人次占比最高。因循环系统疾病住院人次中,占比最高的病种是慢性缺血性心脏病(3.9%)、脑梗死(3.0%),以及特发性高血压(2.6%)。因肿瘤住院人次中,占比最高的病种是支气管和肺恶性肿瘤(2.9%)、肝和肝内胆管恶性肿瘤(1.1%),以及乳房恶性肿瘤(1.0%)。因消化系统疾病住院人次中,占比最高的病种是胆石症(1.5%)、肠的其他疾病(1.0%),以及胃炎和十二指肠炎(0.7%)。

表 4-1 住院人次占比最高的住院原因

顺　　位	疾 病 分 类	病　　种	占比(%)
1	循环系统疾病		17.8
		慢性缺血性心脏病	3.9
		脑梗死	3.0
		特发性高血压	2.6
2	肿瘤		17.4
		支气管和肺恶性肿瘤	2.9
		肝和肝内胆管恶性肿瘤	1.1
		乳房恶性肿瘤	1.0
3	消化系统疾病		10.0
		胆石症	1.5
		肠的其他疾病	1.0
		胃炎和十二指肠炎	0.7

(二)不同支付方式住院人次占比及占比最高的住院原因

在住院人次中,医保支付人口占比64.4%,非医保支付人口占比35.6%。

如表 4-2,医保支付人口住院人次中,因循环系统疾病(21.9%)、肿瘤(14.8%),以及消化系统疾病(11.0%)住院人次占比最高。因循环系统疾病住院人次中,占比最高的病种是慢性缺血性心脏病(4.8%)、脑梗死(4.0%),以及特发性高血压(3.4%)。因肿瘤住院人次中,占比最高的病种是支气管和肺恶性肿瘤(2.4%)、乳房恶性肿瘤(0.8%),以及子宫平滑肌瘤

（0.7%）。因消化系统疾病住院人次中,占比最高的病种是胆石症(1.7%)、肠的其他疾病(1.2%),以及胃炎和十二指肠炎(0.7%)。

表4-2 不同支付方式人口住院人次占比最高的住院原因

顺位	医保支付			非医保支付		
	疾病分类	病　种	占比(%)	疾病分类	病　种	占比(%)
1	循环系统疾病		21.9	肿瘤		22.4
		慢性缺血性心脏病	4.8		支气管和肺恶性肿瘤	3.7
		脑梗死	4.0		肝和肝内胆管恶性肿瘤	1.9
		特发性高血压	3.4		乳房恶性肿瘤	1.4
2	肿瘤		14.8	循环系统疾病		10.0
		支气管和肺恶性肿瘤	2.4		慢性缺血性心脏病	2.1
		乳房恶性肿瘤	0.8		脑梗死	1.1
		子宫平滑肌瘤	0.7		特发性高血压	1.1
3	消化系统疾病		11.0	妊娠、分娩和产褥期		9.3
		胆石症	1.7		医疗性流产	2.0
		肠的其他疾病	1.2		单胎顺产	0.8
		胃炎和十二指肠炎	0.7		为盆腔器官异常给予的孕产妇医疗	0.8

非医保支付人口住院人次中,因肿瘤(22.4%)、循环系统疾病(10.0%),以及妊娠、分娩和产褥期(9.3%)住院人次占比最高。因肿瘤住院人次中,占比最高的病种是支气管和肺恶性肿瘤(3.7%)、肝和肝内胆管恶性肿瘤(1.9%),以及乳房恶性肿瘤(1.4%)。因循环系统疾病住院人次中,占比最高的病种是慢性缺血性心脏病(2.1%)、脑梗死(1.1%),以及特发性高血压(1.1%)。因妊娠、分娩和产褥期住院人次中,占比最高的病种是医疗性流产(2.0%)、单胎顺产(0.8%),以及为盆腔器官异常给予的孕产妇医疗(0.8%)。

（三）不同性别人口住院人次占比及占比最高的住院原因

如表4-3,住院人次中,男性占比48.2%,女性占比51.8%,性别比是0.93。医保支付人口住院人次中,男性占比47.7%,女性占52.3%,性别比是0.91;非医保支付人口住院人次中,男性占比49.1%,女性占比50.9%,性别比是0.97。

表4-3 不同性别人口住院人次占比

性　别	支　付　方　式		合　计
	医保支付	非医保支付	
男性(%)	47.7	49.1	48.2
女性(%)	52.3	50.9	51.8
男女性别比	0.91	0.97	0.93

如表4-4,男性住院人次中,因循环系统疾病(20.3%)、肿瘤(17.6%),以及消化系统疾病(12.0%)住院人次占比最高。因循环系统疾病住院人次中,占比最高的病种是慢性缺血性心脏病(4.4%)、脑梗死(3.4%),以及特发性高血压(2.7%)。因肿瘤住院人次中,占比最高的病种是支气管和肺恶性肿瘤(3.5%)、肝和肝内胆管恶性肿瘤(1.9%),以及胃恶性肿瘤(1.1%)。因消化系统疾病住院人次中,占比最高的病种是肠的其他疾病(1.4%)、胆石症(1.4%),以及腹股沟疝(1.1%)。

女性住院人次中,因肿瘤(17.3%)、循环系统疾病(15.5%),以及妊娠、分娩和产褥期(14.7%)住院人次占比最高。因肿瘤住院人次中,占比最高的病种是支气管和肺恶性肿瘤(2.3%)、乳房恶性肿瘤(1.9%),以及乳房良性肿瘤(1.3%)。因循环系统疾病住院人次中,占比最高的病种是慢性缺血性心脏病(3.4%)、脑梗死(2.6%),以及特发性高血压(2.5%)。因妊娠、分娩和产褥期住院人次中,占比最高的病种是医疗性流产(2.2%)、单胎顺产(1.5%),以及为盆腔器官异常给予的孕产妇医疗(1.3%)。

表4-4 不同性别人口住院人次占比最高的住院原因

顺位	男 性			女 性		
	疾病分类	病 种	占比(%)	疾病分类	病 种	占比(%)
1	循环系统疾病		20.3	肿瘤		17.3
		慢性缺血性心脏病	4.4		支气管和肺恶性肿瘤	2.3
		脑梗死	3.4		乳房恶性肿瘤	1.9
		特发性高血压	2.7		乳房良性肿瘤	1.3
2	肿瘤		17.6	循环系统疾病		15.5
		支气管和肺恶性肿瘤	3.5		慢性缺血性心脏病	3.4
		肝和肝内胆管恶性肿瘤	1.9		脑梗死	2.6
		胃恶性肿瘤	1.1		特发性高血压	2.5
3	消化系统疾病		12.0	妊娠、分娩和产褥期		14.7
		肠的其他疾病	1.4		医疗性流产	2.2
		胆石症	1.4		单胎顺产	1.5
		腹股沟疝	1.1		为盆腔器官异常给予的孕产妇医疗	1.3

(四)不同年龄人口住院人次占比及占比最高的住院原因

如图4-1,从住院人次占比随年龄段变化来看,在30~34岁(6.2%)和65~69岁(11.6%)出现2个波峰。

如表4-5,在总住院人次中,年轻老年人占比最高,为31.3%。医保支付住院人口中,年轻老年人占比最高,为35.6%;非医保支付住院人口中,低年龄人口住院人次占比较高,青年和中年住院人次占比分别为29.2%和26.5%。

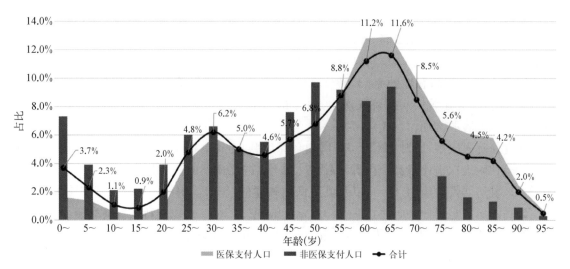

图4-1 不同年龄段人口住院人次占比

表4-5 不同年龄组人口住院人次占比(%)

年 龄 组	支 付 方 式		合 计
	医保支付	非医保支付	
儿童	3.6	13.3	7.1
青年	20.4	29.2	23.5
中年	18.4	26.5	21.3
年轻老年人	35.6	23.8	31.3
老年人	18.8	6.0	14.3
长寿老人	3.2	1.2	2.5

　　如表4-6,儿童住院人次中,因呼吸系统疾病(26.3%)、起源于围生期的某些情况(12.5%),以及先天性畸形、变形和染色体异常(11.2%)住院人次占比最高。因呼吸系统疾病住院人次中,占比最高的病种是肺炎(12.5%)、细菌性肺炎(3.5%),以及急性支气管炎(2.2%)。因起源于围生期的某些情况住院人次中,占比最高的病种是新生儿黄疸(4.4%)、与孕期短和低出生体重有关的疾患(1.6%),以及特发于围生期的其他感染(1.1%)。因先天性畸形、变形和染色体异常住院人次中,占比最高的病种是心间隔先天性畸形(1.8%)、男性生殖器官的先天性畸形(1.1%),以及循环系统的先天性畸形(0.8%)。

表4-6 儿童住院人次占比最高的住院原因

顺 位	疾病分类	病 种	占比(%)
1	呼吸系统		26.3
		肺炎	12.5
		细菌性肺炎	3.5
		急性支气管炎	2.2

续　表

顺　位	疾病分类	病　种	占比(%)
2	起源于围生期的某些情况		12.5
		新生儿黄疸	4.4
		与孕期短和低出生体重有关的疾患	1.6
		特发于围生期的其他感染	1.1
3	先天性畸形、变形和染色体异常		11.2
		心间隔先天性畸形	1.8
		男性生殖器官的先天性畸形	1.1
		循环系统的先天性畸形	0.8

如表4-7,青年住院人次中,因妊娠、分娩和产褥期(31.5%),肿瘤(13.7%),以及泌尿生殖系统疾病(12.0%)住院人次占比最高。因妊娠、分娩和产褥期住院人次中,占比最高的病种是医疗性流产(4.6%)、单胎顺产(3.2%),以及为盆腔器官异常给予的孕产妇医疗(2.8%)。因肿瘤住院人次中,占比最高的病种是乳房良性肿瘤(1.9%)、甲状腺恶性肿瘤(1.6%),以及子宫平滑肌瘤(1.3%)。因泌尿生殖系统疾病住院人次中,占比最高的病种是子宫非炎性疾患(除外宫颈)(1.3%)、女性生殖道息肉(1.3%),以及卵巢、输卵管和阔韧带的非炎性疾患(1.0%)。

表4-7　青年住院人次占比最高的住院原因

顺　位	疾病分类	病　种	占比(%)
1	妊娠、分娩和产褥期		31.5
		医疗性流产	4.6
		单胎顺产	3.2
		为盆腔器官异常给予的孕产妇医疗	2.8
2	肿瘤		13.7
		乳房良性肿瘤	1.9
		甲状腺恶性肿瘤	1.6
		子宫平滑肌瘤	1.3
3	泌尿生殖系统疾病		12.0
		子宫非炎性疾患(除外宫颈)	1.3
		女性生殖道息肉	1.3
		卵巢、输卵管和阔韧带的非炎性疾患	1.0

如表4-8,中年住院人次中,因肿瘤(27.0%)、循环系统疾病(13.1%),以及消化系统疾病(12.4%)住院人次占比最高。因肿瘤住院人次中,占比最高的病种是支气管和肺恶性肿瘤(4.2%)、肝和肝内胆管恶性肿瘤(2.3%),以及乳房恶性肿瘤(2.1%)。因循环系统疾病住院人次中,占比最高的病种是慢性缺血性心脏病(2.3%)、特发性高血压(2.1%),以及脑梗死(1.7%)。因消化系统疾病住院人次中,占比最高的病种是胆石症(1.9%)、肠的其他疾病(1.5%),以及胃炎和十二指肠炎(1.1%)。

表4-8　中年住院人次占比最高的住院原因

顺　位	疾 病 分 类	病　　种	占比(%)
1	肿瘤		27.0
		支气管和肺恶性肿瘤	4.2
		肝和肝内胆管恶性肿瘤	2.3
		乳房恶性肿瘤	2.1
2	循环系统疾病		13.1
		慢性缺血性心脏病	2.3
		特发性高血压	2.1
		脑梗死	1.7
3	消化系统疾病		12.4
		胆石症	1.9
		肠的其他疾病	1.5
		胃炎和十二指肠炎	1.1

如表4-9,年轻老年人住院人次中,因循环系统疾病(22.9%)、肿瘤(22.5%),以及消化系统疾病(11.4%)住院人次占比最高。因循环系统疾病住院人次中,占比最高的病种是慢性缺血性心脏病(4.8%)、脑梗死(4.1%),以及特发性高血压(3.5%)。因肿瘤住院人次中,占比最高的病种是支气管和肺恶性肿瘤(5.2%)、肝和肝内胆管恶性肿瘤(1.5%),以及胃恶性肿瘤(1.4%)。因消化系统疾病住院人次中,占比最高的病种是肠的其他疾病(1.8%)、胆石症(1.8%),以及腹股沟疝(0.7%)。

表4-9　年轻老年人住院人次占比最高的住院原因

顺　位	疾 病 分 类	病　　种	占比(%)
1	循环系统疾病		22.9
		慢性缺血性心脏病	4.8
		脑梗死	4.1
		特发性高血压	3.5
2	肿瘤		22.5
		支气管和肺恶性肿瘤	5.2
		肝和肝内胆管恶性肿瘤	1.5
		胃恶性肿瘤	1.4
3	消化系统疾病		11.4
		肠的其他疾病	1.8
		胆石症	1.8
		腹股沟疝	0.7

如表4-10,老年人住院人次中,因循环系统疾病(37.2%)、呼吸系统疾病(13.6%),以及肿瘤(10.9%)住院人次占比最高。因循环系统疾病住院人次中,占比最高的病种是慢性缺血性心脏病(9.4%)、脑梗死(7.5%),以及特发性高血压(5.3%)。因呼吸系统疾病住院人次中,占比最高的病种是慢性阻塞性肺病(4.7%)、呼吸性疾患(2.6%),以及肺炎(2.0%)。因

肿瘤住院人次中,占比最高的病种是支气管和肺恶性肿瘤(2.0%)、胃恶性肿瘤(0.9%),以及结肠恶性肿瘤(0.8%)。

表 4-10　老年人住院人次占比最高的住院原因

顺　位	疾病分类	病　种	占比(%)
1	循环系统疾病		37.2
		慢性缺血性心脏病	9.4
		脑梗死	7.5
		特发性高血压	5.3
2	呼吸系统病		13.6
		慢性阻塞性肺病	4.7
		呼吸性疾患	2.6
		肺炎	2.0
3	肿瘤		10.9
		支气管和肺恶性肿瘤	2.0
		胃恶性肿瘤	0.9
		结肠恶性肿瘤	0.8

如表 4-11,长寿老人住院人次中,因循环系统疾病(49.0%)、呼吸系统疾病(20.4%),以及消化系统疾病(6.4%)住院人次占比最高。因循环系统疾病住院人次中,占比最高的病种是慢性缺血性心脏病(16.8%)、脑梗死(7.6%),以及特发性高血压(7.2%)。因呼吸系统疾病住院人次中,占比最高的病种是慢性阻塞性肺病(6.6%)、呼吸性疾患(4.8%),以及肺炎(3.9%)。因消化系统疾病住院人次中,占比最高的病种是胆石症(1.5%)、消化系统疾病的其他疾病(0.9%),以及胃炎和十二指肠炎(0.5%)。

表 4-11　长寿老人住院人次占比最高的住院原因

顺　位	疾病分类	病　种	占比(%)
1	循环系统疾病		49.0
		慢性缺血性心脏病	16.8
		脑梗死	7.6
		特发性高血压	7.2
2	呼吸系统疾病		20.4
		慢性阻塞性肺病	6.6
		呼吸性疾患	4.8
		肺炎	3.9
3	消化系统疾病		6.4
		胆石症	1.5
		消化系统疾病的其他疾病	0.9
		胃炎和十二指肠炎	0.5

二、住院人次流向及主要住院原因

(一)总体概述

如图4-2,2019年,住院人口产生的住院人次中,60.2%流向市级三级医院,10.4%流向区属三级医院,27.9%流向区属二级医院,1.5%流向社区卫生服务中心(站)。

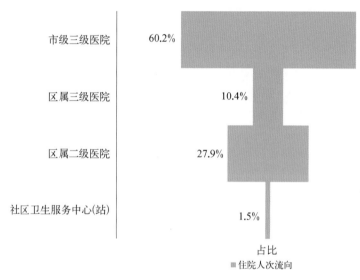

图4-2 住院人次流向

如表4-12,流向市级三级医院住院人次中,因肿瘤(24.2%)、循环系统疾病(12.8%),以及消化系统疾病(9.6%)住院人次占比最高。因肿瘤住院人次中,占比最高的病种是支气管和肺恶性肿瘤(4.4%)、肝和肝内胆管恶性肿瘤(1.7%),以及乳房恶性肿瘤(1.4%)。因循环系统疾病住院人次中,占比最高的病种是慢性缺血性心脏病(2.9%)、特发性高血压(1.6%),以及脑梗死(1.2%)。因消化系统疾病住院人次中,占比最高的病种是胆石症(1.4%)、肠的其他疾病(1.0%),以及腹股沟疝(0.7%)。

表4-12 流向市级三级医院住院人次占比最高的住院原因

顺 位	疾病分类	病 种	占比(%)
1	肿瘤		24.2
		支气管和肺恶性肿瘤	4.4
		肝和肝内胆管恶性肿瘤	1.7
		乳房恶性肿瘤	1.4
2	循环系统疾病		12.8
		慢性缺血性心脏病	2.9
		特发性高血压	1.6
		脑梗死	1.2

续 表

顺 位	疾病分类	病 种	占比(%)
3	消化系统疾病		9.6
		胆石症	1.4
		肠的其他疾病	1.0
		腹股沟疝	0.7

如表 4-13,流向区属三级医院住院人次中,因循环系统疾病(23.2%)、消化系统疾病(12.0%),以及呼吸系统疾病(10.8%)住院人次占比最高。因循环系统疾病住院人次中,占比最高的病种是特发性高血压(5.6%)、慢性缺血性心脏病(4.5%),以及脑梗死(3.9%)。因消化系统疾病住院人次中,占比最高的病种是胆石症(1.8%)、肠的其他疾病(1.1%),以及急性阑尾炎(0.9%)。因呼吸系统疾病住院人次中,占比最高的病种是肺炎(2.7%)、慢性阻塞性肺病(1.8%),以及呼吸性疾患(1.3%)。

表 4-13　流向区属三级医院住院人次占比最高的住院原因

顺 位	疾病分类	病 种	占比(%)
1	循环系统疾病		23.2
		特发性高血压	5.6
		慢性缺血性心脏病	4.5
		脑梗死	3.9
2	消化系统疾病		12.0
		胆石症	1.8
		肠的其他疾病	1.1
		急性阑尾炎	0.9
3	呼吸系统疾病		10.8
		肺炎	2.7
		慢性阻塞性肺病	1.8
		呼吸性疾患	1.3

如表 4-14,流向区属二级医院住院人次中,因循环系统疾病(23.4%)、呼吸系统疾病(12.2%),以及妊娠、分娩和产褥期(10.7%)住院人次占比最高。因循环系统疾病住院人次中,占比最高的病种是脑梗死(5.6%)、慢性缺血性心脏病(5.2%),以及特发性高血压(3.4%)。因呼吸系统疾病住院人次中,占比最高的病种是肺炎(2.9%)、慢性阻塞性肺病(2.5%),以及细菌性肺炎(1.8%)。因妊娠、分娩和产褥期住院人次中,占比最高的病种是医疗性流产(1.9%)、单胎顺产(1.5%),以及为盆腔器官异常给予的孕产妇医疗(0.9%)。

如表 4-15,流向社区卫生服务中心(站)住院人次中,因循环系统疾病(51.4%)、呼吸系统疾病(27.9%),以及肿瘤(5.6%)住院人次占比最高。因循环系统疾病住院人次中,占比最高的病种是脑血管病后遗症(22.2%)、慢性缺血性心脏病(10.8%),以及脑梗死(9.9%)。因呼吸系统疾病住院人次中,占比最高的病种是慢性阻塞性肺病(10.8%)、急性支气管炎(5.1%),以及呼吸性疾患(4.0%)。因肿瘤住院人次中,占比最高的病种是口腔和消化器官动态未定或动态未知的肿瘤(0.8%)、支气管和肺恶性肿瘤(0.7%),以及中耳、呼吸和胸腔内器官动态未定或动态未知的肿瘤(0.7%)。

表4-14　流向区属二级医院住院人次占比最高的住院原因

顺　位	疾病分类	病　种	占比(%)
1	循环系统疾病		23.4
		脑梗死	5.6
		慢性缺血性心脏病	5.2
		特发性高血压	3.4
2	呼吸系统疾病		12.2
		肺炎	2.9
		慢性阻塞性肺病	2.5
		细菌性肺炎	1.8
3	妊娠、分娩和产褥期		10.7
		医疗性流产	1.9
		单胎顺产	1.5
		为盆腔器官异常给予的孕产妇医疗	0.9

表4-15　流向社区卫生服务中心(站)住院人次占比最高的住院原因

顺　位	疾病分类	病　种	占比(%)
1	循环系统疾病		51.4
		脑血管病后遗症	22.2
		慢性缺血性心脏病	10.8
		脑梗死	9.9
2	呼吸系统疾病		27.9
		慢性阻塞性肺病	10.8
		急性支气管炎	5.1
		呼吸性疾患	4.0
3	肿瘤		5.6
		口腔和消化器官动态未定或动态未知的肿瘤	0.8
		支气管和肺恶性肿瘤	0.7
		中耳、呼吸和胸腔内器官动态未定或动态未知的肿瘤	0.7

(二) 不同支付方式人口住院人次流向及人次占比最高的住院原因

如图4-3,医保支付人口住院人次流向市级三级医院的占比53.5%,流向区属三级医院占比12.2%,流向区属二级医院占比32.2%,流向社区卫生服务中心(站)占比2.1%;非医保支付人口住院人次流向市级三级医院的占比72.4%,流向区属三级医院占比7.2%,流向区属二级医院占比20.2%,流向社区卫生服务中心(站)占比0.2%。

如表4-16,医保支付人口流向市级三级医院住院人次中,因肿瘤(21.1%)住院人次占比最高,其中占比最高的病种是支气管和肺恶性肿瘤(3.9%)、肝和肝内胆管恶性肿瘤(1.1%),

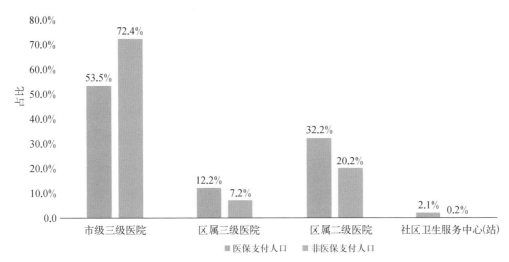

图4-3 不同支付方式住院人次流向

以及乳房恶性肿瘤(1.1%);流向区属三级医院、区属二级医院和社区卫生服务中心(站)住院
人次中,均因循环系统疾病住院人次占比最高,其中占比最高的就诊病种集中于慢性缺血性
心脏病、脑梗死,以及特发性高血压等。

表4-16 不同支付方式人口在各医疗机构住院人次占比最高的住院原因

机构 流向	医 保 支 付			非 医 保 支 付		
	疾病分类	病 种	占比(%)	疾病分类	病 种	占比(%)
市级三级医院						
	肿瘤		21.1	肿瘤		28.4
		支气管和肺恶性肿瘤	3.9		支气管和肺恶性肿瘤	5.1
		肝和肝内胆管恶性肿瘤	1.1		肝和肝内胆管恶性肿瘤	2.6
		乳房恶性肿瘤	1.1		乳房恶性肿瘤	1.9
区属三级医院						
	循环系统疾病		26.1	损伤、中毒和外因的某些其他后果		16.3
		特发性高血压	6.3		颅内损伤	1.9
		慢性缺血性心脏病	5.3		小腿(包括踝)骨折	1.8
		脑梗死	4.5		肋骨、胸骨和胸部脊柱骨折	1.5
区属二级医院						
	循环系统疾病		27.1	妊娠、分娩和产褥期		20.0
		脑梗死	6.7		医疗性流产	5.2
		慢性缺血性心脏病	6.1		单胎顺产	2.4
		特发性高血压	4.0		为盆腔器官异常给予的孕产妇医疗	1.6

续　表

机构流向	医　保　支　付			非医保支付		
	疾病分类	病　种	占比(%)	疾病分类	病　种	占比(%)
社区卫生服务中心(站)						
	循环系统疾病		51.6	循环系统疾病		48.4
		脑血管病后遗症	22.2		脑血管病后遗症	21.0
		慢性缺血性心脏病	10.7		慢性缺血性心脏病	13.1
		脑梗死	10.1		特发性高血压	6.6

　　非医保支付人口流向市级三级医院住院人次中,因肿瘤(28.4%)住院人次占比最高,其中占比最高的病种是支气管和肺恶性肿瘤(5.1%)、肝和肝内胆管恶性肿瘤(2.6%),以及乳房恶性肿瘤(1.9%);流向区属三级医院住院人次中,因损伤、中毒和外因的某些其他后果(16.3%)住院人次占比最高,其中占比最高的病种是颅内损伤(1.9%)、小腿(包括踝)骨折(1.8%),以及肋骨、胸骨和胸部脊柱骨折(1.5%);流向区属二级医院住院人次中,因妊娠、分娩和产褥期(20.0%)住院人次占比最高,其中占比最高的病种是医疗性流产(5.2%)、单胎顺产(2.4%),以及为盆腔器官异常给予的孕产妇医疗(1.6%);流向社区卫生服务中心(站)住院人次中,因循环系统疾病(48.4%)住院人次占比最高,其中占比最高的病种是脑血管病后遗症(21.0%)、慢性缺血性心脏病(13.1%),以及特发性高血压(6.6%)。

(三) 不同性别人口住院人次流向及人次占比最高的病种

　　如图4-4,男性住院人次中,流向市级三级医院占比61.8%,流向区属三级医院10.6%,流向区属二级医院26.4%,流向社区卫生服务中心(站)1.2%;女性住院人次中,流向市级三级医院占比58.8%,流向区属三级医院10.3%,流向区属二级医院29.4%,流向社区卫生服务中心(站)1.5%。

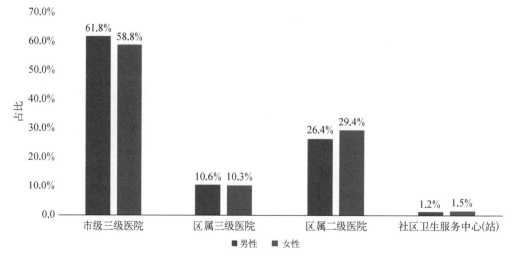

图4-4　不同性别人口住院人次流向

如表4-17,男性流向市级三级医院住院人次中,因肿瘤(23.9%)住院人次占比最高,其中占比最高的病种是支气管和肺恶性肿瘤(5.3%)、肝和肝内胆管恶性肿瘤(2.9%),以及胃恶性肿瘤(1.4%);流向区属三级医院、区属二级医院和社区卫生服务中心(站)住院人次中,均因循环系统疾病住院人次占比最高,其中占比最高的就诊病种集中于慢性缺血性心脏病、脑梗死等。

女性流向市级三级医院住院人次中,因肿瘤(24.4%)住院人次占比最高,其中占比最高的病种是支气管和肺恶性肿瘤(3.6%)、乳房恶性肿瘤(2.7%),以及乳房良性肿瘤(1.8%);流向区属三级医院、区属二级医院和社区卫生服务中心(站)住院人次中,均因循环系统疾病住院人次占比最高,其中占比最高的就诊病种集中于慢性缺血性心脏病等。

表4-17 不同性别人口在各医疗机构住院人次占比最高的住院原因

机构流向	男　　性			女　　性		
	疾病分类	病　　种	占比(%)	疾病分类	病　　种	占比(%)
市级三级医院						
	肿瘤		23.9	肿瘤		24.4
		支气管和肺恶性肿瘤	5.3		支气管和肺恶性肿瘤	3.6
		肝和肝内胆管恶性肿瘤	2.9		乳房恶性肿瘤	2.7
		胃恶性肿瘤	1.4		乳房良性肿瘤	1.8
区属三级医院						
	循环系统疾病		25.1	循环系统疾病		21.3
		特发性高血压	5.3		特发性高血压	5.8
		慢性缺血性心脏病	5.0		慢性缺血性心脏病	4.1
		脑梗死	4.4		脑梗死	3.5
区属二级医院						
	循环系统疾病		26.1	妊娠、分娩和产褥期		21.2
		脑梗死	6.5		慢性缺血性心脏病	5.1
		慢性缺血性心脏病	5.3		脑梗死	4.9
		特发性高血压	3.5		特发性高血压	3.2
社区卫生服务中心(站)						
	循环系统疾病		44.7	循环系统疾病		56.5
		脑血管病后遗症	20.9		脑血管病后遗症	23.2
		脑梗死	9.1		慢性缺血性心脏病	13.1
		慢性缺血性心脏病	7.7		脑梗死	10.5

(四) 不同年龄组人口住院人次流向及人次占比最高的住院原因

如图4-5,儿童住院人次中,流向市级三级医院占比79.5%,流向区属三级医院6.2%,流向区属二级医院14.3%,流向社区卫生服务中心(站)0.0;青年住院人次中,流向市级三级医院占比62.1%,流向区属三级医院9.6%,流向区属二级医院28.2%,流向社区卫生服务中心(站)0.1%;中年住院人次中,流向市级三级医院占比68.3%,流向区属三级医院9.7%,流向区属二级医院21.8%,流向社区卫生服务中心(站)0.2%;年轻老年人住院人次中,流向市级三级医院占比62.3%,流向区属三级医院10.5%,流向区属二级医院26.0%,流向社区卫生服务中心(站)1.2%;老年人住院人次中,流向市级三级医院占比38.0%,流向区属三级医院14.2%,流向区属二级医院42.2%,流向社区卫生服务中心(站)5.6%;长寿老人住院人次中,流向市级三级医院占比19.9%,流向区属三级医院12.9%,流向区属二级医院58.6%,流向社区卫生服务中心(站)8.6%。

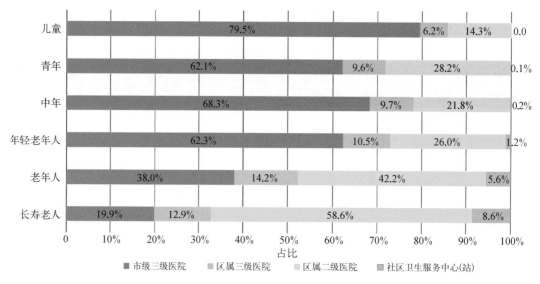

图4-5 不同年龄组人口住院人次流向

如表4-18,儿童流向各医疗机构住院人次中,均因呼吸系统疾病住院人次占比最高,其中占比最高的病种集中于肺炎等。

表4-18 儿童在各医疗机构住院人次占比最高的住院原因

医 疗 机 构	疾病分类	病 种	占比(%)
市级三级医院	呼吸系统疾病		16.1
		肺炎	7.2
		细菌性肺炎	3.2
		扁桃体和腺样体慢性疾病	2.3
区属三级医院	呼吸系统疾病		62.5
		肺炎	37.5
		急性上呼吸道感染	5.7
		急性支气管炎	5.7
区属二级医院	呼吸系统疾病		67.4
		肺炎	31.0
		急性支气管炎	11.5
		急性扁桃体炎	8.4

续 表

医 疗 机 构	疾 病 分 类	病 种	占比(%)
社区卫生服务中心(站)	呼吸系统疾病		88.5
		肺炎	44.2
		细菌性肺炎	13.5
		急性支气管炎	13.5

如表4–19,青年流向市级三级医院、区属三级医院和区属二级医院住院人次中,均因妊娠、分娩和产褥期住院人次占比最高,其中占比最高的病种集中于医疗性流产、为盆腔器官异常给予的孕产妇医疗,以及单胎顺产;流向社区卫生服务中心(站)住院人次中,因呼吸系统疾病(35.9%)住院人次占比最高,其中占比最高的病种是肺炎(8.3%)、急性支气管炎(7.8%),以及呼吸性疾患(7.8%)。

表4–19　青年在各医疗机构住院人次占比最高的住院原因

医 疗 机 构	疾 病 分 类	病 种	占比(%)
市级三级医院	妊娠、分娩和产褥期		24.7
		医疗性流产	2.9
		为盆腔器官异常给予的孕产妇医疗	2.3
		单胎顺产	1.5
区属三级医院	妊娠、分娩和产褥期		34.1
		医疗性流产	4.9
		单胎顺产	3.6
		为盆腔器官异常给予的孕产妇医疗	3.4
区属二级医院	妊娠、分娩和产褥期		45.3
		医疗性流产	8.1
		单胎顺产	6.6
		为盆腔器官异常给予的孕产妇医疗	3.9
社区卫生服务中心(站)	呼吸系统疾病		35.9
		肺炎	8.3
		急性支气管炎	7.8
		呼吸性疾患	7.8

如表4–20,中年流向市级三级医院住院人次中,因肿瘤(34.5%),其中占比最高的病种是支气管和肺恶性肿瘤(6.0%)、肝和肝内胆管恶性肿瘤(3.2%),以及乳房恶性肿瘤(2.7%);流向区属三级医院和区属二级医院住院人次中,均因循环系统疾病住院人次占比最高,其中占比最高的就诊病种集中于特发性高血压、脑梗死,以及慢性缺血性心脏病;流向社区卫生服务中心(站)住院人次中,因呼吸系统疾病(31.0%)住院人次占比最高,其中占比最高的病种是急性支气管炎(7.9%)、肺炎(6.8%),以及呼吸性疾患(4.9%)。

表4-20 中年在各医疗机构住院人次占比最高的住院原因

医疗机构	疾病分类	病种	占比(%)
市级三级医院	肿瘤		34.5
		支气管和肺恶性肿瘤	6.0
		肝和肝内胆管恶性肿瘤	3.2
		乳房恶性肿瘤	2.7
区属三级医院	循环系统疾病		17.8
		特发性高血压	5.2
		脑梗死	2.7
		慢性缺血性心脏病	2.5
区属二级医院	循环系统疾病		15.7
		脑梗死	3.3
		特发性高血压	2.7
		慢性缺血性心脏病	1.9
社区卫生服务中心(站)	呼吸系统疾病		31.0
		急性支气管炎	7.9
		肺炎	6.8
		呼吸性疾患	4.9

如表4-21,年轻老年人流向市级三级医院住院人次中,因肿瘤(30.8%)住院人次占比最高,其种占比最高的病种是支气管和肺恶性肿瘤(7.9%)、肝和肝内胆管恶性肿瘤(2.4%),以及胃恶性肿瘤(1.8%);流向区属三级医院、区属二级医院和社区卫生服务中心(站)住院人次中,均因循环系统疾病住院人次占比最高,其中占比最高的病种集中于脑梗死等。

表4-21 年轻老年人在各医疗机构住院人次占比最高的住院原因

医疗机构	疾病分类	病种	占比(%)
市级三级医院	肿瘤		30.8
		支气管和肺恶性肿瘤	7.9
		肝和肝内胆管恶性肿瘤	2.4
		胃恶性肿瘤	1.8
区属三级医院	循环系统疾病		27.7
		特发性高血压	7.4
		慢性缺血性心脏病	5.1
		脑梗死	5.0
区属二级医院	循环系统疾病		27.2
		脑梗死	7.7
		慢性缺血性心脏病	4.5
		特发性高血压	4.2
社区卫生服务中心(站)	循环系统疾病		46.1
		脑血管病后遗症	22.6
		脑梗死	11.7
		脑血管病	4.5

如表 4-22,老年人流向各级医疗机构住院人次中,均因循环系统疾病住院人次占比最高,其中占比最高的病种集中于慢性缺血性心脏病、脑梗死等。

表 4-22 老年人在各医疗机构住院人次占比最高的住院原因

医 疗 机 构	疾 病 分 类	病 种	占比(%)
市级三级医院	循环系统疾病		29.7
		慢性缺血性心脏病	7.1
		特发性高血压	4.2
		脑梗死	3.5
区属三级医院	循环系统疾病		38.1
		慢性缺血性心脏病	8.6
		特发性高血压	7.7
		脑梗死	7.2
区属二级医院	循环系统疾病		40.7
		慢性缺血性心脏病	11.2
		脑梗死	10.4
		特发性高血压	5.5
社区卫生服务中心(站)	循环系统疾病		53.8
		脑血管病后遗症	23.5
		慢性缺血性心脏病	11.4
		脑梗死	10.0

如表 4-23,长寿老人流向各级医疗机构住院人次中,均因循环系统疾病住院人次占比最高,其中占比最高的病种集中于慢性缺血性心脏病、脑梗死等。

表 4-23 长寿老人在各医疗机构住院人次占比最高的住院原因

医 疗 机 构	疾 病 分 类	病 种	占比(%)
市级三级医院	循环系统疾病		38.5
		慢性缺血性心脏病	9.6
		特发性高血压	6.8
		脑梗死	5.1
区属三级医院	循环系统疾病		48.5
		慢性缺血性心脏病	15.4
		特发性高血压	9.2
		脑梗死	6.4
区属二级医院	循环系统疾病		50.4
		慢性缺血性心脏病	18.6
		脑梗死	8.5
		特发性高血压	7.0
社区卫生服务中心(站)	循环系统疾病		62.9
		慢性缺血性心脏病	23.0
		脑血管病后遗症	21.6
		脑梗死	8.2

三、住院人口平均住院天数及住院天数最长的住院原因

（一）总体概述

2019年,上海市住院人口平均住院天数是6.9天①。

如表4-24,住院人口因精神和行为障碍(28.8天)、循环系统疾病(10.2天),以及损伤、中毒和外因的某些其他后果(9.6天)住院产生的平均住院天数最长。因精神和行为障碍住院产生的平均住院天数中,天数最长的病种是精神分裂症(28.8天)。因循环系统疾病住院产生的平均住院天数中,天数最长的病种是脑血管病后遗症(17.1天)、脑内出血(16.7天),以及脑梗死(12.9天)。因损伤、中毒和外因的某些其他后果住院产生的平均住院天数中,天数最长的病种是内部矫形外科假体装置、植入物和移植物的并发症(15.2天),股骨骨折(13.6天),以及颅内损伤(13.1天)。

表4-24　住院天数最长的住院原因

顺　位	疾病分类	病　种	平均住院天数(天)
1	精神和行为障碍		28.8
		精神分裂症	28.8
2	循环系统疾病		10.2
		脑血管病后遗症	17.1
		脑内出血	16.7
		脑梗死	12.9
3	损伤、中毒和外因的某些其他后果		9.6
		内部矫形外科假体装置、植入物和移植物的并发症	15.2
		股骨骨折	13.6
		颅内损伤	13.1

（二）不同支付方式人口平均住院天数及住院天数最长的住院原因

医保支付住院人口的平均住院天数是7.4天;非医保支付住院人口是6.0天。

如表4-25,医保支付住院人口因精神和行为障碍(30.1天)、循环系统疾病(10.7天),以及呼吸系统疾病(9.8天)住院的平均住院天数最长。因精神和行为障碍住院产生的平均住院天数中,天数最长的病种是精神分裂症(30.1天)。因循环系统疾病住院产生的平均住院天数中,天数最长的病种是脑血管病后遗症(18.1天)、脑内出血(17.3天),以及脑梗死(13.2天)。因呼吸系统疾病住院产生的平均住院天数中,天数最长的病种是呼吸衰竭(12.6天)、慢性阻塞性肺病(11.7天),以及呼吸性疾患(11.5天)。

---

① 说明:剔除住院天数大于60天的住院人次,且仅展示按住院人次占比排序,累计前80%的病种。

表 4-25　医保支付住院人口平均住院天数最长的住院原因

表 4-25　医保支付住院人口平均住院天数最长的住院原因

顺　位	疾 病 分 类	病　　种	平均住院天数(天)
1	精神和行为障碍		30.1
		精神分裂症	30.1
2	循环系统疾病		10.7
		脑血管病后遗症	18.1
		脑内出血	17.3
		脑梗死	13.2
3	呼吸系统疾病		9.8
		呼吸衰竭	12.6
		慢性阻塞性肺病	11.7
		呼吸性疾患	11.5

如表 4-26,非医保支付住院人口因精神和行为障碍(27.5 天)、损伤、中毒和外因的某些其他后果(9.6 天),以及循环系统疾病(8.3 天)住院的平均住院天数最长。因精神和行为障碍住院产生的平均住院天数中,天数最长的病种是精神分裂症(27.5 天)。因损伤、中毒和外因的某些其他后果住院产生的平均住院天数中,天数最长的病种是颅内损伤(13.4 天)、内部矫形外科假体装置、植入物和移植物的并发症(12.2 天),以及股骨骨折(11.8 天)。因循环系统疾病住院产生的平均住院天数中,天数最长的病种是脑内出血(15.3 天)、脑血管病后遗症(11.8 天),以及主动脉瘤和主动脉夹层(11.6 天)。

表 4-26　非医保支付住院人口平均住院天数最长的住院原因

顺　位	疾 病 分 类	病　　种	平均住院天数(天)
1	精神和行为障碍		27.5
		精神分裂症	27.5
2	损伤、中毒和外因的某些其他后果		9.6
		颅内损伤	13.4
		内部矫形外科假体装置、植入物和移植物的并发症	12.2
		股骨骨折	11.8
3	循环系统疾病		8.3
		脑内出血	15.3
		脑血管病后遗症	11.8
		主动脉瘤和主动脉夹层	11.6

(三) 不同性别人口平均住院天数及住院天数最长的住院原因

如图 4-6,男性平均住院天数(7.3 天)高于女性(6.6 天)。医保支付住院人口中,男性平均住院天数是 7.7 天,女性是 7.2 天;在非医保支付住院人口中,男性平均住院天数是 6.5 天,女性是 5.6 天。

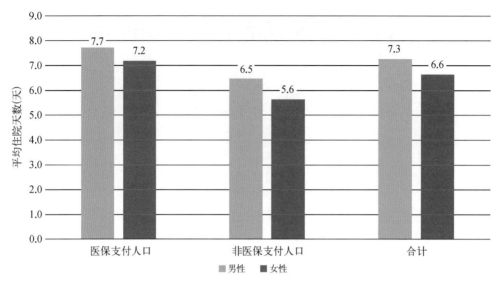

图 4 - 6　不同性别人口平均住院天数

　　如表 4 - 27，男性因精神和行为障碍(28.0 天)、循环系统疾病(10.0 天)，以及损伤、中毒和外因的某些其他后果(9.6 天)住院的平均住院天数最长。因精神和行为障碍住院产生的平均住院天数中，天数最长的病种是精神分裂症(28.0 天)。因循环系统疾病住院产生的平均住院天数中，天数最长的病种是脑血管病后遗症(17.0 天)、脑内出血(16.7 天)，以及脑梗死(12.8 天)。因损伤、中毒和外因的某些其他后果住院产生的平均住院天数中，天数最长的病种是内部矫形外科假体装置、植入物和移植物的并发症(14.5 天)，颅内损伤(13.4 天)，以及股骨骨折(13.0 天)。

表 4 - 27　男性平均住院天数最长的住院原因

顺　位	疾 病 分 类	病　种	平均住院天数(天)
1	精神和行为障碍		28.0
		精神分裂症	28.0
2	循环系统疾病		10.0
		脑血管病后遗症	17.0
		脑内出血	16.7
		脑梗死	12.8
3	损伤、中毒和外因的某些其他后果		9.6
		内部矫形外科假体装置、植入物和移植物的并发症	14.5
		颅内损伤	13.4
		股骨骨折	13.0

　　如表 4 - 28，女性因精神和行为障碍(29.6 天)、循环系统疾病(10.5 天)，以及损伤、中毒和外因的某些其他后果(9.7 天)住院的平均住院天数最长。因精神和行为障碍住院产生的平均住院天数中，天数最长的病种是精神分裂症(29.6 天)。因循环系统疾病住院产生的平

均住院天数中,天数最长的病种是脑血管病后遗症(17.3 天)、脑内出血(16.8 天),以及脑梗死(12.9 天)。因损伤、中毒和外因的某些其他后果住院产生的平均住院天数中,天数最长的病种是内部矫形外科假体装置、植入物和移植物的并发症(15.6 天),股骨骨折(13.9 天),以及颅内损伤(12.6 天)。

表 4 - 28　女性平均住院天数最长的住院原因

顺 位	疾 病 分 类	病 种	平均住院天数(天)
1	精神和行为障碍		29.6
		精神分裂症	29.6
2	循环系统疾病		10.5
		脑血管病后遗症	17.3
		脑内出血	16.8
		脑梗死	12.9
3	损伤、中毒和外因的某些其他后果		9.7
		内部矫形外科假体装置、植入物和移植物的并发症	15.6
		股骨骨折	13.9
		颅内损伤	12.6

(四) 不同年龄人口平均住院天数及住院天数最长的住院原因

如图 4 - 7,医保支付住院人口在各年龄段的平均住院天数均略高于非医保支付住院人口。

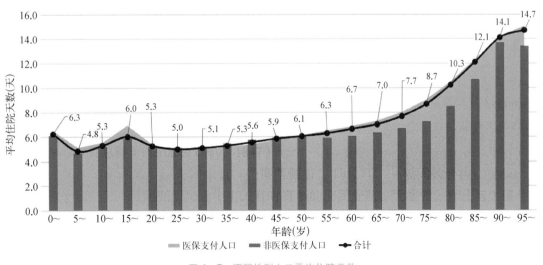

图 4 - 7　不同性别人口平均住院天数

如表 4 - 29,医保支付住院人口和非医保支付住院人口中,长寿老人的平均住院天数最长,分别为 14.4 天和 13.6 天。

表4-29 不同年龄组人口的平均住院天数(天)

年龄组	支付方式		合 计
	医保支付	非医保支付	
儿童	5.9	5.5	5.7
青年	5.2	5.4	5.3
中年	6.2	6.0	6.1
年轻老年人	7.4	6.3	7.1
老年人	10.5	8.3	10.2
长寿老人	14.4	13.6	14.2

如表4-30,儿童因精神和行为障碍(26.3天)、传染病和寄生虫病(9.3天),以及循环系统疾病(9.1天)住院的平均住院天数最长。因精神和行为障碍住院产生的平均住院天数中,天数最长的病种是精神分裂症(26.3天)。因传染病和寄生虫病住院产生的平均住院天数中,天数最长的病种是脓毒病(9.9天)、呼吸道结核(8.8天),以及带状疱疹(7.0天)。因循环系统疾病住院产生的平均住院天数中,天数最长的病种是急性缺血性心脏病(22.0天)、主动脉瘤和主动脉夹层(15.3天),以及心房纤颤和扑动(13.8天)。

表4-30 儿童平均住院天数最长的住院原因

顺 位	疾病分类	病 种	平均住院天数(天)
1	精神和行为障碍		26.3
		精神分裂症	26.3
2	传染病和寄生虫病		9.3
		脓毒病	9.9
		呼吸道结核	8.8
		带状疱疹	7.0
3	循环系统疾病		9.1
		急性缺血性心脏病	22.0
		主动脉瘤和主动脉夹层	15.3
		心房纤颤和扑动	13.8

如表4-31,青年因精神和行为障碍(29.7天)、损伤、中毒和外因的某些其他后果(8.3天),以及循环系统疾病(7.4天)住院的平均住院天数最长。因精神和行为障碍住院产生的平均住院天数中,天数最长的病种是精神分裂症(29.7天)。因损伤、中毒和外因的某些其他后果住院产生的平均住院天数中,天数最长的病种是颅内损伤(12.6天)、腰椎和骨盆骨折(12.5天),以及股骨骨折(12.2天)。因循环系统疾病住院产生的平均住院天数中,天数最长的病种是脑内出血(18.0天)、脑血管病后遗症(17.9天),以及主动脉瘤和主动脉夹层(13.8天)。

表 4 - 31　青年平均住院天数最长的住院原因

顺　位	疾 病 分 类	病　种	平均住院天数(天)
1	精神和行为障碍		29.7
		精神分裂症	29.7
2	损伤、中毒和外因的某些其他后果		8.3
		颅内损伤	12.6
		腰椎和骨盆骨折	12.5
		股骨骨折	12.2
3	循环系统疾病		7.4
		脑内出血	18.0
		脑血管病后遗症	17.9
		主动脉瘤和主动脉夹层	13.8

　　如表 4 - 32,中年因精神和行为障碍(30.0 天)、损伤、中毒和外因的某些其他后果(9.5 天),以及循环系统疾病(7.7 天)住院的平均住院天数最长。因精神和行为障碍住院产生的平均住院天数中,天数最长的病种是精神分裂症(30.0 天)。因损伤、中毒和外因的某些其他后果住院产生的平均住院天数中,天数最长的病种是颅内损伤(13.7 天),内部矫形外科假体装置、植入物和移植物的并发症(12.4 天),以及股骨骨折(11.6 天)。因循环系统疾病住院产生的平均住院天数中,天数最长的病种是脑内出血(16.8 天)、脑血管病后遗症(16.2 天),以及主动脉瘤和主动脉夹层(12.5 天)。

表 4 - 32　中年平均住院天数最长的住院原因

顺　位	疾 病 分 类	病　种	平均住院天数(天)
1	精神和行为障碍		30.0
		精神分裂症	30.0
2	损伤、中毒和外因的某些其他后果		9.5
		颅内损伤	13.7
		内部矫形外科假体装置、植入物和移植物的并发症	12.4
		股骨骨折	11.6
3	循环系统疾病		7.7
		脑内出血	16.8
		脑血管病后遗症	16.2
		主动脉瘤和主动脉夹层	12.5

　　如表 4 - 33,年轻老年人因精神和行为障碍(25.1 天)、损伤、中毒和外因的某些其他后果(9.6 天),以及呼吸系统疾病(9.3 天)住院的平均住院天数最长。因精神和行为障碍住院产生的平均住院天数中,天数最长的病种是精神分裂症(25.1 天)。因损伤、中毒和外因的某些其他后果住院产生的平均住院天数中,天数最长的病种是内部矫形外科假体装置、植入物和移植物的并发症(14.2 天),颅内损伤(13.5 天),以及股骨骨折(12.2 天)。因呼吸系统疾病

住院产生的平均住院天数中,天数最长的病种是呼吸衰竭(12.6天)、肺炎(10.9天),以及呼吸性疾患(10.4天)。

表4-33　年轻老年人平均住院天数最长的住院原因

顺　位	疾病分类	病　种	平均住院天数(天)
1	精神和行为障碍		25.1
		精神分裂症	25.1
2	损伤、中毒和外因的某些其他后果		9.6
		内部矫形外科假体装置、植入物和移植物的并发症	14.2
		颅内损伤	13.5
		股骨骨折	12.2
3	呼吸系统疾病		9.3
		呼吸衰竭	12.6
		肺炎	10.9
		呼吸性疾患	10.4

如表4-34,老年人因精神和行为障碍(24.1天)、损伤、中毒和外因的某些其他后果(12.3天),以及循环系统疾病(12.0天)住院的平均住院天数最长。因精神和行为障碍住院产生的平均住院天数中,天数最长的病种是精神分裂症(24.1天)。因损伤、中毒和外因的某些其他后果住院产生的平均住院天数中,天数最长的病种是内部矫形外科假体装置、植入物和移植物的并发症(18.9天),股骨骨折(14.3天),以及颅内损伤(12.9天)。因循环系统疾病住院产生的平均住院天数中,天数最长的病种是脑血管病后遗症(17.4天)、脑内出血(15.8天),以及脑梗死(13.5天)。

表4-34　老年人平均住院天数最长的住院原因

顺　位	疾病分类	病　种	平均住院天数(天)
1	精神和行为障碍		24.1
		精神分裂症	24.1
2	损伤、中毒和外因的某些其他后果		12.3
		内部矫形外科假体装置、植入物和移植物的并发症	18.9
		股骨骨折	14.3
		颅内损伤	12.9
3	循环系统疾病		12.0
		脑血管病后遗症	17.4
		脑内出血	15.8
		脑梗死	13.5

如表4-35,长寿老人因精神和行为障碍(18.3天)、循环系统疾病(15.7天),以及肌肉骨骼系统和结缔组织疾病(15.1天)住院的平均住院天数最长。因精神和行为障碍住院产生

的平均住院天数中,天数最长的病种是精神分裂症(18.3 天)。因循环系统疾病住院产生的平均住院天数中,天数最长的病种是脑血管病后遗症(19.5 天)、慢性缺血性心脏病(16.9 天),以及特发性高血压(15.9 天)。因肌肉骨骼系统和结缔组织疾病住院产生的平均住院天数中,天数最长的病种是关节炎(17.1 天)、颈椎间盘疾患(16.6 天),以及脊椎病(16.5 天)。

表 4 - 35　长寿老人平均住院天数最长的住院原因

顺　位	疾病分类	病　种	平均住院天数(天)
1	精神和行为障碍		18.3
		精神分裂症	18.3
2	循环系统疾病		15.7
		脑血管病后遗症	19.5
		慢性缺血性心脏病	16.9
		特发性高血压	15.9
3	肌肉骨骼系统和结缔组织疾病		15.1
		关节炎	17.1
		颈椎间盘疾患	16.6
		脊椎病	16.5

(五)住院人口在各医疗机构平均住院天数及住院天数最长的住院原因

住院人口在市级三级医院平均住院天数是 5.7 天,区属三级医院是 7.6 天,区属二级医院是 9.1 天,社区卫生服务中心(站)是 15.0 天。

如表 4 - 36,住院人口在市级三级医院因损伤、中毒和外因的某些其他后果(7.5 天)、循环系统疾病(7.4 天),以及呼吸系统疾病(7.3 天)住院的平均住院天数最长。因损伤、中毒和外因的某些其他后果住院产生的平均住院天数中,天数最长的病种是颅内损伤(13.3 天)、内部矫形外科假体装置、植入物和移植物的并发症(11.1 天),以及股骨骨折(9.7 天)。因循环系统疾病住院产生的平均住院天数中,天数最长的病种是脑血管病后遗症(15.2 天)、脑内出血(15.2 天),以及主动脉瘤和主动脉夹层(11.7 天)。因呼吸系统疾病住院产生的平均住院天数中,天数最长的病种是呼吸衰竭(12.7 天)、慢性阻塞性肺病(10.6 天),以及呼吸性疾患(9.2 天)。

表 4 - 36　住院人口在市级三级医院平均住院天数最长的住院原因

顺　位	疾病分类	病　种	平均住院天数(天)
1	损伤、中毒和外因的某些其他后果		7.5
		颅内损伤	13.3
		内部矫形外科假体装置、植入物和移植物的并发症	11.1
		股骨骨折	9.7
2	循环系统疾病		7.4
		脑血管病后遗症	15.2
		脑内出血	15.2
		主动脉瘤和主动脉夹层	11.7

顺　位	疾病分类	病　种	平均住院天数(天)
3	呼吸系统疾病		7.3
		呼吸衰竭	12.7
		慢性阻塞性肺病	10.6
		呼吸性疾患	9.2

如表4-37,住院人口在区属三级医院因损伤、中毒和外因的某些其他后果(10.0天)、循环系统疾病(9.1天),以及传染病和寄生虫病(9.1天)住院的平均住院天数最长。因损伤、中毒和外因的某些其他后果住院产生的平均住院天数中,天数最长的病种是内部矫形外科假体装置、植入物和移植物的并发症(13.3天)、颅内损伤(12.9天),以及股骨骨折(12.6天)。因循环系统疾病住院产生的平均住院天数中,天数最长的病种是脑内出血(15.4天)、动脉粥样硬化(11.4天),以及脑血管病后遗症(11.4天)。因传染病和寄生虫病住院产生的平均住院天数中,天数最长的病种是脓毒病(10.6天)、带状疱疹(8.5天),以及慢性病毒性肝炎(8.1天)。

表4-37　住院人口在区属三级医院平均住院天数最长的住院原因

顺　位	疾病分类	病　种	平均住院天数(天)
1	损伤、中毒和外因的某些其他后果		10.0
		内部矫形外科假体装置、植入物和移植物的并发症	13.3
		颅内损伤	12.9
		股骨骨折	12.6
2	循环系统疾病		9.1
		脑内出血	15.4
		动脉粥样硬化	11.4
		脑血管病后遗症	11.4
3	传染病和寄生虫病		9.1
		脓毒病	10.6
		带状疱疹	8.5
		慢性病毒性肝炎	8.1

如表4-38,住院人口在区属二级医院因传染病和寄生虫病(12.8天)、循环系统疾病(12.7天),以及损伤、中毒和外因的某些其他后果(12.1天)住院的平均住院天数最长。因传染病和寄生虫病住院产生的平均住院天数中,天数最长的病种是呼吸道结核(19.9天)、脓毒病(12.8天),以及慢性病毒性肝炎(11.9天)。因循环系统疾病住院产生的平均住院天数中,天数最长的病种是脑血管病后遗症(18.8天)、脑内出血(18.1天),以及脑梗死(14.0天)。因损伤、中毒和外因的某些其他后果住院产生的平均住院天数中,天数最长的病种是股骨骨折(18.3天),内部矫形外科假体装置、植入物和移植物的并发症(16.6天),以及小腿(包括踝)骨折(13.5天)。

表4-38 住院人口在区属二级医院平均住院天数最长的住院原因

顺 位	疾 病 分 类	病 种	平均住院天数(天)
1	传染病和寄生虫病		12.8
		呼吸道结核	19.9
		脓毒病	12.8
		慢性病毒性肝炎	11.9
2	循环系统疾病		12.7
		脑血管病后遗症	18.8
		脑内出血	18.1
		脑梗死	14.0
3	损伤、中毒和外因的某些其他后果		12.1
		股骨骨折	18.3
		内部矫形外科假体装置、植入物和移植物的并发症	16.6
		小腿(包括踝)骨折	13.5

如表4-39,住院人口在社区卫生服务中心(站)因妊娠、分娩和产褥期(40.8天),损伤、中毒和外因的某些其他后果(21.5天),以及内分泌、营养和代谢疾病(19.3天)住院的平均住院天数最长。因妊娠、分娩和产褥期住院产生的平均住院天数中,天数最长的病种是妊娠期糖尿病(40.8天)。因损伤、中毒和外因的某些其他后果住院产生的平均住院天数中,天数最长的病种是在肩和上臂水平的肌肉和肌腱损伤(58.0天)、腰椎和骨盆骨折(28.6天),以及股骨骨折(24.2天)。因内分泌、营养和代谢疾病住院产生的平均住院天数中,天数最长的病种是其他内分泌疾患(42.0天)、非胰岛素依赖型糖尿病(19.7天),以及糖尿病(14.3天)。

表4-39 住院人口在社区卫生服务中心(站)平均住院天数最长的住院原因

顺 位	疾 病 分 类	病 种	平均住院天数(天)
1	妊娠、分娩和产褥期		40.8
		妊娠期糖尿病	40.8
2	损伤、中毒和外因的某些其他后果		21.5
		在肩和上臂水平的肌肉和肌腱损伤	58.0
		腰椎和骨盆骨折	28.6
		股骨骨折	24.2
3	内分泌、营养和代谢病		19.3
		其他内分泌疾患	42.0
		非胰岛素依赖型糖尿病	19.7
		糖尿病	14.3

1. 不同支付方式人口差异

如图4-8,医保支付住院人口各医疗机构平均住院天数均高于非医保支付住院人口。医保支付住院人口在市级三级医院平均住院天数是 5.8 天,区属三级医院是 7.8 天,区属二级医院是 9.7 天,社区卫生服务中心(站)是 15.0 天;非医保支付住院人口在市级三级医院平均住院天数是 5.6 天,区属三级医院是 6.8 天,区属二级医院是 7.4 天,社区卫生服务中心(站)是 14.9 天。

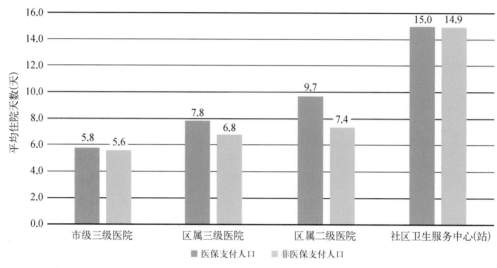

图 4 - 8　不同支付方式人口在各医疗机构内的平均住院天数

如表 4 - 40,医保支付住院人口在市级三级医院和区属三级医院均因呼吸系统疾病住院的平均住院天数最长,其中天数最长的病种集中于呼吸衰竭、呼吸性疾患等;在区属二级医院内因循环系统疾病(13.1 天)住院的平均住院天数最长,其中天数最长的病种是脑血管病后遗症(19.9 天)、脑内出血(18.9 天),以及脑梗死(14.3 天);在社区卫生服务中心(站)住院人口内因损伤、中毒和外因的某些其他后果(23.5 天)住院的平均住院天数最长,其中天数最长的病种是腰椎和骨盆骨折(34.1 天)、颅内损伤(32.2 天),以及股骨骨折(25.6 天)。

表 4 - 40　医保支付住院人口在各医疗机构平均住院天数最长的住院原因

机 构 选 择	疾 病 分 类	病　　　种	平均住院天数(天)
市级三级医院	呼吸系统疾病		7.9
		呼吸衰竭	12.8
		慢性阻塞性肺病	10.6
		呼吸性疾患	9.9
区属三级医院	呼吸系统疾病		9.6
		呼吸衰竭	11.9
		呼吸性疾患	10.9
		其他胸膜情况	10.7
区属二级医院	循环系统疾病		13.1
		脑血管病后遗症	19.9
		脑内出血	18.9
		脑梗死	14.3

机 构 选 择	疾 病 分 类	病　　种	平均住院天数（天）
社区卫生服务中心（站）	损伤、中毒和外因的某些其他后果		23.5
		腰椎和骨盆骨折	34.1
		颅内损伤	32.2
		股骨骨折	25.6

如表4-41，非医保支付住院人口在市级三级医院和区属三级医院均因损伤、中毒和外因的某些其他后果住院的平均住院天数最长，其中天数最长的病种集中于颅内损伤、股骨骨折等；在区属二级医院和社区卫生服务中心（站）内均因传染病和寄生虫病住院的平均住院天数最长，其中天数最长的病种集中于呼吸道结核等。

表4-41　非医保支付住院人口在各医疗机构平均住院天数最长的住院原因

机 构 选 择	疾 病 分 类	病　　种	平均住院天数（天）
市级三级医院	损伤、中毒和外因的某些其他后果		7.9
		颅内损伤	13.7
		内部矫形外科假体装置、植入物和移植物的并发症	10.4
		股骨骨折	9.6
区属三级医院	损伤、中毒和外因的某些其他后果		10.5
		颅内损伤	13.4
		股骨骨折	12.7
		小腿（包括踝）骨折	11.9
区属二级医院	传染病和寄生虫病		12.5
		慢性病毒性肝炎	14.9
		呼吸道结核	14.0
		脓毒病	10.8
社区卫生服务中心（站）	传染病和寄生虫病		29.0
		呼吸道结核	43.0
		带状疱疹	15.0

2. 不同性别人口差异

如图4-9，男性在市级三级医院平均住院天数是6.0天，区属三级医院是7.9天，区属二级医院是9.7天，社区卫生服务中心（站）是14.5天；女性在市级三级医院平均住院天数是5.4天，区属三级医院是7.3天，区属二级医院是8.6天，社区卫生服务中心（站）是15.4天。

如表4-42，男性在市级三级医院、区属三级医院和社区卫生服务中心（站）均因损伤、中毒和外因的某些其他后果住院的平均住院天数最长，其中天数最长的病种集中于颅内损伤，内部矫形外科假体装置、植入物和移植物的并发症等；在区属二级医院因传染病和寄生虫病

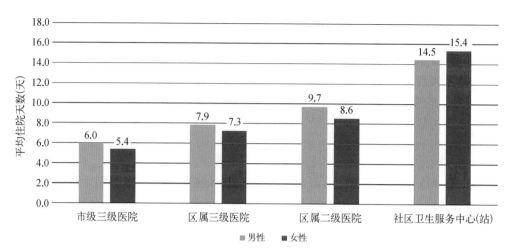

图4-9 不同性别人口在各医疗机构平均住院天数

（13.7天）住院的平均住院天数最长，其中天数最长的病种是呼吸道结核（20.9天）、脓毒病（13.3天），以及慢性病毒性肝炎（12.4天）。

表4-42 男性在各医疗机构平均住院天数最长的住院原因

机 构 选 择	疾 病 分 类	病 种	平均住院天数（天）
市级三级医院	损伤、中毒和外因的某些其他后果		7.7
		颅内损伤	13.5
		内部矫形外科假体装置、植入物和移植物的并发症	11.3
		股骨骨折	9.7
区属三级医院	损伤、中毒和外因的某些其他后果		10.1
		内部矫形外科假体装置、植入物和移植物的并发症	13.8
		颅内损伤	12.9
		股骨骨折	12.7
区属二级医院	传染病和寄生虫病		13.7
		呼吸道结核	20.9
		脓毒病	13.3
		慢性病毒性肝炎	12.4
社区卫生服务中心（站）	损伤、中毒和外因的某些其他后果		18.1
		颅内损伤	24.2
		内部矫形外科假体装置、植入物和移植物的并发症	23.6
		腰椎和骨盆骨折	21.7

如表4-43，女性在市级三级医院和区属三级医院均因损伤、中毒和外因的某些其他后果

住院的平均住院天数最长,其中天数最长的病种集中于颅内损伤、股骨骨折,以及内部矫形外科假体装置、植入物和移植物的并发症;在区属二级医院因循环系统疾病(12.7 天)住院的平均住院天数最长,其中天数最长的病种是脑血管病后遗症(19.1 天)、脑内出血(18.2 天),以及主动脉瘤和主动脉夹层(14.3 天);在社区卫生服务中心(站)因妊娠、分娩和产褥期(33.9 天)住院的平均住院天数最长,其中天数最长的病种是妊娠期糖尿病(33.9 天)。

表 4-43 女性在各医疗机构平均住院天数最长的住院原因

机 构 选 择	疾 病 分 类	病 种	平均住院天数(天)
市级三级医院	损伤、中毒和外因的某些其他后果		7.3
		颅内损伤	12.8
		内部矫形外科假体装置、植入物和移植物的并发症	11.0
		股骨骨折	9.7
区属三级医院	损伤、中毒和外因的某些其他后果		9.8
		颅内损伤	12.9
		内部矫形外科假体装置、植入物和移植物的并发症	12.9
		股骨骨折	12.5
区属二级医院	循环系统疾病		12.7
		脑血管病后遗症	19.1
		脑内出血	18.2
		主动脉瘤和主动脉夹层	14.3
社区卫生服务中心(站)	妊娠、分娩和产褥期		33.9
		妊娠期糖尿病	33.9

3. 不同年龄组人口差异

如图 4-10,儿童在市级三级医院平均住院天数是 5.6 天,区属三级医院是 5.6 天,区属

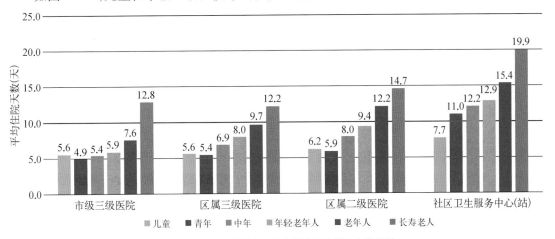

图 4-10 不同年龄人口在各医疗机构平均住院天数

二级医院是 6.2 天,社区卫生服务中心(站)是 7.7 天;青年在市级三级医院平均住院天数是 4.9 天,区属三级医院是 5.4 天,区属二级医院是 5.9 天,社区卫生服务中心(站)是 11.0 天;中年在市级三级医院平均住院天数是 5.4 天,区属三级医院是 6.9 天,区属二级医院是 8.0 天,社区卫生服务中心(站)是 12.2 天;年轻老年人在市级三级医院平均住院天数是 5.9 天,区属三级医院是 8.0 天,区属二级医院是 9.4 天,社区卫生服务中心(站)是 12.9 天;老年人在市级三级医院平均住院天数是 7.6 天,区属三级医院是 9.7 天,区属二级医院是 12.2 天,社区卫生服务中心(站)是 15.4 天;长寿老人在市级三级医院平均住院天数是 12.8 天,区属三级医院是 12.2 天,区属二级医院是 14.7 天,社区卫生服务中心(站)是 19.9 天。

如表 4-44,儿童在市级三级医院因传染病和寄生虫病(9.5 天)住院的平均住院天数最长,其中天数最长的病种是脓毒病(10.2 天)、呼吸道结核(8.4 天),以及带状疱疹(7.0 天);在区属三级医院内因血液疾病(6.4 天)住院的平均住院天数最长,其中天数最长的病种是再生障碍性贫血(26.0 天)、紫癜和其他出血性情况(6.6 天),以及贫血(4.1 天);在区属二级医院内因肿瘤(10.9 天)住院的平均住院天数最长,其中天数最长的病种是内分泌腺良性肿瘤(28.3 天)、脑恶性肿瘤(22.2 天),以及非霍奇金淋巴瘤(21.0 天);在社区卫生服务中心(站)内因损伤、中毒和外因的某些其他后果(15.0 天)住院的平均住院天数最长,其中天数最长的病种是小腿(包括踝)骨折(25.0 天),以及股骨骨折(5.0 天)。

表 4-44　儿童在各医疗机构平均住院天数最长的住院原因

机 构 选 择	疾 病 分 类	病　　种	平均住院天数(天)
市级三级医院	传染病和寄生虫病		9.5
		脓毒病	10.2
		呼吸道结核	8.4
		带状疱疹	7.0
区属三级医院	血液疾病		6.4
		再生障碍性贫血	26.0
		紫癜和其他出血性情况	6.6
		贫血	4.1
区属二级医院	肿瘤		10.9
		内分泌腺良性肿瘤	28.3
		脑恶性肿瘤	22.2
		非霍奇金淋巴瘤	21.0
社区卫生服务中心(站)	损伤、中毒和外因的某些其他后果		15.0
		小腿(包括踝)骨折	25.0
		股骨骨折	5.0

如表 4-45,青年在市级三级医院因血液疾病(7.4 天)住院的平均住院天数最长,其中天数最长的病种是再生障碍性贫血(9.0 天)、紫癜和其他出血性情况(6.7 天),以及贫血(6.1 天);在区属三级医院内因损伤、中毒和外因的某些其他后果(8.9 天)住院的平均住院天数最长,其中天数最长的病种是股骨骨折(13.1 天)、内部矫形外科假体装置、植入物

和移植物的并发症(12.7天),以及颅内损伤(11.9天);在区属二级医院和社区卫生服务中心(站)均因传染病和寄生虫病住院的平均住院天数最长,其中天数最长的病种集中于呼吸道结核等。

表4-45　青年在各医疗机构平均住院天数最长的住院原因

机 构 选 择	疾 病 分 类	病　　种	平均住院天数(天)
市级三级医院	血液疾病		7.4
		再生障碍性贫血	9.0
		紫癜和其他出血性情况	6.7
		贫血	6.1
区属三级医院	损伤、中毒和外因的某些其他后果		8.9
		股骨骨折	13.1
		内部矫形外科假体装置、植入物和移植物的并发症	12.7
		颅内损伤	11.9
区属二级医院	传染病和寄生虫病		12.9
		呼吸道结核	19.7
		脓毒病	13.2
		慢性病毒性肝炎	10.8
社区卫生服务中心(站)	传染病和寄生虫病		29.0
		呼吸道结核	43.0
		带状疱疹	15.0

如表4-46,中年在市级三级医院、区属三级医院和社区卫生服务中心(站)均因损伤、中毒和外因的某些其他后果住院的平均住院天数最长,其中天数最长的病种集中于内部矫形外科假体装置、植入物和移植物的并发症等;在区属二级医院因传染病和寄生虫病(12.5天)住院的平均住院天数最长,其中天数最长的病种是呼吸道结核(16.9天)、慢性病毒性肝炎(12.5天),以及脓毒病(10.4天)。

表4-46　中年在各医疗机构平均住院天数最长的住院原因

机 构 选 择	疾 病 分 类	病　　种	平均住院天数(天)
市级三级医院	损伤、中毒和外因的某些其他后果		7.8
		颅内损伤	14.1
		内部矫形外科假体装置、植入物和移植物的并发症	11.5
		股骨骨折	9.1
区属三级医院	损伤、中毒和外因的某些其他后果		10.2
		颅内损伤	13.8
		股骨骨折	11.9

续　表

机 构 选 择	疾 病 分 类	病 种	平均住院天数(天)
		内部矫形外科假体装置、植入物和移植物的并发症	11.9
区属二级医院	传染病和寄生虫病		12.5
		呼吸道结核	16.9
		慢性病毒性肝炎	12.5
		脓毒病	10.4
社区卫生服务中心(站)	损伤、中毒和外因的某些其他后果		16.8
		内部矫形外科假体装置、植入物和移植物的并发症	24.0
		腰椎和骨盆骨折	22.9
		股骨骨折	20.4

如表4-47,年轻老年人在市级三级医院因呼吸系统疾病(7.8天)住院的平均住院天数最长,其中天数最长的病种是呼吸衰竭(12.7天)、肺炎(11.4天),以及慢性阻塞性肺病(9.0天);在区属三级医院因损伤、中毒和外因的某些其他后果(10.1天)住院的平均住院天数最长,其中天数最长的病种是颅内损伤(13.4天)、股骨骨折(12.6天),以及内部矫形外科假体装置、植入物和移植物的并发症(12.3天);在区属二级医院因传染病和寄生虫病(12.7天)住院的平均住院天数最长,其中天数最长的病种是呼吸道结核(20.4天)、慢性病毒性肝炎(15.9天),以及脓毒病(13.6天);在社区卫生服务中心(站)因眼和附器疾病(27.0天)住院的平均住院天数最长,其中天数最长的病种是视网膜疾患(27.0天)。

表4-47　年轻老年人在各医疗机构平均住院天数最长的住院原因

机 构 选 择	疾 病 分 类	病 种	平均住院天数(天)
市级三级医院	呼吸系统疾病		7.8
		呼吸衰竭	12.7
		肺炎	11.4
		慢性阻塞性肺病	9.0
区属三级医院	损伤、中毒和外因的某些其他后果		10.1
		颅内损伤	13.4
		股骨骨折	12.6
		内部矫形外科假体装置、植入物和移植物的并发症	12.3
区属二级医院	传染病和寄生虫病		12.7
		呼吸道结核	20.4
		慢性病毒性肝炎	15.9
		脓毒病	13.6
社区卫生服务中心(站)	眼和附器疾病		27.0
		视网膜疾患	27.0

如表 4−48,老年人在市级三级医院和区属三级医院均因呼吸系统疾病住院的平均住院天数最长,其中天数最长的病种集中于肺炎、呼吸衰竭等;在区属二级医院和社区卫生服务中心(站)均因损伤、中毒和外因的某些其他后果住院的平均住院天数最长,其中天数最长的病种集中于股骨骨折等。

表 4−48　老年人在各医疗机构平均住院天数最长的住院原因

机 构 选 择	疾 病 分 类	病　　种	平均住院天数(天)
市级三级医院	呼吸系统疾病		10.9
		肺炎	13.0
		呼吸衰竭	12.7
		呼吸性疾患	11.5
区属三级医院	呼吸系统疾病		10.7
		肺炎	12.2
		呼吸衰竭	12.0
		哮喘	11.4
区属二级医院	损伤、中毒和外因的某些其他后果		15.6
		内部矫形外科假体装置、植入物和移植物的并发症	20.1
		股骨骨折	18.7
		小腿(包括踝)骨折	15.0
社区卫生服务中心(站)	损伤、中毒和外因的某些其他后果		26.0
		腰椎和骨盆骨折	30.8
		足骨折(除外踝)	27.7
		股骨骨折	26.5

如表 4−49,长寿老人在市级三级医院和区属三级医院均因神经系统疾病住院的平均住院天数最长,其中天数最长的病种集中于癫痫(癫癎)等;在区属二级医院和社区卫生服务中心(站)均因损伤、中毒和外因的某些其他后果住院的平均住院天数最长,其中天数最长的病种集中于小腿(包括踝)骨折等。

表 4−49　长寿老人在各医疗机构平均住院天数最长的住院原因

机 构 选 择	疾 病 分 类	病　　种	平均住院天数(天)
市级三级医院	神经系统疾病		16.2
		张力失常	29.5
		帕金森病	27.0
		癫痫(癫癎)	21.2
区属三级医院	神经系统疾病		15.4
		睡眠障碍	17.7
		短暂性大脑缺血性发作和相关的综合征	15.7
		癫痫(癫癎)	15.2

续　表

机构选择	疾病分类	病　种	平均住院天数(天)
区属二级医院	损伤、中毒和外因的某些其他后果		18.4
		股骨骨折	21.4
		内部矫形外科假体装置、植入物和移植物的并发症	18.7
		小腿(包括踝)骨折	17.3
社区卫生服务中心(站)	损伤、中毒和外因的某些其他后果		25.3
		颅内损伤	55.0
		足骨折(除外踝)	51.0
		小腿(包括踝)骨折	35.7

第二节　住院费用360°视图

一、住院费用占比及占比最高的住院原因

(一) 总体概述

如表4-50,2019年,住院人口因肿瘤(23.3%)、循环系统疾病(22.8%),以及损伤、中毒和外因的某些其他后果(8.9%)产生的费用占比最高。因肿瘤产生的住院费用中,占比最高的病种是支气管和肺恶性肿瘤(4.6%)、肝和肝内胆管恶性肿瘤(1.6%),以及胃恶性肿瘤(1.5%)。因循环系统疾病产生的住院费用中,占比最高的病种是慢性缺血性心脏病(4.6%)、脑梗死(2.9%),以及特发性高血压(1.9%)。因损伤、中毒和外因的某些其他后果产生的住院费用中,占比最高的病种是股骨骨折(1.4%)、小腿(包括踝)骨折(1.4%),以及肩和上臂骨折(0.7%)。

表4-50　住院费用占比最高的住院原因

顺　　位	疾病分类	病　　种	费用占比(%)
1	肿瘤		23.3
		支气管和肺恶性肿瘤	4.6
		肝和肝内胆管恶性肿瘤	1.6
		胃恶性肿瘤	1.5
2	循环系统疾病		22.8
		慢性缺血性心脏病	4.6
		脑梗死	2.9
		特发性高血压	1.9
3	损伤、中毒和外因的某些其他后果		8.9
		股骨骨折	1.4
		小腿(包括踝)骨折	1.4
		肩和上臂骨折	0.7

(二) 不同支付方式住院费用占比及占比最高的住院原因

在住院人口产生的总费用中,医保支付人口住院费用占比62.3%,非医保支付人口37.7%。

由表4-51,医保支付人口因循环系统疾病(27.1%)、肿瘤(18.7%),以及消化系统疾病(8.8%)住院产生的费用占比最高。因循环系统疾病产生的住院费用中,占比最高的病种是慢性缺血性心脏病(5.6%)、脑梗死(4.0%),以及特发性高血压(2.6%)。因肿瘤产生的住院

费用中,占比最高的病种是支气管和肺恶性肿瘤(3.5%)、胃恶性肿瘤(1.2%),以及结肠恶性肿(1.1%)。因消化系统疾病产生的住院费用中,占比最高的病种是胆石症(2.0%)、肠的其他疾病(0.6%),以及腹股沟疝(0.5%)。

表4-51 医保支付人口住院费用占比最高的住院原因

顺 位	疾病分类	病 种	费用占比(%)
1	循环系统疾病		27.1
		慢性缺血性心脏病	5.6
		脑梗死	4.0
		特发性高血压	2.6
2	肿瘤		18.7
		支气管和肺恶性肿瘤	3.5
		胃恶性肿瘤	1.2
		结肠恶性肿瘤	1.1
3	消化系统疾病		8.8
		胆石症	2.0
		肠的其他疾病	0.6
		腹股沟疝	0.5

如表4-52,非医保支付人口因肿瘤(31.1%)、循环系统疾病(15.5%),以及损伤、中毒和外因的某些其他后果(11.9%)住院产生的费用占比最高。因肿瘤产生的住院费用中,占比最高的病种是支气管和肺恶性肿瘤(6.4%)、肝和肝内胆管恶性肿瘤(2.9%),以及胃恶性肿瘤(2.0%)。因循环系统疾病产生的住院费用中,占比最高的病种是慢性缺血性心脏病(2.9%)、心房纤颤和扑动(1.1%),以及脑梗死(1.0%)。因损伤、中毒和外因的某些其他后果产生的住院费用中,占比最高的病种是小腿(包括踝)骨折(1.9%)、颅内损伤(1.0%),以及股骨骨折(1.0%)。

表4-52 非医保支付人口住院费用占比最高的住院原因

顺 位	疾病分类	病 种	费用占比(%)
1	肿瘤		31.1
		支气管和肺恶性肿瘤	6.4
		肝和肝内胆管恶性肿瘤	2.9
		胃恶性肿瘤	2.0
2	循环系统疾病		15.5
		慢性缺血性心脏病	2.9
		心房纤颤和扑动	1.1
		脑梗死	1.0
3	损伤、中毒和外因的某些其他后果		11.9
		小腿(包括踝)骨折	1.9
		颅内损伤	1.0
		股骨骨折	1.0

（三）不同性别人口住院费用占比及占比最高的住院原因

如表 4−53，在住院人口产生的总费用中，男性占比 53.2%，女性占比 46.8%，性别比是 1.14。医保支付住院人口产生的费用中，男性占比 52.1%，女性占比 47.9%，性别比是 1.09；非医保支付住院人口产生的费用中，男性占比 54.9%，女性占比 45.1%，性别比是 1.22。

表 4−53　不同性别人口住院费用占比

性　别	支　付　方　式		合　计
	医 保 支 付	非医保支付	
男性(%)	52.1	54.9	53.2
女性(%)	47.9	45.1	46.8
男女性别比	1.09	1.22	1.14

如表 4−54，男性因循环系统疾病（25.5%）、肿瘤（23.0%），以及损伤、中毒和外因的某些其他后果（9.1%）住院产生的费用占比最高。因循环系统疾病产生的住院费用中，占比最高的病种是慢性缺血性心脏病（5.3%）、脑梗死（3.2%），以及特发性高血压（1.7%）。因肿瘤产生的住院费用中，占比最高的病种是支气管和肺恶性肿瘤（4.4%）、肝和肝内胆管恶性肿瘤（2.5%），以及胃恶性肿瘤（1.9%）。因损伤、中毒和外因的某些其他后果产生的住院费用中，占比最高的病种是小腿（包括踝）骨折（1.4%）、股骨骨折（1.0%），以及颅内损伤（0.8%）。

表 4−54　男性住院费用占比最高的住院原因

顺　位	疾病分类	病　种	费用占比(%)
1	循环系统疾病		25.5
		慢性缺血性心脏病	5.3
		脑梗死	3.2
		特发性高血压	1.7
2	肿瘤		23.0
		支气管和肺恶性肿瘤	4.4
		肝和肝内胆管恶性肿瘤	2.5
		胃恶性肿瘤	1.9
3	损伤、中毒和外因的某些其他后果		9.1
		小腿(包括踝)骨折	1.4
		股骨骨折	1.0
		颅内损伤	0.8

如表 4−55，女性因肿瘤（23.6%）、循环系统疾病（19.7%），以及损伤、中毒和外因的某些其他后果（8.7%）住院产生的费用占比最高。因肿瘤产生的住院费用中，占比最高的病种是支气管和肺恶性肿瘤（4.8%）、乳房恶性肿瘤（1.8%），以及子宫平滑肌瘤（1.2%）。因循环系统疾病产生的住院费用中，占比最高的病种是慢性缺血性心脏病（3.8%）、脑梗死（2.6%），以及特发性高血压（2.0%）。因损伤、中毒和外因的某些其他后果产生的住院费用中，占比最高的病种是股骨骨折（1.9%）、小腿（包括踝）骨折（1.3%），以及前臂骨折（0.9%）。

表4-55　女性住院费用占比最高的住院原因

顺　位	疾　病　分　类	病　　种	费用占比(%)
1	肿瘤		23.6
		支气管和肺恶性肿瘤	4.8
		乳房恶性肿瘤	1.8
		子宫平滑肌瘤	1.2
2	循环系统疾病		19.7
		慢性缺血性心脏病	3.8
		脑梗死	2.6
		特发性高血压	2.0
3	损伤、中毒和外因的某些其他后果		8.7
		股骨骨折	1.9
		小腿(包括踝)骨折	1.3
		前臂骨折	0.9

(四) 不同年龄人口住院费用占比及占比最高的住院原因

如图4-11,从住院费用占比随年龄段变化来看,在65~69岁(13.1%)出现1个波峰。

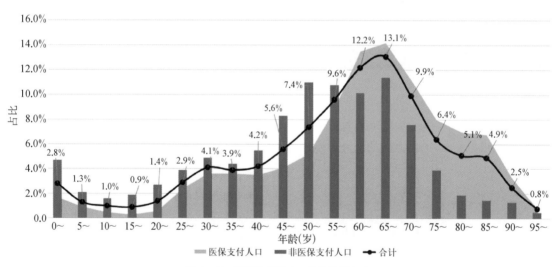

图4-11　不同年龄段人口住院费用占比

如表4-56,在住院人口产生的费用中,年轻老年人占比最高,为35.2%。医保支付住院人口产生的住院费用中,年轻老年人占比最高,为38.9%;非医保支付住院人口产生的住院费用中,中年住院费用占比最高,为30.1%。

如表4-57,儿童因先天性畸形、变形和染色体异常(24.9%)、呼吸系统疾病(13.2%),以及起源于围生期的某些情况(10.3%)住院产生的费用占比最高。因先天性畸形、变形和染色体异常产生的住院费用中,占比最高的病种是心间隔先天性畸形(7.6%)、大动脉先天性畸形(1.7%),以及胆囊、胆管和肝先天性畸形(1.6%)。因呼吸系统疾病产生的住院费用中,占比最高的病种是肺炎(6.6%)、细菌性肺炎(2.2%),以及扁桃体和腺样体慢性疾病(1.4%)。起源于围生期的某些情况产生的住院费用中,占比最高的病种是与孕期短和低出生体重有关的疾患(2.3%)、新生儿呼吸窘迫(2.1%),以及新生儿黄疸(1.4%)。

表 4-56 不同年龄组人口住院费用占比(%)

年 龄 组	支 付 方 式		合 计
	医保支付	非医保支付	
儿童	3.1	8.4	5.1
青年	14.0	23.3	17.4
中年	18.1	30.1	22.6
年轻老年人	38.9	29.1	35.2
老年人	21.8	7.3	16.4
长寿老人	4.1	1.8	3.3

表 4-57 儿童住院费用占比最高的住院原因

顺 位	疾 病 分 类	病 种	费用占比(%)
1	先天性畸形、变形和染色体异常		24.9
		心间隔先天性畸形	7.6
		大动脉先天性畸形	1.7
		胆囊、胆管和肝先天性畸形	1.6
2	呼吸系统疾病		13.2
		肺炎	6.6
		细菌性肺炎	2.2
		扁桃体和腺样体慢性疾病	1.4
3	起源于围生期的某些情况		10.3
		与孕期短和低出生体重有关的疾患	2.3
		新生儿呼吸窘迫	2.1
		新生儿黄疸	1.4

如表 4-58,青年因肿瘤(21.5%),妊娠、分娩和产褥期(15.7%),以及损伤、中毒和外因的某些其他后果(12.0%)住院产生的费用占比最高。因肿瘤产生的住院费用中,占比最高的病种是支气管和肺恶性肿瘤(2.4%)、甲状腺恶性肿瘤(2.1%),以及子宫平滑肌瘤(1.5%)。因妊娠、分娩和产褥期产生的住院费用中,占比最高的病种是为盆腔器官异常给予的孕产妇医疗(2.1%)、单胎顺产(1.3%),以及异位妊娠(1.0%)。因损伤、中毒和外因的某些其他后果产生的住院费用中,占比最高的病种是小腿(包括踝)骨折(2.2%)、肩和上臂骨折(0.9%),以及膝关节和韧带脱位、扭伤和劳损(0.9%)。

如表 4-59,中年因肿瘤(32.9%)、循环系统疾病(17.3%),以及损伤、中毒和外因的某些其他后果(10.8%)住院产生的费用占比最高。因肿瘤产生的住院费用中,占比最高的病种是支气管和肺恶性肿瘤(6.7%)、肝和肝内胆管恶性肿瘤(3.1%),以及胃恶性肿瘤(1.6%)。因循环系统疾病产生的住院费用中,占比最高的病种是慢性缺血性心脏病(2.7%)、脑梗死

（1.4%），以及脑血管病（1.1%）。因损伤、中毒和外因的某些其他后果产生的住院费用中，占比最高的病种是小腿（包括踝）骨折（2.1%）、肩和上臂骨折（0.8%），以及腰椎和骨盆骨折（0.8%）。

表4-58　青年住院费用占比最高的住院原因

顺　位	疾病分类	病　种	费用占比（%）
1	肿瘤		21.5
		支气管和肺恶性肿瘤	2.4
		甲状腺恶性肿瘤	2.1
		子宫平滑肌瘤	1.5
2	妊娠、分娩和产褥期		15.7
		为盆腔器官异常给予的孕产妇医疗	2.1
		单胎顺产	1.3
		异位妊娠	1.0
3	损伤、中毒和外因的某些其他后果		12.0
		小腿（包括踝）骨折	2.2
		肩和上臂骨折	0.9
		膝关节和韧带脱位、扭伤和劳损	0.9

表4-59　中年住院费用占比最高的住院原因

顺　位	疾病分类	病　种	费用占比（%）
1	肿瘤		32.9
		支气管和肺恶性肿瘤	6.7
		肝和肝内胆管恶性肿瘤	3.1
		胃恶性肿瘤	1.6
2	循环系统疾病		17.3
		慢性缺血性心脏病	2.7
		脑梗死	1.4
		脑血管病	1.1
3	损伤、中毒和外因的某些其他后果		10.8
		小腿（包括踝）骨折	2.1
		肩和上臂骨折	0.8
		腰椎和骨盆骨折	0.8

如表4-60，年轻老年人因肿瘤（27.3%）、循环系统疾病（26.7%），以及肌肉骨骼系统和结缔组织疾病（8.3%）住院产生的费用占比最高。因肿瘤住院产生的住院费用中，占比最高的病种是支气管和肺恶性肿瘤（6.5%）、胃恶性肿瘤（2.2%），以及肝和肝内胆管恶性肿瘤（1.9%）。因循环系统疾病产生的住院费用中，占比最高的病种是慢性缺血性心脏病（5.2%）、脑梗死（3.3%），以及心房纤颤和扑动（2.0%）。肌肉骨骼系统和结缔组织疾病产生的住院费用中，占比最高的病种是椎间盘疾患（1.4%）、脊椎病（1.2%），以及关节炎（0.9%）。

表 4-60　年轻老年人住院费用占比最高的住院原因

顺　　位	疾 病 分 类	病　　种	费用占比(%)
1	肿瘤		27.3
		支气管和肺恶性肿瘤	6.5
		胃恶性肿瘤	2.2
		肝和肝内胆管恶性肿瘤	1.9
2	循环系统疾病		26.7
		慢性缺血性心脏病	5.2
		脑梗死	3.3
		心房纤颤和扑动	2.0
3	肌肉骨骼系统和结缔组织疾病		8.3
		椎间盘疾患	1.4
		脊椎病	1.2
		关节炎	0.9

如表 4-61,老年人因循环系统疾病(38.8%)、肿瘤(13.6%),以及呼吸系统疾病(12.2%)住院产生的费用占比最高。因循环系统疾病产生的住院费用中,占比最高的病种是慢性缺血性心脏病(8.9%)、脑梗死(6.7%),以及特发性高血压(3.8%)。因肿瘤产生的住院费用中,占比最高的病种是支气管和肺恶性肿瘤(2.3%)、胃恶性肿瘤(1.5%),以及结肠恶性肿瘤(1.5%)。因呼吸系统疾病产生的住院费用中,占比最高的病种是慢性阻塞性肺病(3.6%)、呼吸性疾患(2.9%),以及肺炎(2.3%)。

表 4-61　老年人住院费用占比最高的住院原因

顺　　位	疾 病 分 类	病　　种	费用占比(%)
1	循环系统疾病		38.8
		慢性缺血性心脏病	8.9
		脑梗死	6.7
		特发性高血压	3.8
2	肿瘤		13.6
		支气管和肺恶性肿瘤	2.3
		胃恶性肿瘤	1.5
		结肠恶性肿瘤	1.5
3	呼吸系统疾病		12.2
		慢性阻塞性肺病	3.6
		呼吸性疾患	2.9
		肺炎	2.3

如表 4-62,长寿老人因循环系统疾病(46.6%)、呼吸系统疾病(23.1%),以及损伤、中毒和外因的某些其他后果(6.0%)住院产生的费用占比最高。因循环系统疾病产生的住院费用中,占比最高的病种是慢性缺血性心脏病(16.0%)、脑梗死(7.0%),以及特发性高血压(5.9%)。因呼吸系统疾病产生的住院费用中,占比最高的病种是呼吸性疾患(7.1%)、慢性

阻塞性肺病(6.6%),以及肺炎(1.8%)。因损伤、中毒和外因的某些其他后果产生的住院费用中,占比最高的病种是股骨骨折(4.1%)、腰椎和骨盆骨折(0.4%),以及肩和上臂骨折(0.2%)。

表 4 - 62　长寿老人住院费用占比最高的住院原因

顺　　位	疾病分类	病　　种	费用占比(%)
1	循环系统疾病		46.6
		慢性缺血性心脏病	16.0
		脑梗死	7.0
		特发性高血压	5.9
2	呼吸系统疾病		23.1
		呼吸性疾患	7.1
		慢性阻塞性肺病	6.6
		肺炎	1.8
3	损伤、中毒和外因的某些其他后果		6.0
		股骨骨折	4.1
		腰椎和骨盆骨折	0.4
		肩和上臂骨折	0.2

(五)住院人口在各医疗机构费用占比及占比最高的住院原因

在住院人口产生的总费用中,市级三级医院住院费用占比67.0%,区属三级医院占比8.9%,区属二级医院占比22.9%,社区卫生服务中心(站)占比1.2%。

如表 4 - 63,住院人口在市级三级医院因肿瘤(29.8%)、循环系统疾病(19.4%),以及肌肉骨骼系统和结缔组织疾病(8.6%)住院产生的费用占比最高。因肿瘤产生的住院费用中,占比最高的病种是支气管和肺恶性肿瘤(6.4%)、肝和肝内胆管恶性肿瘤(2.3%),以及胃恶性肿瘤(1.8%)。因循环系统疾病产生的住院费用中,占比最高的病种是慢性缺血性心脏病(3.6%)、心房纤颤和扑动(1.7%),以及脑梗死(1.2%)。因肌肉骨骼系统和结缔组织疾病产生的住院费用中,占比最高的病种是椎间盘疾患(1.3%)、脊椎病(0.9%),以及脊椎关节强硬(0.8%)。

表 4 - 63　住院人口在市级三级医院费用占比最高的住院原因

顺　　位	疾病分类	病　　种	费用占比(%)
1	肿瘤		29.8
		支气管和肺恶性肿瘤	6.4
		肝和肝内胆管恶性肿瘤	2.3
		胃恶性肿瘤	1.8
2	循环系统疾病		19.4
		慢性缺血性心脏病	3.6
		心房纤颤和扑动	1.7
		脑梗死	1.2

顺　位	疾病分类	病　种	费用占比(%)
3	肌肉骨骼系统和结缔组织疾病		8.6
		椎间盘疾患	1.3
		脊椎病	0.9
		脊椎关节强硬	0.8

如表4-64,住院人口在区属三级医院因循环系统疾病(28.3%),损伤、中毒和外因的某些其他后果(13.4%),以及肿瘤(11.2%)住院产生的费用占比最高。因循环系统疾病产生的住院费用中,占比最高的病种是慢性缺血性心脏病(5.7%)、特发性高血压(5.1%),以及脑梗死(4.5%)。因损伤、中毒和外因的某些其他后果产生的住院费用中,占比最高的病种是小腿(包括踝)骨折(2.0%)、股骨骨折(1.9%),以及颅内损伤(1.6%)。因肿瘤产生的住院费用中,占比最高的病种是支气管和肺恶性肿瘤(1.5%)、结肠恶性肿瘤(1.0%),以及胃恶性肿瘤(0.9%)。

表4-64　住院人口在区属三级医院费用占比最高的住院原因

顺　位	疾病分类	病　种	费用占比(%)
1	循环系统疾病		28.3
		慢性缺血性心脏病	5.7
		特发性高血压	5.1
		脑梗死	4.5
2	损伤、中毒和外因的某些其他后果		13.4
		小腿(包括踝)骨折	2.0
		股骨骨折	1.9
		颅内损伤	1.6
3	肿瘤		11.2
		支气管和肺恶性肿瘤	1.5
		结肠恶性肿瘤	1.0
		胃恶性肿瘤	0.9

如表4-65,住院人口在区属二级医院因循环系统疾病(27.9%)、肿瘤(10.9%),以及损伤、中毒和外因的某些其他后果(10.8%)住院产生的费用占比最高。因循环系统疾病产生的住院费用中,占比最高的病种是脑梗死(6.6%)、慢性缺血性心脏病(6.2%),以及特发性高血压(2.7%)。因肿瘤产生的住院费用中,占比最高的病种是胃恶性肿瘤(0.9%)、支气管和肺恶性肿瘤(0.9%),以及结肠恶性肿瘤(0.9%)。因损伤、中毒和外因的某些其他后果产生的住院费用中,占比最高的病种是股骨骨折(1.8%)、小腿(包括踝)骨折(1.6%),以及肩和上臂骨折(0.8%)。

表4-65　住院人口在区属二级医院费用占比最高的住院原因

顺　位	疾 病 分 类	病　种	费用占比(%)
1	循环系统疾病		27.9
		脑梗死	6.6
		慢性缺血性心脏病	6.2
		特发性高血压	2.7
2	肿瘤		10.9
		胃恶性肿瘤	0.9
		支气管和肺恶性肿瘤	0.9
		结肠恶性肿瘤	0.9
3	损伤、中毒和外因的某些其他后果		10.8
		股骨骨折	1.8
		小腿(包括踝)骨折	1.6
		肩和上臂骨折	0.8

　　如表4-66,住院人口在社区卫生服务中心(站)因循环系统疾病(64.6%)、呼吸系统疾病(17.3%),以及肿瘤(3.5%)住院产生的费用占比最高。因循环系统疾病产生的住院费用中,占比最高的病种是脑血管病后遗症(27.8%)、慢性缺血性心脏病(14.4%),以及脑梗死(11.5%)。因呼吸系统疾病产生的住院费用中,占比最高的病种是慢性阻塞性肺病(6.1%)、呼吸性疾患(5.3%),以及肺炎(1.8%)。因肿瘤产生的住院费用中,占比最高的病种是口腔和消化器官动态未定或动态未知的肿瘤(0.6%),中耳、呼吸和胸腔内器官动态未定或动态未知的肿瘤(0.5%),以及支气管和肺恶性肿瘤(0.3%)。

表4-66　住院人口在社区卫生服务中心(站)费用占比最高的住院原因

顺　位	疾 病 分 类	病　种	费用占比(%)
1	循环系统疾病		64.6
		脑血管病后遗症	27.8
		慢性缺血性心脏病	14.4
		脑梗死	11.5
2	呼吸系统疾病		17.3
		慢性阻塞性肺病	6.1
		呼吸性疾患	5.3
		肺炎	1.8
3	肿瘤		3.5
		口腔和消化器官动态未定或动态未知的肿瘤	0.6
		中耳、呼吸和胸腔内器官动态未定或动态未知的肿瘤	0.5
		支气管和肺恶性肿瘤	0.3

1. 不同支付方式人口差异

　　如图4-12,在医保支付住院人口产生的住院费用中,市级三级医院住院费用占比

58.6%,区属三级医院 10.9%,区属二级医院 28.7%,社区卫生服务中心(站)1.8%;非医保支付住院人口产生的住院费用中,市级三级医院住院费用占比 80.9%,区属三级医院 5.6%,区属二级医院 13.4%,社区卫生服务中心(站)0.1%。

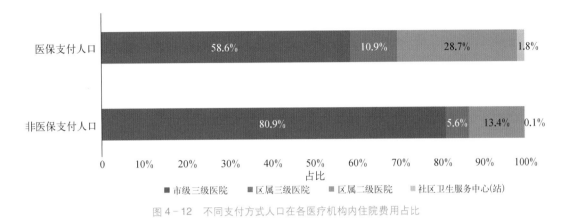

图 4 - 12　不同支付方式人口在各医疗机构内住院费用占比

　　如表 4 - 67,医保支付住院人口在市级三级医院因肿瘤(25.3%)住院产生的费用占比最高,其中费用占比最高的病种是支气管和肺恶性肿瘤(5.3%)、胃恶性肿瘤(1.4%),以及肝和肝内胆管恶性肿瘤(1.3%);在区属三级医院、区属二级医院和社区卫生服务中心(站)均因循环系统疾病住院产生的费用占比最高,其中费用占比较高的病种集中于慢性缺血性心脏病、脑梗死等。

表 4 - 67　医保支付人口在各医疗机构住院费用占比最高的住院原因

就 诊 机 构	疾 病 分 类	病　　种	费用占比(%)
市级三级医院	肿瘤		25.3
		支气管和肺恶性肿瘤	5.3
		胃恶性肿瘤	1.4
		肝和肝内胆管恶性肿瘤	1.3
区属三级医院	循环系统疾病		31.5
		慢性缺血性心脏病	6.5
		特发性高血压	5.7
		脑梗死	5.1
区属二级医院	循环系统疾病		31.2
		脑梗死	7.7
		慢性缺血性心脏病	7.2
		特发性高血压	3.2
社区卫生服务中心(站)	循环系统疾病		64.7
		脑血管病后遗症	27.8
		慢性缺血性心脏病	14.4
		脑梗死	11.6

如表4-68,非医保支付住院人口在市级三级医院因肿瘤(35.3%)住院产生的费用占比最高,其中费用占比最高的病种是支气管和肺恶性肿瘤(7.7%)、肝和肝内胆管恶性肿瘤(3.5%),以及胃恶性肿瘤(2.2%);在区属三级医院和区属二级医院均因损伤、中毒和外因的某些其他后果住院产生的费用占比最高,其中费用占比最高的病种集中于小腿(包括踝)骨折、颅内损伤等;在社区卫生服务中心(站)因循环系统疾病(62.6%)住院产生的费用占比最高,其中费用占比最高的病种是脑血管病后遗症(28.6%)、慢性缺血性心脏病(14.5%),以及特发性高血压(9.2%)。

表4-68 非医保支付人口在各医疗机构住院费用占比最高的住院原因

就诊机构	疾病分类	病种	费用占比(%)
市级三级医院	肿瘤		35.3
		支气管和肺恶性肿瘤	7.7
		肝和肝内胆管恶性肿瘤	3.5
		胃恶性肿瘤	2.2
区属三级医院	损伤、中毒和外因的某些其他后果		30.3
		小腿(包括踝)骨折	4.9
		颅内损伤	4.7
		肋骨、胸骨和胸部脊柱骨折	2.9
区属二级医院	损伤、中毒和外因的某些其他后果		23.5
		小腿(包括踝)骨折	4.0
		颅内损伤	2.0
		股骨骨折	1.7
社区卫生服务中心(站)	循环系统疾病		62.6
		脑血管病后遗症	28.6
		慢性缺血性心脏病	14.5
		特发性高血压	9.2

2. 不同性别人口差异

如图4-13,男性住院费用中,市级三级医院住院费用占比68.3%,区属三级医院8.9%,区属二级医院21.9%,社区卫生服务中心(站)0.9%;女性住院费用中,市级三级医院住院费用占比65.4%,区属三级医院9.0%,区属二级医院24.1%,社区卫生服务中心(站)1.5%。

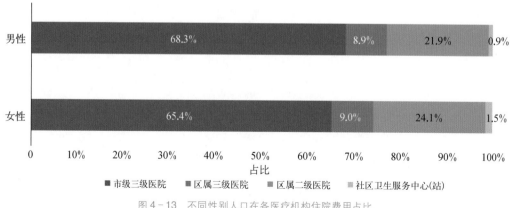

图4-13 不同性别人口在各医疗机构住院费用占比

如表 4-69,男性在市级三级医院因肿瘤(29.1%)住院产生的费用占比最高,其中费用占比最高的病种是支气管和肺恶性肿瘤(5.9%)、肝和肝内胆管恶性肿瘤(3.5%),以及胃恶性肿瘤(2.3%);在区属三级医院、区属二级医院和社区卫生服务中心(站)均因循环系统疾病住院产生的费用占比最高,其中费用占比最高的病种集中于慢性缺血性心脏病、脑梗死等。

表 4-69　男性在各医疗机构住院费用占比最高的住院原因

就 诊 机 构	疾病分类	病　种	费用占比(%)
市级三级医院	肿瘤		29.1
		支气管和肺恶性肿瘤	5.9
		肝和肝内胆管恶性肿瘤	3.5
		胃恶性肿瘤	2.3
区属三级医院	循环系统疾病		30.6
		慢性缺血性心脏病	6.5
		脑梗死	4.9
		特发性高血压	4.4
区属二级医院	循环系统疾病		29.5
		脑梗死	7.1
		慢性缺血性心脏病	6.1
		脑血管病后遗症	2.8
社区卫生服务中心(站)	循环系统疾病		59.6
		脑血管病后遗症	28.8
		脑梗死	11.1
		慢性缺血性心脏病	10.3

如表 4-70,女性在市级三级医院因肿瘤(30.6%)住院产生的费用占比最高,其中费用占比最高的病种是支气管和肺恶性肿瘤(6.9%)、乳房恶性肿瘤(2.1%),以及子宫平滑肌瘤(1.5%);在区属三级医院、区属二级医院和社区卫生服务中心(站)均因循环系统疾病住院产生的费用占比最高,其中费用占比最高的病种集中于慢性缺血性心脏病、特发性高血压等。

表 4-70　女性在各医疗机构住院费用占比最高的住院原因

就 诊 机 构	疾病分类	病　种	费用占比(%)
市级三级医院	肿瘤		30.6
		支气管和肺恶性肿瘤	6.9
		乳房恶性肿瘤	2.1
		子宫平滑肌瘤	1.5
区属三级医院	循环系统疾病		25.7
		特发性高血压	5.9
		慢性缺血性心脏病	4.7
		脑梗死	4.0

续 表

就 诊 机 构	疾病分类	病 种	费用占比（%）
区属二级医院	循环系统疾病		26.3
		慢性缺血性心脏病	6.4
		脑梗死	6.1
		特发性高血压	2.9
社区卫生服务中心（站）	循环系统疾病		67.8
		脑血管病后遗症	27.2
		慢性缺血性心脏病	17.1
		脑梗死	11.7

3. 不同年龄组人口差异

如图 4-14，儿童住院费用中，市级三级医院住院费用占比 92.7%，区属三级医院 1.9%，区属二级医院 5.4%，社区卫生服务中心（站）0.0；青年住院费用中，市级三级医院住院费用占比 72.3%，区属三级医院 7.7%，区属二级医院 20.0%，社区卫生服务中心（站）0.0；中年住院费用中，市级三级医院住院费用占比 74.7%，区属三级医院 7.8%，区属二级医院 17.4%，社区卫生服务中心（站）0.1%；年轻老年人住院费用中，市级三级医院住院费用占比 69.0%，区属三级医院 9.1%，区属二级医院 21.4%，社区卫生服务中心（站）0.5%；老年人住院费用中，市级三级医院住院费用占比 46.1%，区属三级医院 13.1%，区属二级医院 36.8%，社区卫生服务中心（站）4.0%；长寿老人住院费用中，市级三级医院住院费用占比 29.0%，区属三级医院 11.4%，区属二级医院 50.5%，社区卫生服务中心（站）9.1%。

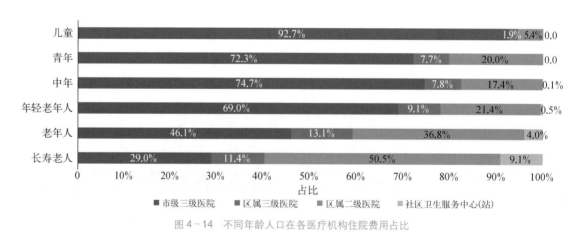

图 4-14 不同年龄人口在各医疗机构住院费用占比

如表 4-71，儿童在市级三级医院因先天性畸形、变形和染色体异常（25.7%）住院产生的费用占比最高，其中费用占比最高的病种是心间隔先天性畸形（8.1%）、大动脉先天性畸形（1.8%），以及胆囊、胆管和肝先天性畸形（1.7%）；在区属三级医院、区属二级医院和社区卫生服务中心（站）均因呼吸系统疾病住院产生的费用占比最高，其中费用占比最高的病种集中于肺炎等。

表 4 - 71　儿童在各医疗机构住院费用占比最高的住院原因

就 诊 机 构	疾 病 分 类	病　　种	费用占比(%)
市级三级医院	先天性畸形、变形和染色体异常		25.7
		心间隔先天性畸形	8.1
		大动脉先天性畸形	1.8
		胆囊、胆管和肝先天性畸形	1.7
区属三级医院	呼吸系统疾病		55.3
		肺炎	34.6
		急性支气管炎	4.0
		细菌性肺炎	4.0
区属二级医院	呼吸系统疾病		39.8
		肺炎	20.1
		急性支气管炎	5.5
		急性扁桃体炎	3.9
社区卫生服务中心(站)	呼吸系统疾病		88.1
		肺炎	50.5
		细菌性肺炎	14.1
		急性扁桃体炎	9.9

如表 4 - 72,青年在市级三级医院因肿瘤(26.0%)住院产生的费用占比最高,其中费用占比最高的病种是支气管和肺恶性肿瘤(3.2%)、甲状腺恶性肿瘤(2.3%),以及子宫平滑肌瘤(1.7%);在区属三级医院和区属二级医院均妊娠、分娩和产褥期疾病住院产生的费用占比最高,其中费用占比最高的病种集中于为盆腔器官异常给予的孕产妇医疗等;在社区卫生服务中心(站)因损伤、中毒和外因的某些其他后果(30.6%)住院产生的费用占比最高,其中费用占比最高的病种是小腿(包括踝)骨折(15.3%)、股骨骨折(5.6%),以及足骨折(除外踝)(2.6%)。

表 4 - 72　青年在各医疗机构住院费用占比最高的住院原因

就 诊 机 构	疾 病 分 类	病　　种	费用占比(%)
市级三级医院	肿瘤		26.0
		支气管和肺恶性肿瘤	3.2
		甲状腺恶性肿瘤	2.3
		子宫平滑肌瘤	1.7
区属三级医院	妊娠、分娩和产褥期		21.6
		为盆腔器官异常给予的孕产妇医疗	3.4
		单胎顺产	1.9
		经剖宫产术的单胎分娩	1.8
区属二级医院	妊娠、分娩和产褥期		26.4
		单胎顺产	3.7
		为盆腔器官异常给予的孕产妇医疗	3.7
		异位妊娠	2.0

续　表

就诊机构	疾病分类	病　种	费用占比(%)
社区卫生服务中心(站)	损伤、中毒和外因的某些其他后果		30.6
		小腿(包括踝)骨折	15.3
		股骨骨折	5.6
		足骨折(除外踝)	2.6

如表4-73,中年在市级三级医院因肿瘤(39.1%)住院产生的费用占比最高,其中费用占比最高的病种是支气管和肺恶性肿瘤(8.6%)、肝和肝内胆管恶性肿瘤(4.0%),以及胃恶性肿瘤(1.8%);在区属三级医院和区属二级医院内均因损伤、中毒和外因的某些其他后果住院产生的费用占比最高,其中费用占比最高的病种集中于小腿(包括踝)骨折等;在社区卫生服务中心(站)因循环系统疾病(37.4%)住院产生的费用占比最高,其中费用占比最高的病种是脑血管病后遗症(18.1%)、脑梗死(9.3%),以及特发性高血压(4.0%)。

表4-73　中年在各医疗机构住院费用占比最高的住院原因

就诊机构	疾病分类	病　种	费用占比(%)
市级三级医院	肿瘤		39.1
		支气管和肺恶性肿瘤	8.6
		肝和肝内胆管恶性肿瘤	4.0
		胃恶性肿瘤	1.8
区属三级医院	损伤、中毒和外因的某些其他后果		21.5
		小腿(包括踝)骨折	4.0
		颅内损伤	2.6
		肋骨、胸骨和胸部脊柱骨折	2.3
区属二级医院	损伤、中毒和外因的某些其他后果		17.8
		小腿(包括踝)骨折	3.6
		肩和上臂骨折	1.3
		前臂骨折	1.3
社区卫生服务中心(站)	循环系统疾病		37.4
		脑血管病后遗症	18.1
		脑梗死	9.3
		特发性高血压	4.0

如表4-74,年轻老年人在市级三级医院因肿瘤(33.8%)住院产生的费用占比最高,其中费用占比最高的病种是支气管和肺恶性肿瘤(8.8%)、胃恶性肿瘤(2.6%),以及肝和肝内胆管恶性肿瘤(2.6%);在区属三级医院、区属二级医院和社区卫生服务中心(站)均因循环系统疾病住院产生的费用占比最高,其中费用占比最高的病种集中于慢性缺血性心脏病、脑梗死等。

表 4-74 年轻老年人在各医疗机构住院费用占比最高的住院原因

就 诊 机 构	疾 病 分 类	病　　　种	费用占比(%)
市级三级医院	肿瘤		33.8
		支气管和肺恶性肿瘤	8.8
		胃恶性肿瘤	2.6
		肝和肝内胆管恶性肿瘤	2.6
区属三级医院	循环系统疾病		30.9
		特发性高血压	6.1
		慢性缺血性心脏病	6.1
		脑梗死	4.8
区属二级医院	循环系统疾病		28.2
		脑梗死	7.8
		慢性缺血性心脏病	4.5
		特发性高血压	2.6
社区卫生服务中心(站)	循环系统疾病		56.2
		脑血管病后遗症	29.1
		脑梗死	13.0
		慢性缺血性心脏病	5.7

如表 4-75,老年人在各医疗机构均因循环系统疾病住院产生的费用占比最高,其中费用占比最高的病种集中于慢性缺血性心脏病、脑梗死等。

表 4-75 老年人在各医疗机构住院费用占比最高的住院原因

就 诊 机 构	疾 病 分 类	病　　　种	费用占比(%)
市级三级医院	循环系统疾病		34.4
		慢性缺血性心脏病	7.0
		心房纤颤和扑动	3.0
		脑梗死	3.0
区属三级医院	循环系统疾病		39.2
		慢性缺血性心脏病	8.6
		脑梗死	7.2
		特发性高血压	6.4
区属二级医院	循环系统疾病		40.8
		慢性缺血性心脏病	10.8
		脑梗死	10.2
		脑血管病后遗症	4.2
社区卫生服务中心(站)	循环系统疾病		66.2
		脑血管病后遗症	29.8
		慢性缺血性心脏病	13.5
		脑梗死	11.9

如表4-76,长寿老人在各医疗机构均因循环系统疾病住院产生的费用占比最高,其中费用占比最高的病种是集中于慢性缺血性心脏病、脑梗死等。

表4-76 长寿老人在各医疗机构住院费用占比最高的住院原因

就 诊 机 构	疾 病 分 类	病 种	费用占比(%)
市级三级医院	循环系统疾病		34.7
		慢性缺血性心脏病	9.2
		特发性高血压	4.5
		脑梗死	3.6
区属三级医院	循环系统疾病		44.7
		慢性缺血性心脏病	13.4
		脑梗死	7.7
		特发性高血压	7.7
区属二级医院	循环系统疾病		49.6
		慢性缺血性心脏病	19.1
		脑梗死	8.2
		特发性高血压	5.7
社区卫生服务中心(站)	循环系统疾病		69.6
		脑血管病后遗症	24.0
		慢性缺血性心脏病	23.2
		脑梗死	9.8

二、住院次均费用及费用最高的病种

(一) 总体概述

2019年,住院人口次均住院费用是18 521元。

如表4-77,因精神和行为障碍(130 266元),损伤、中毒和外因的某些其他后果(37 207元),以及先天性畸形、变形和染色体异常(29 878元)住院产生的次均住院费用最高。因精神和行为障碍住院人口次均费用最高的病种是精神分裂症(130 266元)。因损伤、中毒和外因的某些其他后果住院人口次均费用最高的病种是股骨骨折(50 380元)、小腿(包括踝)骨折(46 084元),以及腰椎和骨盆骨折(42 893元)。因先天性畸形、变形和染色体异常住院人口次均费用最高的病种是心间隔先天性畸形(54 688元)、循环系统的先天性畸形(27 454元),以及心脏的先天性畸形(17 295元)。

表4-77 住院人口次均费用最高的病种

顺 位	疾 病 分 类	病 种	次均费用(元)
1	精神和行为障碍		130 266
		精神分裂症	130 266

续　表

顺　位	疾病分类	病　种	次均费用(元)
2	损伤、中毒和外因的某些其他后果		37 207
		股骨骨折	50 380
		小腿(包括踝)骨折	46 084
		腰椎和骨盆骨折	42 893
3	先天性畸形、变形和染色体异常		29 878
		心间隔先天性畸形	54 688
		循环系统的先天性畸形	27 454
		心脏的先天性畸形	17 295

(二) 不同支付方式人口住院次均费用及费用最高的住院原因

医保支付住院人口住院次均费用是 17 929 元;非医保支付人口是 19 589 元。

如表 4-78,医保支付住院人口因精神和行为障碍(169 981 元),损伤、中毒和外因的某些其他后果(37 006 元),以及先天性畸形、变形和染色体异常(31 899 元)住院产生的次均住院费用最高。因精神和行为障碍住院人口次均费用最高的病种是精神分裂症(169 981 元)。因损伤、中毒和外因的某些其他后果住院人口次均费用最高的病种是股骨骨折(48 954 元)、小腿(包括踝)骨折(43 837 元),以及肩和上臂骨折(40 523 元)。因先天性畸形、变形和染色体异常住院人口次均费用最高的病种是心间隔先天性畸形(57 904 元)、循环系统的先天性畸形(36 337 元),以及心脏的先天性畸形(13 804 元)。

表 4-78　医保支付住院人口次均费用最高的住院原因

顺　位	疾病分类	病　种	次均费用(元)
1	精神和行为障碍		169 981
		精神分裂症	169 981
2	损伤、中毒和外因的某些其他后果		37 006
		股骨骨折	48 954
		小腿(包括踝)骨折	43 837
		肩和上臂骨折	40 523
3	先天性畸形、变形和染色体异常		31 899
		心间隔先天性畸形	57 904
		循环系统的先天性畸形	36 337
		心脏的先天性畸形	13 804

如表 4-79,非医保支付住院人口因精神和行为障碍(40 335 元),损伤、中毒和外因的某些其他后果(37 437 元),以及肌肉骨骼系统和结缔组织疾病(34 993 元)住院产生的次均费用最高。因精神和行为障碍住院人口次均费用最高的病种是精神分裂症(40 335 元)。因损伤、中毒和外因的某些其他后果住院人口次均费用最高的病种是股骨骨折(54 729 元)、腰椎和骨盆骨折(48 368 元),以及小腿(包括踝)骨折(48 274 元)。因肌肉骨骼系统和结缔组织疾病

住院人口次均费用最高的病种是膝关节病（63 059 元）、脊椎病（59 488 元），以及变形性背部病（55 356 元）。

表 4 - 79　非医保支付住院人口次均费用最高的住院原因

顺　位	疾病分类	病　种	次均费用(元)
1	精神和行为障碍		40 335
		精神分裂症	40 335
2	损伤、中毒和外因的某些其他后果		37 437
		股骨骨折	54 729
		腰椎和骨盆骨折	48 368
		小腿（包括踝）骨折	48 274
3	肌肉骨骼系统和结缔组织疾病		34 993
		膝关节病	63 059
		脊椎病	59 488
		变形性背部病	55 356

（三）不同性别人口住院次均费用及费用最高的住院原因

如表 4 - 80，男性住院次均费用是 20 428 元，女性是 16 744 元，性别比是 1.22。医保支付住院人口中，男性住院次均费用是 19 592 元，女性是 16 412 元，性别比是 1.19；非医保支付住院人口中，男性住院次均费用是 21 894 元，女性是 17 362 元，性别比是 1.26。

表 4 - 80　不同性别人口住院次均费用

性　别	支　付　方　式		合　计
	医保支付	非医保支付	
男性(元)	19 592	21 894	20 428
女性(元)	16 412	17 362	16 744
男女性别比	1.19	1.26	1.22

如表 4 - 81，男性因精神和行为障碍（157 276 元），损伤、中毒和外因的某些其他后果（36 432 元），以及肌肉骨骼系统和结缔组织疾病（30 467 元）住院产生的次均费用最高。因精神和行为障碍住院人口次均费用最高的病种是精神分裂症（157 276 元）。因损伤、中毒和外因的某些其他后果住院人口次均费用最高的病种是股骨骨折（51 946 元）、腰椎和骨盆骨折（48 229 元），以及小腿（包括踝）骨折（47 075 元）。因肌肉骨骼系统和结缔组织疾病住院人口次均费用最高的病种是膝关节病（53 731 元）、变形性背部病（51 699 元），以及脊椎病（51 104 元）。

表 4 - 81　男性住院次均费用最高的住院原因

顺　位	疾病分类	病　种	次均费用(元)
1	精神和行为障碍		157 276
		精神分裂症	157 276

顺 位	疾病分类	病 种	次均费用(元)
2	损伤、中毒和外因的某些其他后果		36 432
		股骨骨折	51 946
		腰椎和骨盆骨折	48 229
		小腿(包括踝)骨折	47 075
3	肌肉骨骼系统和结缔组织疾病		30 467
		膝关节病	53 731
		变形性背部病	51 699
		脊椎病	51 104

如表 4-82,女性因精神和行为障碍(100 959 元),损伤、中毒和外因的某些其他后果(38 053 元),以及先天性畸形、变形和染色体异常(33 570 元)住院产生的次均费用最高。因精神和行为障碍住院人口次均费用最高的病种是精神分裂症(100 959 元)。因损伤、中毒和外因的某些其他后果住院人口次均费用最高的病种是股骨骨折(49 474 元)、小腿(包括踝)骨折(44 914 元),以及肩和上臂骨折(41 148 元)。因先天性畸形、变形和染色体异常住院人口次均费用最高的病种是心间隔先天性畸形(52 805 元)、循环系统的先天性畸形(25 514 元),以及心脏的先天性畸形(17 165 元)。

表 4-82 女性住院次均费用最高的住院原因

顺 位	疾病分类	病 种	次均费用(元)
1	精神和行为障碍		100 959
		精神分裂症	100 959
2	损伤、中毒和外因的某些其他后果		38 053
		股骨骨折	49 474
		小腿(包括踝)骨折	44 914
		肩和上臂骨折	41 148
3	先天性畸形、变形和染色体异常		33 570
		心间隔先天性畸形	52 805
		循环系统的先天性畸形	25 514
		心脏的先天性畸形	17 165

(四)不同年龄人口住院次均费用及费用最高的住院原因

如图 4-15,从住院次均费用随年龄段变化来看,随着年龄段增大,次均费用也越高;在 0~4 岁(14 257 元)、15~19 岁(17 654 元)和 95 岁及以上(26 049 元)出现 3 个波峰。非医保支付住院人口各年龄段住院次均费用均高于医保支付人口。

如表 4-83,长寿老人住院次均住院费用最高,为 24 265 元。无论是医保支付住院人口还是非医保支付住院人口,长寿老人住院次均费用均最高,分别为 22 979 元和 30 557 元。

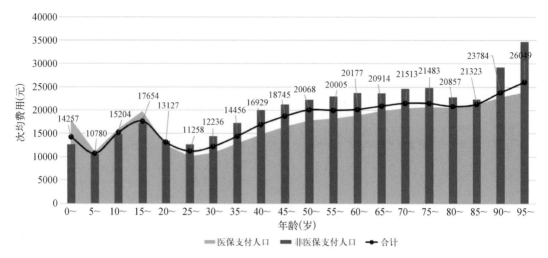

图4-15 不同年龄段人口住院次均费用

表4-83 不同年龄组人口住院次均费用(元)

年龄组	支付方式		合计
	医保支付	非医保支付	
儿童	15 097	12 379	13 282
青年	12 216	15 629	13 724
中年	17 679	22 213	19 691
年轻老年人	19 656	23 931	20 813
老年人	20 795	23 729	21 237
长寿老人	22 979	30 557	24 265

　　如表4-84,儿童因先天性畸形、变形及染色体异常(36 101元),肿瘤(30 904元),以及精神和行为障碍(26 859元)住院产生的次均费用最高。因先天性畸形、变形和染色体异常住院人口次均费用最高的病种是心间隔先天性畸形(59 656元)、心脏的先天性畸形(47 442元),以及循环系统的先天性畸形(18 570元)。因肿瘤住院人口次均费用最高的病种是脑恶性肿瘤(92 045元)、脑脊膜良性肿瘤(78 356元),以及髓样白血病(77 694元)。因精神和行为障碍住院人口次均费用最高的病种是精神分裂症(26 859元)。

表4-84 儿童住院次均费用最高的住院原因

顺位	疾病分类	病种	次均费用(元)
1	先天性畸形、变形和染色体异常		36 101
		心间隔先天性畸形	59 656
		心脏的先天性畸形	47 442
		循环系统的先天性畸形	18 570
2	肿瘤		30 904
		脑恶性肿瘤	92 045
		脑脊膜良性肿瘤	78 356
		髓样白血病	77 694

顺　位	疾病分类	病　种	次均费用(元)
3	精神和行为障碍		26 859
		精神分裂症	26 859

如表 4 - 85，青年因精神和行为障碍(46 324 元)，损伤、中毒和外因的某些其他后果(34 109 元)，以及先天性畸形、变形和染色体异常(27 671 元)住院产生的次均费用最高。因精神和行为障碍住院人口次均费用最高的病种是精神分裂症(46 324 元)。因损伤、中毒和外因的某些其他后果住院人口次均费用最高的病种是腰椎和骨盆骨折(57 163 元)、股骨骨折(54 266 元)，以及小腿(包括踝)骨折(45 878 元)。因先天性畸形、变形和染色体异常住院人口次均费用最高的病种是心间隔先天性畸形(43 569 元)、循环系统的先天性畸形(29 208元)，以及心脏的先天性畸形(19 872 元)。

表 4 - 85　青年住院次均费用最高的住院原因

顺　位	疾病分类	病　种	次均费用(元)
1	精神和行为障碍		46 324
		精神分裂症	46 324
2	损伤、中毒和外因的某些其他后果		34 109
		腰椎和骨盆骨折	57 163
		股骨骨折	54 266
		小腿(包括踝)骨折	45 878
3	先天性畸形、变形和染色体异常		27 671
		心间隔先天性畸形	43 569
		循环系统的先天性畸形	29 208
		心脏的先天性畸形	19 872

如表 4 - 86，中年因精神和行为障碍(133 093 元)，损伤、中毒和外因的某些其他后果(37 189 元)，以及肌肉骨骼系统和结缔组织疾病(31 211 元)住院产生的次均费用最高。因精神和行为障碍住院人口次均费用最高的病种是精神分裂症(133 093 元)。因损伤、中毒和外因的某些其他后果住院人口次均费用最高的病种是股骨骨折(52 383 元)、小腿(包括踝)骨折(47 711 元)，以及腰椎和骨盆骨折(47 529 元)。因肌肉骨骼系统和结缔组织疾病住院人口次均费用最高的病种是变形性背部病(69 114 元)、脊椎病(52 495 元)和膝关节病(50 242 元)。

如表 4 - 87，年轻老年人因精神和行为障碍(254 924 元)，损伤、中毒和外因的某些其他后果(40 544 元)，以及肌肉骨骼系统和结缔组织疾病(35 049 元)住院产生的次均费用最高。因精神和行为障碍住院人口次均费用最高的病种是精神分裂症(254 924 元)。因损伤、中毒和外因的某些其他后果住院人口次均费用最高的病种是股骨骨折(57 025 元)、小腿(包括踝)骨折(47 076 元)，以及肩和上臂骨折(44 068 元)。因肌肉骨骼系统和结缔组织疾病住院人口次均费用最高的病种是变形性背部病(68 680 元)、膝关节病(64 244 元)，以及脊椎病(54 928 元)。

表4-86　中年住院次均费用最高的住院原因

顺　位	疾病分类	病　种	次均费用(元)
1	精神和行为障碍		133 093
		精神分裂症	133 093
2	损伤、中毒和外因的某些其他后果		37 189
		股骨骨折	52 383
		小腿(包括踝)骨折	47 711
		腰椎和骨盆骨折	47 529
3	肌肉骨骼系统和结缔组织疾病		31 211
		变形性背部病	69 114
		脊椎病	52 495
		膝关节病	50 242

表4-87　年轻老年人住院次均费用最高的住院原因

顺　位	疾病分类	病　种	次均费用(元)
1	精神和行为障碍		254 924
		精神分裂症	254 924
2	损伤、中毒和外因的某些其他后果		40 544
		股骨骨折	57 025
		小腿(包括踝)骨折	47 076
		肩和上臂骨折	44 068
3	肌肉骨骼系统和结缔组织疾病		35 049
		变形性背部病	68 680
		膝关节病	64 244
		脊椎病	54 928

　　如表4-88,老年人因精神和行为障碍(270 940元),损伤、中毒和外因的某些其他后果(39 697元),以及肌肉骨骼系统和结缔组织疾病(29 584元)住院产生的次均费用最高。因精神和行为障碍住院人口次均费用最高的病种是精神分裂症(270 940元)。因损伤、中毒和外因的某些其他后果住院人口次均费用最高的病种是股骨骨折(48 070元)、肩和上臂骨折(42 786元),以及小腿(包括踝)骨折(40 684元)。因肌肉骨骼系统和结缔组织疾病住院人口次均费用最高的病种是膝关节病(62 332元)、变形性背部病(54 093元),以及关节炎(37 984元)。

表4-88　老年人住院次均费用最高的住院原因

顺　位	疾病分类	病　种	次均费用(元)
1	精神和行为障碍		270 940
		精神分裂症	270 940
2	损伤、中毒和外因的某些其他后果		39 697
		股骨骨折	48 070
		肩和上臂骨折	42 786
		小腿(包括踝)骨折	40 684

续 表

顺 位	疾 病 分 类	病 种	次均费用(元)
3	肌肉骨骼系统和结缔组织疾病		29 584
		膝关节病	62 332
		变形性背部病	54 093
		关节炎	37 984

如表4-89,长寿老人因精神和行为障碍(234 484 元)、传染病和寄生虫病(38 328 元),以及损伤、中毒和外因的某些其他后果(37 196 元)住院产生的次均费用最高。因精神和行为障碍住院人口次均费用最高的病种是精神分裂症(234 484 元)。因传染病和寄生虫病住院人口次均费用最高的病种是脓毒病(51 838 元)、呼吸道结核(41 514 元),以及慢性病毒性肝炎(14 749 元)。因损伤、中毒和外因的某些其他后果住院人口次均费用最高的病种是股骨骨折(43 484 元)、在肩和上臂水平的肌肉和肌腱损伤(38 030 元),以及肩和上臂骨折(36 783 元)。

表4-89 长寿老人住院次均费用最高的住院原因

顺 位	疾 病 分 类	病 种	次均费用(元)
1	精神和行为障碍		234 484
		精神分裂症	234 484
2	传染病和寄生虫病		38 328
		脓毒病	51 838
		呼吸道结核	41 514
		慢性病毒性肝炎	14 749
3	损伤、中毒和外因的某些其他后果		37 196
		股骨骨折	43 484
		在肩和上臂水平的肌肉和肌腱损伤	38 030
		肩和上臂骨折	36 783

(五) 住院人口在各医疗机构次均费用及费用最高的住院原因[①]

住院人口在市级三级医院次均费用是 20 595 元,区属三级医院是 15 901 元,区属二级医院是 15 213 元,社区卫生服务中心(站)是 14 871 元。

如表4-90,住院人口在市级三级医院因损伤、中毒和外因的某些其他后果(44 742 元),肌肉骨骼系统和结缔组织疾病(33 559 元),以及循环系统疾病(32 705 元)住院产生的次均费用最高。因损伤、中毒和外因的某些其他后果住院人口次均费用最高的病种是股骨骨折(58 980 元),内部矫形外科假体装置、植入物和移植物的并发症(56 651 元),以及腰椎和骨盆骨折(54 095 元)。因肌肉骨骼系统和结缔组织疾病住院人口次均费用最高的病种是膝关节病(62 907 元)、变形性背部病(61 498 元),以及脊椎病(60 832 元)。因循环系统疾病住院人

---

① 由于精神和行为障碍次均住院费用高且病种单一,在该部分不展示精神和行为障碍的数据。

口次均费用最高的病种是主动脉瘤和主动脉夹层(152 833 元)、脑内出血(57 488 元),以及动脉粥样硬化(56 308 元)。

表4-90　住院人口在市级三级医院次均费用最高的住院原因

顺　位	疾病分类	病　种	次均费用(元)
1	损伤、中毒和外因的某些其他后果		44 742
		股骨骨折	58 980
		内部矫形外科假体装置、植入物和移植物的并发症	56 651
		腰椎和骨盆骨折	54 095
2	肌肉骨骼系统和结缔组织疾病		33 559
		膝关节病	62 907
		变形性背部病	61 498
		脊椎病	60 832
3	循环系统疾病		32 705
		主动脉瘤和主动脉夹层	152 833
		脑内出血	57 488
		动脉粥样硬化	56 308

如表4-91,住院人口在区属三级医院因损伤、中毒和外因的某些其他后果(34 319 元)、肌肉骨骼系统和结缔组织疾病(22 406 元),以及肿瘤(21 201 元)住院产生的次均费用最高。因损伤、中毒和外因的某些其他后果住院人口次均费用最高的病种是股骨骨折(50 626 元)、小腿(包括踝)骨折(42 790 元),以及肩和上臂骨折(38 376 元)。因肌肉骨骼系统和结缔组织疾病住院人口次均费用最高的病种是变形性背部病(46 987 元)、关节炎(44 343 元),以及膝关节病(41 432 元)。因肿瘤住院人口次均费用最高的病种是髓样白血病(34 519 元)、直肠恶性肿瘤(31 346 元),以及结肠恶性肿瘤(30 485 元)。

表4-91　住院人口在区属三级医院次均费用最高的住院原因

顺　位	疾病分类	病　种	次均费用(元)
1	损伤、中毒和外因的某些其他后果		34 319
		股骨骨折	50 626
		小腿(包括踝)骨折	42 790
		肩和上臂骨折	38 376
2	肌肉骨骼系统和结缔组织疾病		22 406
		变形性背部病	46 987
		关节炎	44 343
		膝关节病	41 432
3	肿瘤		21 201
		髓样白血病	34 519
		直肠恶性肿瘤	31 346
		结肠恶性肿瘤	30 485

如表 4‑92,住院人口在区属二级医院因损伤、中毒和外因的某些其他后果(29 167 元)、肿瘤(20 286 元),以及肌肉骨骼系统和结缔组织疾病(19 024 元)住院产生的次均费用最高。因损伤、中毒和外因的某些其他后果住院人口次均费用最高的病种是股骨骨折(42 035 元)、小腿(包括踝)骨折(38 600 元),以及肩和上臂骨折(35 684 元)。因肿瘤住院人口次均费用最高的病种是脑和中枢神经系统其他部位的良性肿瘤(57 969 元)、脑脊膜良性肿瘤(51 876 元),以及脑恶性肿瘤(36 993 元)。因肌肉骨骼系统和结缔组织疾病住院人口次均费用最高的病种是变形性背部病(49 054 元)、骨质疏松伴有病理性骨折(35 008 元),以及脊椎病(27 022 元)。

表 4‑92　住院人口在区属二级医院次均费用最高的住院原因

顺　位	疾 病 分 类	病　种	次均费用(元)
1	损伤、中毒和外因的某些其他后果		29 167
		股骨骨折	42 035
		小腿(包括踝)骨折	38 600
		肩和上臂骨折	35 684
2	肿瘤		20 286
		脑和中枢神经系统其他部位的良性肿瘤	57 969
		脑脊膜良性肿瘤	51 876
		脑恶性肿瘤	36 993
3	肌肉骨骼系统和结缔组织疾病		19 024
		变形性背部病	49 054
		骨质疏松伴有病理性骨折	35 008
		脊椎病	27 022

如表 4‑93,住院人口在社区卫生服务中心(站)因妊娠、分娩和产褥期(31 592 元),内分泌、营养和代谢疾病(25 908 元),以及血液疾病(25 451 元)住院产生的次均费用最高。因妊娠、分娩和产褥期住院人口次均费用最高的病种是妊娠期糖尿病(31 592 元)。因内分泌、营养和代谢疾病住院人口次均费用最高的病种是非胰岛素依赖型糖尿病(26 536 元)、甲状腺毒症(甲状腺功能亢进症)(19 110 元),以及糖尿病(18 963 元)。因血液疾病住院人口次均费用最高的病种是贫血(32 752 元)、紫癜和其他出血性情况(17 098 元),以及再生障碍性贫血(1 273 元)。

表 4‑93　住院人口在社区卫生服务中心(站)次均费用最高的住院原因

顺　位	疾 病 分 类	病　种	次均费用(元)
1	妊娠、分娩和产褥期		31 592
		妊娠期糖尿病	31 592
2	内分泌、营养和代谢疾病		25 908
		非胰岛素依赖型糖尿病	26 536
		甲状腺毒症(甲状腺功能亢进症)	19 110
		糖尿病	18 963

顺 位	疾病分类	病 种	次均费用(元)
3	血液疾病		25 451
		贫血	32 752
		紫癜和其他出血性情况	17 098
		再生障碍性贫血	1 273

1. 不同支付方式人口差异

如表4-94,医保支付住院人口在市级三级医院次均费用是19 624元,区属三级医院是16 115元,区属二级医院是15 997元,社区卫生服务中心(站)是14 995元;非医保支付住院人口在市级三级医院次均费用是21 892元,区属三级医院是15 247元,区属二级医院是12 959元,社区卫生服务中心(站)是12 215元。

表4-94 不同支付方式人口在各医疗机构住院次均费用(元)

支付方式	市级三级医院	区属三级医院	区属二级医院	社区卫生服务中心(站)
医保支付	19 624	16 115	15 997	14 995
非医保支付	21 892	15 247	12 959	12 215

如表4-95,医保支付住院人口在市级三级医院、区属三级医院和区属二级医院均因损伤、中毒和外因的某些其他后果住院产生的次均费用最高,其中费用最高的病种集中于股骨骨折、小腿(包括踝)骨折等;在社区卫生服务中心(站)内因妊娠、分娩和产褥期住院产生的次均费用最高,其中费用最高的病种是妊娠期糖尿病。

表4-95 医保支付住院人口在各医疗机构住院次均费用最高的住院原因

就诊机构	疾病分类	病 种	次均费用(元)
市级三级医院	损伤、中毒和外因的某些其他后果		43 584
		股骨骨折	57 359
		内部矫形外科假体装置、植入物和移植物的并发症	52 222
		小腿(包括踝)骨折	50 601
区属三级医院	损伤、中毒和外因的某些其他后果		34 162
		股骨骨折	57 359
		内部矫形外科假体装置、植入物和移植物的并发症	52 222
		小腿(包括踝)骨折	50 601
区属二级医院	损伤、中毒和外因的某些其他后果		30 339
		股骨骨折	49 725
		小腿(包括踝)骨折	41 438
		肩和上臂骨折	38 476
社区卫生服务中心(站)	妊娠、分娩和产褥期		32 343
		妊娠期糖尿病	32 343

如表 4-96,非医保支付住院人口在市级三级医院、区属三级医院和区属二级医院均因损伤、中毒和外因的某些其他后果住院产生的次均费用最高,其中费用最高的病种集中于股骨骨折等;在社区卫生服务中心(站)内因耳和乳突疾病住院产生的次均费用最高,其中费用最高的病种是前庭功能疾患。

表 4-96　非医保支付住院人口在各医疗机构住院次均费用最高的住院原因

就诊机构	疾病分类	病种	次均费用(元)
市级三级医院	损伤、中毒和外因的某些其他后果		46 079
		股骨骨折	62 960
		腰椎和骨盆骨折	62 661
		内部矫形外科假体装置、植入物和移植物的并发症	62 479
区属三级医院	损伤、中毒和外因的某些其他后果		34 473
		股骨骨折	53 248
		小腿(包括踝)骨折	43 946
		颅内损伤	40 429
区属二级医院	损伤、中毒和外因的某些其他后果		27 779
		股骨骨折	42 757
		小腿(包括踝)骨折	40 407
		颅内损伤	34 928
社区卫生服务中心(站)	耳和乳突疾病		19 394
		前庭功能疾患	19 364

2. 不同性别人口差异

如表 4-97,男性在市级三级医院次均费用是 22 600 元,区属三级医院是 17 189 元,区属二级医院是 16 973 元,社区卫生服务中心(站)是 13 648 元;女性在市级三级医院次均费用是 18 634 元,区属三级医院是 14 665 元,区属二级医院是 13 739 元,社区卫生服务中心(站)是 15 799 元。

表 4-97　不同性别人口在各医疗机构住院次均费用(元)

性别	市级三级医院	区属三级医院	区属二级医院	社区卫生服务中心(站)
男性	22 600	17 189	16 973	13 648
女性	18 634	14 665	13 739	15 799

如表 4-98,男性在市级三级医院、区属三级医院和区属二级医院均因损伤、中毒和外因的某些其他后果住院产生的次均费用最高,其中费用最高的病种集中于腰椎和骨盆骨折、股骨骨折等;在社区卫生服务中心(站)因传染病和寄生虫病住院产生的次均费用最高,其中费用最高的病种是呼吸道结核、慢性病毒性肝炎,以及脓毒病。

表4-98　男性在各医疗机构住院次均费用最高的住院原因

就 诊 机 构	疾 病 分 类	病　　　　种	次均费用(元)
市级三级医院	损伤、中毒和外因的某些其他后果		44 403
		腰椎和骨盆骨折	63 128
		股骨骨折	60 019
		内部矫形外科假体装置、植入物和移植物的并发症	59 475
区属三级医院	损伤、中毒和外因的某些其他后果		33 768
		股骨骨折	52 197
		小腿(包括踝)骨折	43 690
		腰椎和骨盆骨折	38 455
区属二级医院	损伤、中毒和外因的某些其他后果		28 127
		股骨骨折	43 630
		小腿(包括踝)骨折	39 615
		腰椎和骨盆骨折	35 534
社区卫生服务中心(站)	传染病和寄生虫病		31 369
		呼吸道结核	68 374
		慢性病毒性肝炎	17 498
		脓毒病	11 372

　　如表4-99,女性在市级三级医院、区属三级医院和区属二级医院均因损伤、中毒和外因的某些其他后果住院产生的次均费用最高,其中费用最高的病种集中于股骨骨折、小腿(包括踝)骨折等;在社区卫生服务中心(站)内因血液疾病住院产生的次均费用最高,其中费用最高的病种是贫血、紫癜和其他出血性情况,以及再生障碍性贫血。

表4-99　女性在各医疗机构住院次均费用最高的住院原因

就 诊 机 构	疾 病 分 类	病　　　　种	次均费用(元)
市级三级医院	损伤、中毒和外因的某些其他后果		45 092
		股骨骨折	58 344
		内部矫形外科假体装置、植入物和移植物的并发症	54 629
		小腿(包括踝)骨折	51 753
区属三级医院	损伤、中毒和外因的某些其他后果		35 011
		股骨骨折	49 615
		小腿(包括踝)骨折	41 588
		肩和上臂骨折	39 646
区属二级医院	损伤、中毒和外因的某些其他后果		30 343
		股骨骨折	41 180
		小腿(包括踝)骨折	37 341
		肩和上臂骨折	36 172

就诊机构	疾病分类	病　　种	次均费用(元)
社区卫生服务中心(站)	血液疾病		30 347
		贫血	40 081
		紫癜和其他出血性情况	20 449
		再生障碍性贫血	1 391

3. 不同年龄组人口差异

如表 4-100,儿童在市级三级医院住院次均费用是 15 493 元,区属三级医院是 3 988 元,区属二级医院是 5 027 元,社区卫生服务中心(站)是 1 702 元;青年市级三级医院住院次均费用是 15 977 元,区属三级医院是 10 946 元,区属二级医院是 9 726 元,社区卫生服务中心(站)是 5 138 元;中年市级三级医院住院次均费用是 21 525 元,区属三级医院是 15 988 元,区属二级医院是 15 743 元,社区卫生服务中心(站)是 8 055 元;年轻老年人市级三级医院住院次均费用是 23 013 元,区属三级医院是 18 014 元,区属二级医院是 17 185 元,社区卫生服务中心(站)是 9 458 元;老年人在市级三级医院住院次均费用是 25 768 元,区属三级医院是 19 611元,区属二级医院是 18 514 元,社区卫生服务中心(站)是 15 149 元;长寿老人市级三级医院住院次均费用是 35 438 元,区属三级医院是 21 429 元,区属二级医院是 20 860 元,社区卫生服务中心(站)是 25 928 元。

表 4-100　不同年龄组人口在各医疗机构住院次均费用(元)

年 龄 组	市级三级医院	区属三级医院	区属二级医院	社区卫生服务中心(站)
儿童	15 493	3 988	5 027	1 702
青年	15 977	10 946	9 726	5 138
中年	21 525	15 988	15 743	8 055
年轻老年人	23 013	18 014	17 185	9 458
老年人	25 768	19 611	18 514	15 149
长寿老人	35 438	21 429	20 860	25 928

如表 4-101,儿童在市级三级医院因先天性畸形、变形和染色体异常(37 616 元)住院产生的次均费用最高,其中费用最高的病种是心间隔先天性畸形(59 940 元)、心脏的先天性畸形(44 963元),以及循环系统的先天性畸形(19 035 元);在区属三级医院和区属二级医院均因肿瘤住院产生的次均费用最高,其中费用最高的病种集中于脑恶性肿瘤、内分泌腺良性肿瘤等;在社区卫生服务中心(站)因损伤、中毒和外因的某些其他后果(2 665 元)住院产生的次均费用最高,其中费用最高的病种是股骨骨折(3 033 元),以及小腿(包括踝)骨折(2 296 元)。

如表 4-102,青年在市级三级医院和区属三级医院均因损伤、中毒和外因的某些其他后果住院产生的次均费用最高,其中费用最高的病种集中于腰椎和骨盆骨折、股骨骨折等;在区属二级医院因先天性畸形、变形和染色体异常(26 301 元)住院产生的次均费用最高,其中费用最高的病种是循环系统的先天性畸形(28 804 元)、心脏的先天性畸形(20 998 元),以及心间隔先天性畸形(20 379 元);在社区卫生服务中心(站)因循环系统疾病(9 941 元)住院产生的次均费用最高,其中费用最高的病种是特发性高血压(34 482 元)、脑梗死(14 054 元),以及脑内出血(4 573 元)。

表 4 - 101　儿童在各医疗机构住院次均费用最高的住院原因

就诊机构	疾病分类	病种	次均费用(元)
市级三级医院	先天性畸形、变形和染色体异常		37 616
		心间隔先天性畸形	59 940
		心脏的先天性畸形	44 963
		循环系统的先天性畸形	19 035
区属三级医院	肿瘤		18 625
		脑和中枢神经系统其他部位的良性肿瘤	35 455
		脑恶性肿瘤	28 229
		内分泌腺良性肿瘤	27 778
区属二级医院	肿瘤		32 017
		脑恶性肿瘤	112 635
		非霍奇金淋巴瘤	97 191
		内分泌腺良性肿瘤	71 351
社区卫生服务中心(站)	损伤、中毒和外因的某些其他后果		2 665
		股骨骨折	3 033
		小腿(包括踝)骨折	2 296

表 4 - 102　青年在各医疗机构住院次均费用最高的住院原因

就诊机构	疾病分类	病种	次均费用(元)
市级三级医院	损伤、中毒和外因的某些其他后果		42 008
		腰椎和骨盆骨折	79 377
		股骨骨折	61 049
		内部矫形外科假体装置、植入物和移植物的并发症	59 556
区属三级医院	损伤、中毒和外因的某些其他后果		30 667
		股骨骨折	51 883
		腰椎和骨盆骨折	42 899
		小腿(包括踝)骨折	39 459
区属二级医院	先天性畸形、变形和染色体异常		26 301
		循环系统的先天性畸形	28 804
		心脏的先天性畸形	20 998
		心间隔先天性畸形	20 379
社区卫生服务中心(站)	循环系统疾病		9 941
		特发性高血压	34 482
		脑梗死	14 054
		脑内出血	4 573

如表4-103,中年在市级三级医院、区属三级医院和区属二级医院均因损伤、中毒和外因的某些其他后果住院产生的次均费用最高,其中费用最高的病种集中于股骨骨折、小腿(包括踝)骨折,以及腰椎和骨盆骨折等;在社区卫生服务中心(站)因内分泌、营养和代谢疾病住院产生的次均费用最高,其中费用最高的病种是非胰岛素依赖型糖尿病,以及糖尿病。

表4-103　中年在各医疗机构住院次均费用最高的住院原因

就诊机构	疾病分类	病种	次均费用(元)
市级三级医院	损伤、中毒和外因的某些其他后果		46 455
		腰椎和骨盆骨折	62 973
		股骨骨折	59 380
		小腿(包括踝)骨折	55 778
区属三级医院	损伤、中毒和外因的某些其他后果		34 595
		股骨骨折	52 401
		小腿(包括踝)骨折	44 720
		颅内损伤	40 454
区属二级医院	损伤、中毒和外因的某些其他后果		28 283
		股骨骨折	43 459
		小腿(包括踝)骨折	40 161
		腰椎和骨盆骨折	35 388
社区卫生服务中心(站)	内分泌、营养和代谢疾病		12 786
		非胰岛素依赖型糖尿病	14 348
		糖尿病	2 792

如表4-104,年轻老年人在市级三级医院、区属三级医院和区属二级医院均因损伤、中毒和外因的某些其他后果产生的次均费用最高,其中费用最高的病种集中于股骨骨折、小腿(包括踝)骨折等;在社区卫生服务中心(站)因传染病和寄生虫病住院产生的次均费用最高,其中费用最高的病种是呼吸道结核、慢性病毒性肝炎,以及带状疱疹。

表4-104　年轻老年人在各医疗机构住院次均费用最高的住院原因

就诊机构	疾病分类	病种	次均费用(元)
市级三级医院	损伤、中毒和外因的某些其他后果		49 168
		股骨骨折	63 895
		内部矫形外科假体装置、植入物和移植物的并发症	60 797
		小腿(包括踝)骨折	55 039
区属三级医院	损伤、中毒和外因的某些其他后果		35 515
		股骨骨折	56 431
		小腿(包括踝)骨折	45 194
		肩和上臂骨折	40 722

就诊机构	疾病分类	病　种	次均费用(元)
区属二级医院	损伤、中毒和外因的某些其他后果		31 694
		股骨骨折	48 874
		小腿(包括踝)骨折	38 406
		肩和上臂骨折	37 850
社区卫生服务中心(站)	传染病和寄生虫病		73 199
		呼吸道结核	414 272
		慢性病毒性肝炎	17 498
		带状疱疹	2 419

如表4-105,老年人在市级三级医院、区属三级医院和区属二级医院均因损伤、中毒和外因的某些其他后果住院产生的次均费用最高,其中费用最高的病种集中于股骨骨折、肩和上臂骨折等;在社区卫生服务中心(站)因血液疾病住院产生的次均费用最高,其中费用最高的病种是贫血、紫癜和其他出血性情况,以及再生障碍性贫血。

表4-105　老年人在各医疗机构住院次均费用最高的住院原因

就诊机构	疾病分类	病　种	次均费用(元)
市级三级医院	损伤、中毒和外因的某些其他后果		49 615
		股骨骨折	57 752
		内部矫形外科假体装置、植入物和移植物的并发症	52 534
		肩和上臂骨折	50 846
区属三级医院	损伤、中毒和外因的某些其他后果		36 957
		股骨骨折	48 362
		肩和上臂骨折	37 805
		膝关节和韧带脱位、扭伤和劳损	37 760
区属二级医院	损伤、中毒和外因的某些其他后果		32 217
		股骨骨折	40 472
		肩和上臂骨折	36 599
		小腿(包括踝)骨折	34 196
社区卫生服务中心(站)	血液疾病		29 117
		贫血	41 833
		紫癜和其他出血性情况	8 063
		再生障碍性贫血	1 391

如表4-106,长寿老人在市级三级医院因呼吸系统疾病(50 638元)住院产生的次均费用最高,其中费用最高的病种是肺炎(80 036元)、呼吸性疾患(62 707元),以及呼吸衰竭(43 165元);在区属三级医院因传染病和寄生虫病(38 937元)住院产生的次均费用最高,其

中费用最高的病种是脓毒病(45 883 元)、呼吸道结核(31 331 元),以及慢性病毒性肝炎(21 650 元);在区属二级医院因损伤、中毒和外因的某些其他后果(29 498 元)住院产生的次均费用最高,其中费用最高的病种是在肩和上臂水平的肌肉和肌腱损伤(60 080 元)、股骨骨折(35 114 元),以及肩和上臂骨折(34 995 元);在社区卫生服务中心(站)因内分泌、营养和代谢疾病(40 604 元)住院产生的次均费用最高,其中费用最高的病种是非胰岛素依赖型糖尿病(41 017 元),以及糖尿病(34 078 元)。

表 4 – 106　长寿老人在各医疗机构住院次均费用最高的住院原因

就 诊 机 构	疾 病 分 类	病　　种	次均费用(元)
市级三级医院	呼吸系统疾病		50 638
		肺炎	80 036
		呼吸性疾患	62 707
		呼吸衰竭	43 165
区属三级医院	传染病和寄生虫病		38 937
		脓毒病	45 883
		呼吸道结核	31 331
		慢性病毒性肝炎	21 650
区属二级医院	损伤、中毒和外因的某些其他后果		29 498
		在肩和上臂水平的肌肉和肌腱损伤	60 080
		股骨骨折	35 114
		肩和上臂骨折	34 995
社区卫生服务中心(站)	内分泌、营养和代谢疾病		40 604
		非胰岛素依赖型糖尿病	41 017
		糖尿病	34 078

三、住院年人均费用及费用最高的病种

(一)总体概述

2019 年,住院人口年人均住院费用是 28 452 元。

如表 4 – 107,因精神和行为障碍(157 185 元),损伤、中毒和外因的某些其他后果(40 435 元),以及肌肉骨骼系统和结缔组织疾病(37 987 元)住院产生的年人均费用最高。因精神和行为障碍住院产生的年人均费用中,费用最高的病种是精神分裂症(157 185 元)。因损伤、中毒和外因的某些其他后果住院产生的年人均费用中,费用最高的病种是股骨骨折(59 211 元)、小腿(包括踝)骨折(49 535 元),以及腰椎和骨盆骨折(46 225 元)。因肌肉骨骼系统和结缔组织疾病住院产生的年人均费用中,费用最高的病种是膝关节病(63 436 元)、变形性背部病(60 989 元),以及脊椎病(54 343 元)。

表4-107 住院人口年人均费用最高的住院原因

顺 位	疾 病 分 类	病 种	年人均费用(元)
1	精神和行为障碍		157 185
		精神分裂症	157 185
2	损伤、中毒和外因的某些其他后果		40 435
		股骨骨折	59 211
		小腿(包括踝)骨折	49 535
		腰椎和骨盆骨折	46 225
3	肌肉骨骼系统和结缔组织疾病		37 987
		膝关节病	63 436
		变形性背部病	60 989
		脊椎病	54 343

(二)不同支付方式人口住院年人均费用及费用最高的病种

医保支付住院人口的年人均费用为28 453元;非医保支付住院人口为27 190元。

如表4-108,医保支付住院人口因精神和行为障碍(208 432元),损伤、中毒和外因的某些其他后果(40 665元),以及肌肉骨骼系统和结缔组织疾病(35 844元)住院产生的年人均费用最高。因精神和行为障碍住院产生的年人均费用中,费用最高的病种是精神分裂症(208 432元)。因损伤、中毒和外因的某些其他后果住院产生的年人均费用中,费用最高的病种是股骨骨折(58 248元)、小腿(包括踝)骨折(46 806元),以及肩和上臂骨折(41 921元)。因肌肉骨骼系统和结缔组织疾病住院产生的年人均费用中,费用最高的病种是变形性背部病(64 565元)、膝关节病(60 566元),以及脊椎病(50 819元)。

表4-108 医保支付住院人口年人均费用最高的住院原因

顺 位	疾 病 分 类	病 种	年人均费用(元)
1	精神和行为障碍		208 432
		精神分裂症	208 432
2	损伤、中毒和外因的某些其他后果		40 665
		股骨骨折	58 248
		小腿(包括踝)骨折	46 806
		肩和上臂骨折	41 921
3	肌肉骨骼系统和结缔组织疾病		35 844
		变形性背部病	64 565
		膝关节病	60 566
		脊椎病	50 819

如表4-109,非医保支付住院人口因精神和行为障碍(43 684元),肌肉骨骼系统和结缔组织疾病(41 583元),以及损伤、中毒和外因的某些其他后果(39 570元)住院产生的年人均费用最高。因精神和行为障碍住院产生的年人均费用中,费用最高的病种是精神分裂症(43 684元)。因肌肉骨骼系统和结缔组织疾病住院产生的年人均费用中,费用最高的病种是膝关节病(67 540元)、脊椎病(62 307元),以及变形性背部病(56 683元)。因损伤、中毒和外

因的某些其他后果住院产生的年人均费用中,费用最高的病种是股骨骨折(59 633 元)、小腿(包括踝)骨折(51 406 元),以及腰椎和骨盆骨折(50 713 元)。

表 4 - 109　非医保支付人口住院年人均费用最高的住院原因

顺　位	疾病分类	病　种	年人均费用(元)
1	精神和行为障碍		43 684
		精神分裂症	43 684
2	肌肉骨骼系统和结缔组织疾病		41 583
		膝关节病	67 540
		脊椎病	62 307
		变形性背部病	56 683
3	损伤、中毒和外因的某些其他后果		39 570
		股骨骨折	59 633
		小腿(包括踝)骨折	51 406
		腰椎和骨盆骨折	50 713

(三)不同性别人口住院年人均费用及费用最高的住院原因

如表 4 - 110,男性住院年人均费用是 32 875 元,女性是 24 678 元,性别比是 1.33。医保支付住院人口中,男性住院年人均费用是 32 827 元,女性是 24 845 元,性别比是 1.32;非医保支付住院人口中,男性住院年人均费用是 31 473 元,女性是 23 322 元,性别比是 1.35。

表 4 - 110　不同性别人口住院年人均费用

性　别	支　付　方　式		合　计
	医保支付	非医保支付	
男(元)	32 827	31 473	32 875
女(元)	24 845	23 322	24 678
男女性别比	1.32	1.35	1.33

如表 4 - 111,男性因精神和行为障碍(191 224 元)、肿瘤(43 574 元),以及肌肉骨骼系统和结缔组织疾病(40 154 元)住院产生的年人均费用最高。因精神和行为障碍住院产生的年人均费用中,费用最高的病种是精神分裂症(191 224 元)。因肿瘤住院产生的年人均费用中,费用最高的病种是髓样白血病(116 284 元)、脑恶性肿瘤(73 681 元),以及非滤泡性淋巴瘤(67 629 元)。因肌肉骨骼系统和结缔组织疾病住院产生的年人均费用中,费用最高的病种是膝关节病(59 378 元)、脊椎病(56 576 元),以及脊椎关节强硬(54 781 元)。

表 4 - 111　男性住院年人均费用最高的住院原因

顺　位	疾病分类	病　种	年人均费用(元)
1	精神和行为障碍		191 224
		精神分裂症	191 224
2	肿瘤		43 574
		髓样白血病	116 284
		脑恶性肿瘤	73 681
		非滤泡性淋巴瘤	67 629

续　表

顺　　位	疾病分类	病　　种	年人均费用(元)
3	肌肉骨骼系统和结缔组织疾病		40 154
		膝关节病	59 378
		脊椎病	56 576
		脊椎关节强硬	54 781

　　如表4-112,女性因精神和行为障碍(120 828元),损伤、中毒和外因的某些其他后果(41 872元),以及肌肉骨骼系统和结缔组织疾病(36 602元)住院产生的年人均费用最高。因精神和行为障碍住院产生的年人均费用中,费用最高的病种是精神分裂症(120 828元)。因损伤、中毒和外因的某些其他后果住院产生的年人均费用中,费用最高的病种是股骨骨折(58 902元)、小腿(包括踝)骨折(48 226元),以及肩和上臂骨折(42 908元)。因肌肉骨骼系统和结缔组织疾病住院产生的年人均费用中,费用最高的病种是变形性背部病(64 822元)、膝关节病(64 699元),以及脊椎病(52 399元)。

表4-112　女性住院年人均费用最高的住院原因

顺　　位	疾病分类	病　　种	年人均费用(元)
1	精神和行为障碍		120 828
		精神分裂症	120 828
2	损伤、中毒和外因的某些其他后果		41 872
		股骨骨折	58 902
		小腿(包括踝)骨折	48 226
		肩和上臂骨折	42 908
3	肌肉骨骼系统和结缔组织疾病		36 602
		变形性背部病	64 822
		膝关节病	64 699
		脊椎病	52 399

(四) 不同年龄人口年人均住院费用及费用最高的住院原因

　　如图4-16,从年人均住院费用随年龄段变化来看,随着年龄段增大,年人均费用也越高。医保支付住院人口年人均费用随年龄段增长的增长幅度较平缓;90岁以上非医保支付住院人口的年人均费用较高。

　　如表4-113,长寿老人住院年人均费用最高,为51 870元。医保支付住院人口和非医保支付住院人口中,长寿老人住院年人均费用均为最高,分别为47 464元和65 896元。

　　如表4-114,儿童因先天性畸形、变形和染色体异常(38 429元),肿瘤(33 402元),以及精神和行为障碍(27 830元)住院产生的年人均费用最高。因先天性畸形、变形和染色体异常住院产生的年人均费用中,费用最高的病种是心间隔先天性畸形(60 574元)、心脏的先天性畸形(48 543元),以及循环系统的先天性畸形(24 718元)。因肿瘤住院产生的年人均费用中,费用最高的病种是髓样白血病(99 893元)、脑恶性肿瘤(99 021元),以及脑脊膜良性肿瘤

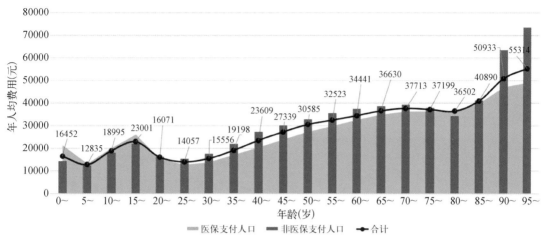

图 4 - 16　不同年龄段人口住院年人均费用

（78 356 元）。因精神和行为障碍住院产生的年人均费用中，费用最高的病种是精神分裂症
（27 830 元）。

表 4 - 113　不同年龄组人口住院年人均住院费用(元)

年 龄 组	支 付 方 式		合 计
	医保支付	非医保支付	
儿童	18 021	14 191	15 669
青年	15 847	19 566	17 814
中年	27 503	32 870	30 438
年轻老年人	34 339	38 340	36 125
老年人	37 197	37 356	37 990
长寿老人	47 464	65 896	51 870

表 4 - 114　儿童住院年人均费用最高的住院原因

顺 位	疾 病 分 类	病 种	年人均费用(元)
1	先天性畸形、变形和染色体异常		38 429
		心间隔先天性畸形	60 574
		心脏的先天性畸形	48 543
		循环系统的先天性畸形	24 718
2	肿瘤		33 402
		髓样白血病	99 893
		脑恶性肿瘤	99 021
		脑脊膜良性肿瘤	78 356
3	精神和行为障碍		27 830
		精神分裂症	27 830

如表 4 - 115，青年因精神和行为障碍(52 570 元)，损伤、中毒和外因的某些其他后果
(35 980 元)，以及先天性畸形、变形和染色体异常(31 324 元)住院产生的年人均费用最高。

因精神和行为障碍住院产生的年人均费用中,费用最高的病种是精神分裂症(52 570 元)。因损伤、中毒和外因的某些其他后果住院产生的年人均费用中,费用最高的病种是腰椎和骨盆骨折(60 968 元)、股骨骨折(58 880 元),以及小腿(包括踝)骨折(49 051 元)。因先天性畸形、变形和染色体异常住院产生的年人均费用中,费用最高的病种是心间隔先天性畸形(45 207 元)、循环系统的先天性畸形(36 763 元),以及心脏的先天性畸形(20 434 元)。

表 4 – 115　青年住院年人均费用最高的住院原因

顺　位	疾病分类	病　种	年人均费用(元)
1	精神和行为障碍		52 570
		精神分裂症	52 570
2	损伤、中毒和外因的某些其他后果		35 980
		腰椎和骨盆骨折	60 968
		股骨骨折	58 880
		小腿(包括踝)骨折	49 051
3	先天性畸形、变形和染色体异常		31 324
		心间隔先天性畸形	45 207
		循环系统的先天性畸形	36 763
		心脏的先天性畸形	20 434

如表 4 – 116,中年因精神和行为障碍(161 845 元),损伤、中毒和外因的某些其他后果(39 599 元),以及肌肉骨骼系统和结缔组织疾病(38 368 元)住院产生的年人均费用最高。因精神和行为障碍住院产生的年人均费用中,费用最高的病种是精神分裂症(161 845 元)。因损伤、中毒和外因的某些其他后果住院产生的年人均费用中,费用最高的病种是股骨骨折(57 985 元)、小腿(包括踝)骨折(51 429 元),以及腰椎和骨盆骨折(50 516 元)。因肌肉骨骼系统和结缔组织疾病住院产生的年人均费用中,费用最高的病种是变形性背部病(72 187 元)、脊椎病(55 517 元),以及膝关节病(53 475 元)。

表 4 – 116　中年住院年人均费用最高的住院原因

顺　位	疾病分类	病　种	年人均费用(元)
1	精神和行为障碍		161 845
		精神分裂症	161 845
2	损伤、中毒和外因的某些其他后果		39 599
		股骨骨折	57 985
		小腿(包括踝)骨折	51 429
		腰椎和骨盆骨折	50 516
3	肌肉骨骼系统和结缔组织疾病		38 368
		变形性背部病	72 187
		脊椎病	55 517
		膝关节病	53 475

如表 4 – 117,年轻老年人因精神和行为障碍(337 632 元),损伤、中毒和外因的某些其他

后果(43 746 元),以及肿瘤(42 996 元)住院产生的年人均费用最高。因精神和行为障碍住院产生的年人均费用中,费用最高的病种是精神分裂症(337 632 元)。因损伤、中毒和外因的某些其他后果住院产生的年人均费用中,费用最高的病种是股骨骨折(63 769 元)、小腿(包括踝)骨折(50 584 元),以及肩和上臂骨折(45 886 元)。因肿瘤住院产生的年人均费用中,费用最高的病种是髓样白血病(109 320 元)、食管恶性肿瘤(67 768 元),以及脑恶性肿瘤(66 084 元)。

表 4-117　年轻老年人住院年人均费用最高的住院原因

顺　位	疾病分类	病　种	年人均费用(元)
1	精神和行为障碍		337 632
		精神分裂症	337 632
2	损伤、中毒和外因的某些其他后果		43 746
		股骨骨折	63 769
		小腿(包括踝)骨折	50 584
		肩和上臂骨折	45 886
3	肿瘤		42 996
		髓样白血病	109 320
		食管恶性肿瘤	67 768
		脑恶性肿瘤	66 084

如表 4-118,老年人因精神和行为障碍(371 166 元),损伤、中毒和外因的某些其他后果(46 935 元),以及肿瘤(41 576 元)住院产生的年人均费用最高。因精神和行为障碍住院产生的年人均费用中,费用最高的病种是精神分裂症(371 166 元)。因损伤、中毒和外因的某些其他后果住院产生的年人均费用中,费用最高的病种是股骨骨折(58 186 元)、肩和上臂骨折(45 923 元),以及小腿(包括踝)骨折(44 961 元)。因肿瘤住院产生的年人均费用中,费用最高的病种是髓样白血病(68 813 元)、脑和中枢神经系统其他部位的良性肿瘤(65 931 元),以及非滤泡性淋巴瘤(63 448 元)。

表 4-118　老年人住院年人均费用最高的住院原因

顺　位	疾病分类	病　种	年人均费用(元)
1	精神和行为障碍		371 166
		精神分裂症	371 166
2	损伤、中毒和外因的某些其他后果		46 935
		股骨骨折	58 186
		肩和上臂骨折	45 923
		小腿(包括踝)骨折	44 961
3	肿瘤		41 576
		髓样白血病	68 813
		脑和中枢神经系统其他部位的良性肿瘤	65 931
		非滤泡性淋巴瘤	63 448

如表 4 - 119,长寿老人因精神和行为障碍(351 726 元)、循环系统疾病(50 393 元),以及损伤、中毒和外因的某些其他后果(48 403 元)住院产生的年人均费用最高。因精神和行为障碍住院产生的年人均费用中,费用最高的病种是精神分裂症(351 726 元)。因循环系统疾病住院产生的年人均费用中,费用最高的病种是主动脉瘤和主动脉夹层(110 687 元)、动脉粥样硬化(67 273 元),以及脑血管病后遗症(58 841 元)。因损伤、中毒和外因的某些其他后果住院产生的年人均费用中,费用最高的病种是股骨骨折(56 954 元)、小腿(包括踝)骨折(38 236 元),以及肩和上臂骨折(38 145 元)。

表 4 - 119　长寿老人住院年人均费用最高的住院原因

顺　位	疾病分类	病　种	年人均费用(元)
1	精神和行为障碍		351 726
		精神分裂症	351 726
2	循环系统疾病		50 393
		主动脉瘤和主动脉夹层	110 687
		动脉粥样硬化	67 273
		脑血管病后遗症	58 841
3	损伤、中毒和外因的某些其他后果		48 403
		股骨骨折	56 954
		小腿(包括踝)骨折	38 236
		肩和上臂骨折	38 145

(五) 住院人口在各医疗机构年人均费用及费用最高的住院原因[①]

住院人口在市级三级医院年人均费用是 30 957 元,区属三级医院是 21 366 元,区属二级医院是 21 495 元,社区卫生服务中心(站)是 21 341 元。

如表 4 - 120,住院人口在市级三级医院因损伤、中毒和外因的某些其他后果(46 353 元)、肌肉骨骼系统和结缔组织疾病(43 155 元),以及循环系统疾病(38 579 元)住院产生的年人均费用最高。因损伤、中毒和外因的某些其他后果住院产生的年人均费用中,费用最高的病种是内部矫形外科假体装置、植入物和移植物的并发症(63 705 元)、股骨骨折(60 848 元),以及腰椎和骨盆骨折(55 358 元)。因肌肉骨骼系统和结缔组织疾病住院产生的年人均费用中,费用最高的病种是膝关节病(66 967 元)、脊椎病(64 491 元),以及变形性背部病(62 795 元)。因循环系统疾病住院产生的年人均费用中,费用最高的病种是主动脉瘤和主动脉夹层(164 467 元)、动脉粥样硬化(65 932 元),以及心房纤颤和扑动(61 478 元)。

如表 4 - 121,住院人口在区属三级医院因损伤、中毒和外因的某些其他后果(35 049 元)、肿瘤(30 185 元),以及肌肉骨骼系统和结缔组织疾病(27 166 元)住院产生的年人均费用最高。因损伤、中毒和外因的某些其他后果住院产生的年人均费用中,费用最高的病种是股骨

---

① 由于精神和行为障碍年人均费用高且病种单一,在该部分不展示精神和行为障碍的数据。

骨折（52 301 元）、小腿（包括踝）骨折（43 080 元），以及肩和上臂骨折（38 761 元）。因肿瘤住院产生的年人均费用中，费用最高的病种是髓样白血病（53 630 元）、多发性骨髓瘤和恶性浆细胞肿瘤（52 346 元），以及直肠恶性肿瘤（49 761 元）。因肌肉骨骼系统和结缔组织疾病住院产生的年人均费用中，费用最高的病种是变形性背部病（48 997 元）、关节炎（47 449 元），以及膝关节病（42 873 元）。

表 4－120　住院人口在市级三级医院年人均费用最高的住院原因

顺　位	疾 病 分 类	病　种	年人均费用(元)
1	损伤、中毒和外因的某些其他后果		46 353
		内部矫形外科假体装置、植入物和移植物的并发症	63 705
		股骨骨折	60 848
		腰椎和骨盆骨折	55 358
2	肌肉骨骼系统和结缔组织疾病		43 155
		膝关节病	66 967
		脊椎病	64 491
		变形性背部病	62 795
3	循环系统疾病		38 579
		主动脉瘤和主动脉夹层	164 467
		动脉粥样硬化	65 932
		心房纤颤和扑动	61 478

表 4－121　住院人口在区属三级医院年人均费用最高的住院原因

顺　位	疾 病 分 类	病　种	年人均费用(元)
1	损伤、中毒和外因的某些其他后果		35 049
		股骨骨折	52 301
		小腿（包括踝）骨折	43 080
		肩和上臂骨折	38 761
2	肿瘤		30 185
		髓样白血病	53 630
		多发性骨髓瘤和恶性浆细胞肿瘤	52 346
		直肠恶性肿瘤	49 761
3	肌肉骨骼系统和结缔组织疾病		27 166
		变形性背部病	48 997
		关节炎	47 449
		膝关节病	42 873

如表 4－122，住院人口在区属二级医院因损伤、中毒和外因的某些其他后果（31 404 元）、循环系统疾病（27 986 元），以及肿瘤（26 158 元）住院产生的年人均费用最高。因损伤、中毒和外因的某些其他后果住院产生的年人均费用中，费用最高的病种是股骨骨折（50 388 元）、小腿（包括踝）骨折（40 193 元），以及肩和上臂骨折（36 773 元）。因循环系统疾病住院产生的年人均费用中，费用最高的病种是主动脉瘤和主动脉夹层（66 055 元）、脑血管病后遗症

(51 290 元),以及急性心肌梗死(49 405 元)。因肿瘤住院产生的年人均费用中,费用最高的病种是髓样白血病(86 702 元)、脑和中枢神经系统其他部位的良性肿瘤(68 453 元),以及脑脊膜良性肿瘤(62 993 元)。

表 4 - 122　住院人口在区属二级医院年人均费用最高的住院原因

顺　位	疾 病 分 类	病　种	年人均费用(元)
1	损伤、中毒和外因的某些其他后果		31 404
		股骨骨折	50 388
		小腿(包括踝)骨折	40 193
		肩和上臂骨折	36 773
2	循环系统疾病		27 986
		主动脉瘤和主动脉夹层	66 055
		脑血管病后遗症	51 290
		急性心肌梗死	49 405
3	肿瘤		26 158
		髓样白血病	86 702
		脑和中枢神经系统其他部位的良性肿瘤	68 453
		脑脊膜良性肿瘤	62 993

　　如表 4 - 123,住院人口在社区卫生服务中心(站)因妊娠、分娩和产褥期(78 981 元),内分泌、营养和代谢疾病(32 929 元),以及循环系统疾病(28 513 元)住院产生的年人均费用最高。因妊娠、分娩和产褥期住院产生的年人均费用中,费用最高的病种是妊娠期糖尿病(78 981 元)。因内分泌、营养和代谢疾病住院产生的年人均费用中,费用最高的病种是非胰岛素依赖型糖尿病(34 204 元)、甲状腺毒症(甲状腺功能亢进症)(31 850 元),以及糖尿病(19 285元)。因循环系统疾病住院产生的年人均费用中,费用最高的病种是入脑前动脉的闭塞和狭窄(未造成脑梗死)(41 676 元)、心力衰竭(40 654 元),以及特发性高血压(40 164 元)。

表 4 - 123　住院人口在社区卫生服务中心(站)年人均费用最高的住院原因

顺　位	疾 病 分 类	病　种	年人均费用(元)
1	妊娠、分娩和产褥期		78 981
		妊娠期糖尿病	78 981
2	内分泌、营养和代谢疾病		32 929
		非胰岛素依赖型糖尿病	34 204
		甲状腺毒症(甲状腺功能亢进症)	31 850
		糖尿病	19 285
3	循环系统疾病		28 513
		入脑前动脉的闭塞和狭窄(未造成脑梗死)	41 676
		心力衰竭	40 654
		特发性高血压	40 164

1. 不同支付方式人口差异

如表 4–124,医保支付住院人口在市级三级医院内年人均费用是 30 072 元,区属三级医院是 22 385 元,区属二级医院是 23 140 元,社区卫生服务中心(站)是 21 288 元;非医保支付住院人口在市级三级医院年人均费用是 31 039 元,区属三级医院是 18 170 元,区属二级医院是 16 343 元,社区卫生服务中心(站)是 16 310 元。

表 4–124　不同支付方式人口在各医疗机构年人均住院费用(元)

支付方式	市级三级医院	区属三级医院	区属二级医院	社区卫生服务中心(站)
医保支付	30 072	22 385	23 140	21 288
非医保支付	31 039	18 170	16 343	16 310

如表 4–125,医保支付住院人口在市级三级医院、区属三级医院和区属二级医院均因损伤、中毒和外因的某些其他后果住院产生的年人均费用最高,其中费用最高的病种集中于股骨骨折、小腿(包括踝)骨折等;在社区卫生服务中心(站)内因妊娠、分娩和产褥期(86 921 元)住院产生的年人均费用最高,其中费用最高的病种是妊娠期糖尿病(86 921 元)。

表 4–125　医保支付住院人口在各医疗机构年人均费用最高的就诊原因

就诊机构	疾病分类	病种	年人均费用(元)
市级三级医院	损伤、中毒和外因的某些其他后果		45 013
		股骨骨折	59 172
		内部矫形外科假体装置、植入物和移植物的并发症	58 563
		小腿(包括踝)骨折	51 647
区属三级医院	损伤、中毒和外因的某些其他后果		35 081
		股骨骨折	51 498
		小腿(包括踝)骨折	41 786
		肩和上臂骨折	38 845
区属二级医院	损伤、中毒和外因的某些其他后果		33 173
		股骨骨折	50 593
		小腿(包括踝)骨折	38 047
		肩和上臂骨折	37 991
社区卫生服务中心(站)	妊娠、分娩和产褥期		86 921
		妊娠期糖尿病	86 921

如表 4–126,非医保支付住院人口在市级三级医院、区属三级医院和区属二级医院均因损伤、中毒和外因的某些其他后果住院产生的年人均费用最高,其中费用最高的病种集中于股骨骨折等;在社区卫生服务中心(站)因循环系统疾病(24 422 元)住院产生的年人均费用最高,其中费用最高的病种是心力衰竭(45 960 元)、脑血管病后遗症(25 611 元),以及特发性高血压(23 618 元)。

表 4-126　非医保支付住院人口在各医疗机构年人均费用最高的住院原因

就诊机构	疾病分类	病种	年人均费用(元)
市级三级医院	损伤、中毒和外因的某些其他后果		47 584
		内部矫形外科假体装置、植入物和移植物的并发症	70 107
		股骨骨折	64 461
		腰椎和骨盆骨折	63 707
区属三级医院	损伤、中毒和外因的某些其他后果		34 874
		股骨骨折	54 009
		小腿(包括踝)骨折	44 103
		颅内损伤	40 752
区属二级医院	损伤、中毒和外因的某些其他后果		28 970
		股骨骨折	46 880
		小腿(包括踝)骨折	41 898
		颅内损伤	36 412
社区卫生服务中心(站)	循环系统疾病		24 422
		心力衰竭	45 960
		脑血管病后遗症	25 611
		特发性高血压	23 618

2. 不同性别人口差异

如表 4-127,男性在市级三级医院年人均住院费用是 35 554 元,区属三级医院是 23 568 元,区属二级医院是 24 810 元,社区卫生服务中心(站)是 19 396 元;女性在市级三级医院年人均住院费用是 26 839 元,区属三级医院是 19 337 元,区属二级医院是 18 885 元,社区卫生服务中心(站)是 22 844 元。

表 4-127　不同性别人口在各医疗机构年人均住院费用(元)

性别	市级三级医院	区属三级医院	区属二级医院	社区卫生服务中心(站)
男性	35 554	23 568	24 810	19 396
女性	26 839	19 337	18 885	22 844

如表 4-128,男性在市级三级医院和区属三级医院均因损伤、中毒和外因的某些其他后果住院产生的年人均费用最高,其中费用最高的病种集中于股骨骨折等;在区属二级医院因循环系统疾病(29 889 元)住院产生的年人均费用最高,其中费用最高的病种是主动脉瘤和主动脉夹层(73 208 元)、急性心肌梗死(51 621 元),以及脑血管病后遗症(50 567 元);在社区卫生服务中心(站)因传染病和寄生虫病(31 369 元)住院产生的年人均费用最高,其中费用最高的病种是呼吸道结核(68 374 元)、慢性病毒性肝炎(17 498 元),以及脓毒病(11 372 元)。

表 4 - 128　男性在各医疗机构住院年人均费用最高的住院原因

就 诊 机 构	疾 病 分 类	病　　　种	年人均费用(元)
市级三级医院	损伤、中毒和外因的某些其他后果		46 059
		内部矫形外科假体装置、植入物和移植物的并发症	69 326
		腰椎和骨盆骨折	64 528
		股骨骨折	61 913
区属三级医院	损伤、中毒和外因的某些其他后果		34 364
		股骨骨折	52 955
		小腿(包括踝)骨折	43 961
		颅内损伤	39 014
区属二级医院	循环系统疾病		29 889
		主动脉瘤和主动脉夹层	73 208
		急性心肌梗死	51 621
		脑血管病后遗症	50 567
社区卫生服务中心(站)	传染病和寄生虫病		31 369
		呼吸道结核	68 374
		慢性病毒性肝炎	17 498
		脓毒病	11 372

如表 4 - 129,女性在市级三级医院和区属二级医院均因损伤、中毒和外因的某些其他后果住院产生的年人均费用最高,其中费用最高的病种集中于股骨骨折、小腿(包括踝)骨折等;在区属三级医院内因肌肉骨骼系统和结缔组织疾病(27 678 元)住院产生的年人均费用最高,其中费用最高的病种是变形性背部病(52 669 元)、关节炎(48 519 元),以及膝关节病(41 140元);在社区卫生服务中心(站)内因内分泌、营养和代谢疾病(36 528 元)住院产生的年人均费用最高,其中费用最高的病种是非胰岛素依赖型糖尿病(37 742 元)、糖尿病(21 559 元),以及其他内分泌疾患(14 236 元)。

表 4 - 129　女性在各医疗机构住院年人均费用最高的住院原因

就 诊 机 构	疾 病 分 类	病　　　种	年人均费用(元)
市级三级医院	损伤、中毒和外因的某些其他后果		46 657
		股骨骨折	60 159
		内部矫形外科假体装置、植入物和移植物的并发症	59 919
		小腿(包括踝)骨折	52 822
区属三级医院	肌肉骨骼系统和结缔组织疾病		27 678
		变形性背部病	52 669
		关节炎	48 519
		膝关节病	41 140

续　表

就诊机构	疾病分类	病　种	年人均费用(元)
区属二级医院	损伤、中毒和外因的某些其他后果		33 374
		股骨骨折	50 386
		小腿(包括踝)骨折	39 151
		肩和上臂骨折	37 483
社区卫生服务中心(站)	内分泌、营养和代谢疾病		36 528
		非胰岛素依赖型糖尿病	37 742
		糖尿病	21 559
		其他内分泌疾患	14 236

3. 不同年龄组人口差异

如表 4-130,儿童在市级三级医院住院年人均费用为 18 250 元,区属三级医院为 4 410 元,区属二级医院为 5 783 元,社区卫生服务中心(站)为 1 702 元;青年在市级三级医院住院年人均费用为 21 098 元,区属三级医院为 13 164 元,区属二级医院为 11 629 元,社区卫生服务中心(站)为 5 573 元;中年在市级三级医院住院年人均费用为 34 152 元,区属三级医院为 20 645 元,区属二级医院为 20 481 元,社区卫生服务中心(站)为 9 402 元;年轻老年人在市级三级医院住院年人均费用为 39 843 元,区属三级医院为 25 520 元,区属二级医院为 25 093 元,社区卫生服务中心(站)为 12 098 元;老年人在市级三级医院住院年人均费用为 40 035 元,区属三级医院为 29 290 元,区属二级医院为 31 718 元,社区卫生服务中心(站)为 22 819 元;长寿老人在市级三级医院住院年人均费用为 60 044 元,区属三级医院为 36 856 元,区属二级医院为 45 447 元,社区卫生服务中心(站)为 42 585 元。

表 4-130　不同年龄组人口在各医疗机构住院年人均费用(元)

年　龄　组	市级三级医院	区属三级医院	区属二级医院	社区卫生服务中心(站)
儿童	18 250	4 410	5 783	1 702
青年	21 098	13 164	11 629	5 573
中年	34 152	20 645	20 481	9 402
年轻老年人	39 843	25 520	25 093	12 098
老年人	40 035	29 290	31 718	22 819
长寿老人	60 044	36 856	45 447	42 585

如表 4-131,儿童在市级三级医院因先天性畸形、变形和染色体异常(39 277 元)住院产生的年人均费用最高,其中费用最高的病种是心间隔先天性畸形(60 870 元)、心脏的先天性畸形(45 890 元),以及循环系统的先天性畸形(24 574 元);在区级三级医院和区级二级医院内均因肿瘤住院产生的年人均费用最高,其中费用最高的病种集中于脑恶性肿瘤等;在社区卫生服务中心(站)内因损伤、中毒和外因的某些其他后果(2 665 元)住院产生的年人均费用最高,其中费用最高的病种是股骨骨折(3 033 元),以及小腿(包括踝)骨折(2 296 元)。

表 4 - 131 儿童在各医疗机构住院年人均费用最高的住院原因

就诊机构	疾病分类	病种	年人均费用(元)
市级三级医院	先天性畸形、变形和染色体异常		39 277
		心间隔先天性畸形	60 870
		心脏的先天性畸形	45 890
		循环系统的先天性畸形	24 574
区属三级医院	肿瘤		21 013
		内分泌腺良性肿瘤	41 667
		脑恶性肿瘤	39 521
		脑和中枢神经系统其他部位的良性肿瘤	35 455
区属二级医院	肿瘤		37 353
		髓样白血病	407 475
		脑恶性肿瘤	112 695
		非霍奇金淋巴瘤	97 191
社区卫生服务中心(站)	损伤、中毒和外因的某些其他后果		2 665
		股骨骨折	3 033
		小腿(包括踝)骨折	2 296

如表 4 - 132,青年在市级三级医院、区属三级医院和区属二级医院均因损伤、中毒和外因的某些其他后果住院产生的年人均费用最高,其中费用最高的病种集中于腰椎和骨盆骨折、股骨骨折等;在社区卫生服务中心(站)内因循环系统疾病(12 341 元)住院产生的年人均费用最高,其中费用最高的病种是特发性高血压(86 204 元)、脑梗死(16 396 元),以及脑内出血(4 573 元)。

表 4 - 132 青年在各医疗机构住院年人均费用最高的住院原因

就诊机构	疾病分类	病种	年人均费用(元)
市级三级医院	损伤、中毒和外因的某些其他后果		43 442
		腰椎和骨盆骨折	81 409
		内部矫形外科假体装置、植入物和移植物的并发症	64 079
		股骨骨折	62 408
区属三级医院	损伤、中毒和外因的某些其他后果		30 962
		股骨骨折	51 883
		腰椎和骨盆骨折	43 073
		小腿(包括踝)骨折	39 551
区属二级医院	损伤、中毒和外因的某些其他后果		26 001
		股骨骨折	50 215
		腰椎和骨盆骨折	40 121
		小腿(包括踝)骨折	39 460

就 诊 机 构	疾 病 分 类	病 种	年人均费用(元)
社区卫生服务中心(站)	循环系统疾病		12 341
		特发性高血压	86 204
		脑梗死	16 396
		脑内出血	4 573

如表 4 - 133,中年在市级三级医院、区属三级医院和区属二级医院均因损伤、中毒和外因的某些其他后果住院产生的年人均费用最高,其中费用最高的病种集中于股骨骨折等;在社区卫生服务中心(站)内因循环系统疾病(15 354 元)住院产生的年人均费用最高,其中费用最高的病种是特发性高血压(29 812 元)、脑血管病后遗症(17 650 元),以及脑内出血(17 038 元)。

表 4 - 133　中年在各医疗机构住院年人均费用最高的住院原因

就 诊 机 构	疾 病 分 类	病 种	年人均费用(元)
市级三级医院	损伤、中毒和外因的某些其他后果		48 302
		腰椎和骨盆骨折	64 633
		内部矫形外科假体装置、植入物和移植物的并发症	63 111
		股骨骨折	61 256
区属三级医院	损伤、中毒和外因的某些其他后果		35 058
		股骨骨折	53 102
		小腿(包括踝)骨折	44 959
		颅内损伤	40 914
区属二级医院	损伤、中毒和外因的某些其他后果		29 311
		股骨骨折	46 658
		小腿(包括踝)骨折	41 754
		腰椎和骨盆骨折	36 400
社区卫生服务中心(站)	循环系统疾病		15 354
		特发性高血压	29 812
		脑血管病后遗症	17 650
		脑内出血	17 038

如表 4 - 134,年轻老年人在市级三级医院、区属三级医院和区属二级医院均因损伤、中毒和外因的某些其他后果住院产生的年人均费用最高,其中费用最高的病种集中于股骨骨折等;在社区卫生服务中心(站)内因传染病和寄生虫病住院产生的年人均费用最高,其中费用最高的病种是呼吸道结核(414 272 元)、慢性病毒性肝炎(17 498 元),以及带状疱疹(2 419 元)。

表 4 - 134　年轻老年人在各医疗机构住院年人均费用最高的住院原因

就 诊 机 构	疾 病 分 类	病　　　种	年人均费用(元)
市级三级医院	损伤、中毒和外因的某些其他后果		50 889
		内部矫形外科假体装置、植入物和移植物的并发症	68 242
		股骨骨折	65 620
		颅内损伤	56 560
区属三级医院	损伤、中毒和外因的某些其他后果		36 388
		股骨骨折	56 994
		小腿(包括踝)骨折	45 684
		肩和上臂骨折	41 341
区属二级医院	损伤、中毒和外因的某些其他后果		33 525
		股骨骨折	53 701
		小腿(包括踝)骨折	39 946
		肩和上臂骨折	38 922
社区卫生服务中心(站)	传染病和寄生虫病		73 199
		呼吸道结核	414 272
		慢性病毒性肝炎	17 498
		带状疱疹	2 419

　　如表 4 - 135,老年人在市级三级医院、区属三级医院和区属二级医院均因损伤、中毒和外因的某些其他后果住院产生的年人均费用最高,其中费用最高的病种集中于股骨骨折、肩和上臂骨折等;在社区卫生服务中心(站)因内分泌、营养和代谢疾病(37 774 元)住院产生的年人均费用最高,其中费用最高的病种是非胰岛素依赖型糖尿病(39 398 元),以及糖尿病(20 864 元)。

表 4 - 135　老年人在各医疗机构住院年人均费用最高的住院原因

就 诊 机 构	疾 病 分 类	病　　　种	年人均费用(元)
市级三级医院	损伤、中毒和外因的某些其他后果		51 884
		股骨骨折	59 807
		内部矫形外科假体装置、植入物和移植物的并发症	57 219
		肩和上臂骨折	51 905
区属三级医院	损伤、中毒和外因的某些其他后果		38 524
		股骨骨折	50 548
		内部矫形外科假体装置、植入物和移植物的并发症	39 796
		肩和上臂骨折	38 349

就 诊 机 构	疾 病 分 类	病　　种	年人均费用(元)
区属二级医院	损伤、中毒和外因的某些其他后果		38 491
		股骨骨折	49 785
		肩和上臂骨折	39 338
		小腿(包括踝)骨折	37 120
社区卫生服务中心(站)	内分泌、营养和代谢疾病		37 774
		非胰岛素依赖型糖尿病	39 398
		糖尿病	20 864

如表4-136,长寿老人在市级三级医院因呼吸系统疾病(70 149元)住院产生的年人均费用最高,其中费用最高的病种是肺炎(91 229元)、呼吸性疾患(76 209元),以及慢性阻塞性肺病(68 500元);在区属三级医院因传染病和寄生虫病(42 831元)产生的年人均费用最高,其中费用最高的病种是脓毒病(51 064元)、呼吸道结核(31 331元),以及慢性病毒性肝炎(21 650元);在区属三级医院内因循环系统疾病(48 309元)住院产生的年人均费用最高,其中费用最高的病种是入脑前动脉的闭塞和狭窄(未造成脑梗死)(86 513元)、脑血管病后遗症(68 803元),以及慢性缺血性心脏病(52 126元);在社区卫生服务中心(站)内因内分泌、营养和代谢疾病(55 419元)住院产生的年人均费用最高,其中费用最高的病种是非胰岛素依赖型糖尿病(56 472元),以及糖尿病(40 893元)。

表4-136　长寿老人在各医疗机构住院年人均费用最高的住院原因

就 诊 机 构	疾 病 分 类	病　　种	年人均费用(元)
市级三级医院	呼吸系统疾病		70 149
		肺炎	91 229
		呼吸性疾患	76 209
		慢性阻塞性肺病	68 500
区属三级医院	传染病和寄生虫病		42 831
		脓毒病	51 064
		呼吸道结核	31 331
		慢性病毒性肝炎	21 650
区属二级医院	循环系统疾病		48 309
		入脑前动脉的闭塞和狭窄(未造成脑梗死)	86 513
		脑血管病后遗症	68 803
		慢性缺血性心脏病	52 126
社区卫生服务中心(站)	内分泌、营养和代谢疾病		55 419
		非胰岛素依赖型糖尿病	56 472
		糖尿病	40 893

四、住院药费占比

2019 年,在住院总费用中,药费占比 23.4%。

(一) 不同支付方式人口住院药费占比

如表 4-137,医保支付住院人口药费占比 24.9%,高于非医保支付住院人口(20.9%)。

表 4-137　不同支付方式人口住院药费占比(%)

支 付 方 式	住院药费占比
医保支付	24.9
非医保支付	20.9
合计	23.4

(二) 不同性别人口住院药费占比

如表 4-138,男性住院药费占比 24.6%,女性 22.1%。医保支付住院人口中,男性住院药费占比 26.0%,女性 23.7%;非医保支付住院人口中,男性住院药费占比 22.4%,女性 19.2%。

表 4-138　不同性别人口住院药费占比(%)

性 别	支 付 方 式		合 计
	医 保 支 付	非医保支付	
男	26.0	22.4	24.6
女	23.7	19.2	22.1

(三) 不同年龄人口住院药费占比

如图 4-17,2019 年,从住院药费占比随年龄段变化来看,药费占比随年龄增长逐渐增

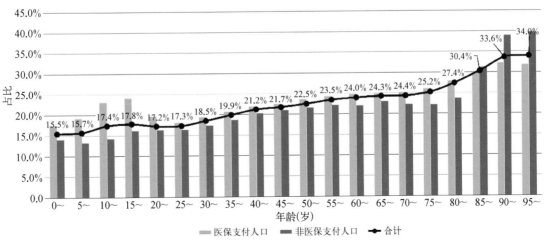

图 4-17　不同年龄段人口住院药费占比

高。在0~84岁各年龄段人口中,医保支付住院人口的药费占比高于非医保支付住院人口;在85岁及以上人口中,非医保支付住院人口的药费占比高于医保支付住院人口。

如表4-139,医保支付和非医保支付住院人口中,长寿老人住院药费占比均最高,分别为32.2%和39.2%。

表4-139 不同年龄组人口住院药费占比(%)

年龄组	支付方式		合计
	医保支付	非医保支付	
儿童	19.0	14.0	15.9
青年	20.3	18.0	19.1
中年	23.8	21.7	22.7
年轻老年人	25.0	22.5	24.2
老年人	28.0	24.5	27.4
长寿老人	32.2	39.2	33.7

(四)住院人口在各医疗机构药费占比

住院人口在市级三级医院药费占比21.6%,区属三级医院27.2%,区属二级医院26.8%,社区卫生服务中心(站)30.4%。

1. 不同支付方式人口差异

如图4-18,医保支付住院人口在各医疗机构药费占比均高于非医保支付住院人口。医保支付住院人口在市级三级医院药费占比22.8%,区属三级医院28.5%,区属二级医院27.5%,社区卫生服务中心(站)30.5%;非医保支付住院人口在市级三级医院药费占比20.3%,区属三级医院23.3%,区属二级医院24.1%,社区卫生服务中心(站)26.9%。

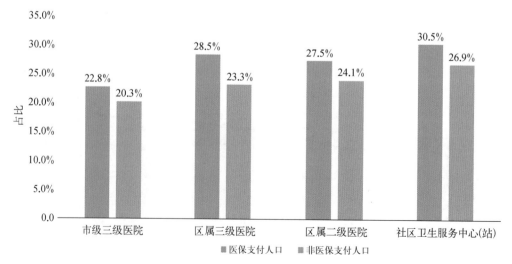

图4-18 不同支付人口在各医疗机构内的住院药费占比

2. 不同性别人口差异

如图 4-19,男性在各医疗机构住院药费占比均高于女性。男性在市级三级医院住院药费占比 23.0%,区属三级医院 28.4%,区属二级医院 27.7%,社区卫生服务中心(站)31.3%;女性在市级三级医院住院药费占比 20.0%,区属三级医院 25.9%,区属二级医院 25.8%,社区卫生服务中心(站)29.8%。

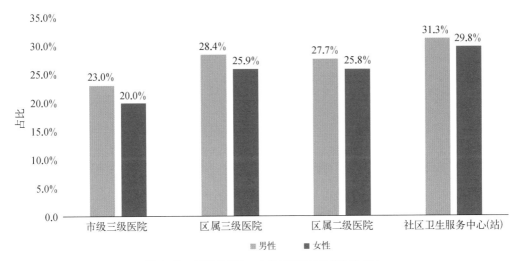

图 4-19 不同性别人口在各医疗机构住院药费占比

3. 不同年龄组人口差异

如表 4-140,儿童在市级三级医院住院药费占比 15.5%,区属三级医院 21.1%,区属二级医院 19.8%,社区卫生服务中心(站)44.1%;青年在市级三级医院住院药费占比 18.8%,区属三级医院 21.4%,区属二级医院 19.3%,社区卫生服务中心(站)39.0%;中年在市级三级医院住院药费占比 22.2%,区属三级医院 24.9%,区属二级医院 24.0%,社区卫生服务中心(站)32.4%;年轻老年人在市级三级医院住院药费占比 22.9%,区属三级医院 27.5%,区属二级医院 27.0%,社区卫生服务中心(站)32.2%;老年人在市级三级医院住院药费占比 23.5%,区属三级医院 31.0%,区属二级医院 30.9%,社区卫生服务中心(站)30.4%;长寿老人在市级三级医院住院药费占比 33.3%,区属三级医院 36.2%,区属二级医院 34.3%,社区卫生服务中心(站)28.9%。

表 4-140 不同年龄组人口在各医疗机构住院药费占比(%)

年 龄 组	市级三级医院	区属三级医院	区属二级医院	社区卫生服务中心(站)
儿童	15.5	21.1	19.8	44.1
青年	18.8	21.4	19.3	39.0
中年	22.2	24.9	24.0	32.4
年轻老年人	22.9	27.5	27.0	32.2
老年人	23.5	31.0	30.9	30.4
长寿老人	33.3	36.2	34.3	28.9

五、住院耗材费占比

2019 年,在住院总费用中,耗材费占比 27.5%。

(一) 不同支付方式人口住院耗材费占比

如表 4-141,医保支付住院人口住院耗材费占比 25.8%,高于非医保支付住院人口(30.2%)。

表 4-141　不同支付方式人口住院耗材费占比(%)

支付方式	住院耗材费占比
医保支付	25.8
非医保支付	30.2
合计	27.5

(二) 不同性别人口住院耗材费占比

如表 4-142,男性住院耗材费占比 27.9%,女性 26.9%。医保支付住院人口中,男性耗材费占比 26.2%,女性 25.3%;非医保支付住院人口中,男性耗材费占比 30.6%,女性 29.8%。

表 4-142　不同性别人口住院耗材费占比(%)

性别	支付方式		合计
	医保支付	非医保支付	
男	26.2	30.6	27.9
女	25.3	29.8	26.9

(三) 不同年龄人口住院耗材费占比

如图 4-20,从住院耗材费占比随年龄段变化来看,在 15~19 岁(31.2%)出现了一个小波峰后,随年龄段的上升略微上涨,在 70 岁之后,耗材费占比随年龄增长逐渐下降。医保支

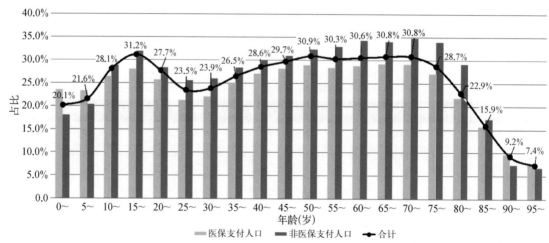

图 4-20　不同年龄段人口门诊耗材费占比

付住院人口在各年龄段住院耗材费占比均低于非医保支付住院人口。

如表4－143,在医保支付住院人口和非医保支付住院人口中,年轻老年人住院耗材费占比均为最高,分别为29.1%和34.4%。

表4－143 不同年龄组人口住院耗材费占比(%)

年龄组	支付方式		合 计
	医保支付	非医保支付	
儿童	24.0	20.7	21.9
青年	24.3	28.1	26.2
中年	28.5	32.2	30.4
年轻老年人	29.1	34.4	30.7
老年人	21.8	29.3	23.1
长寿老人	9.2	7.3	8.8

（四）住院人口在各医疗机构耗材费占比

住院人口在市级三级医院耗材费占比31.8%,区属三级医院24.4%,区属二级医院17.3%,社区卫生服务中心(站)0.9%。

1. 不同支付方式人口差异

如图4－21,医保支付住院人口在市级三级医院耗材费占比32.0%,区属三级医院23.3%,区属二级医院15.5%,社区卫生服务中心(站)0.9%;非医保支付住院人口在市级三级医院耗材费占比31.5%,区属三级医院27.9%,区属二级医院23.9%,社区卫生服务中心(站)0.6%。

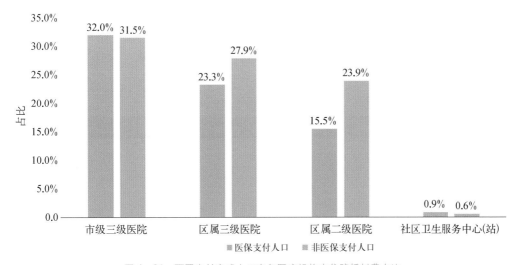

图4－21 不同支付方式人口在各医疗机构内住院耗材费占比

2. 不同性别人口差异

如图4－22,男性在各医疗机构住院耗材费占比均高于女性。男性在市级三级医院住院

耗材费占比 31.9%,区属三级医院 24.7%,区属二级医院 18.0%,社区卫生服务中心(站)
0.9%;女性在市级三级医院住院耗材费占比 31.7%,区属三级医院 24.0%,区属二级医院
16.6%,社区卫生服务中心(站)0.8%。

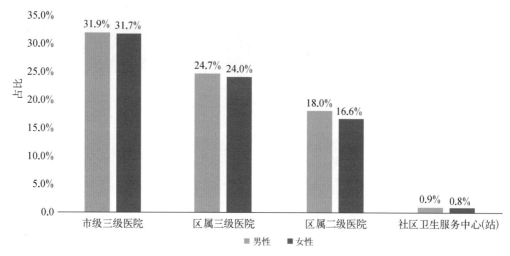

图 4 - 22　不同性别人口在各医疗机构内住院耗材费占比

3.　不同年龄组人口差异

如表 4 - 144,儿童在市级三级医院住院耗材费占比 22.7%,区属三级医院 9.1%,区属二
级医院 13.8%,社区卫生服务中心(站)1.0%;青年在市级三级医院住院耗材费占比 27.9%,
区属三级医院 24.5%,区属二级医院 21.0%,社区卫生服务中心(站)1.2%;中年在市级三级
医院住院耗材费占比 32.4%,区属三级医院 27.5%,区属二级医院 23.2%,社区卫生服务中心
(站)0.8%;年轻老年人在市级三级医院住院耗材费占比 35.0%,区属三级医院 26.9%,区属
二级医院 19.2%,社区卫生服务中心(站)0.9%;老年人在市级三级医院住院耗材费占比
34.2%,区属三级医院 21.0%,区属二级医院 12.4%,社区卫生服务中心(站)0.8%;长寿老人
在市级三级医院住院耗材费占比 15.6%,区属三级医院 10.8%,区属二级医院 5.9%,社区卫
生服务中心(站)0.9%。

表 4 - 144　不同年龄组人口在各医疗机构住院耗材费占比(%)

年 龄 组	市级三级医院	区属三级医院	区属二级医院	社区卫生服务中心(站)
儿童	22.7	9.1	13.8	1.0
青年	27.9	24.5	21.0	1.2
中年	32.4	27.5	23.2	0.8
年轻老年人	35.0	26.9	19.2	0.9
老年人	34.2	21.0	12.4	0.8
长寿老人	15.6	10.8	5.9	0.9